JN261185

チャートでわかる
口腔病変診断治療ビジュアルガイド

高野伸夫・井上 孝 著

VISUAL
GUIDE

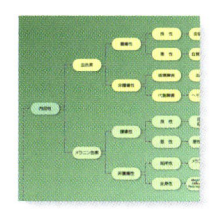

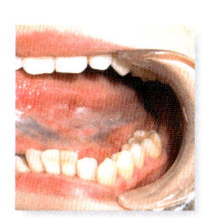

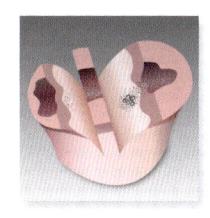

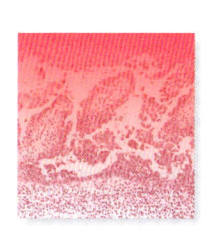

医歯薬出版株式会社

This book was originally published in Japanese
under the title of:

CHAATO-DE WAKARU KOUKUUBYOUHENSHINDANCHIRYOU-BIZYUARUGAIDO
(Diagnoses and Treatments of Oral Disease Aided by Chart Illustrations)

Editors:

TAKANO, Nobuo
   Professor, Department of Oral and Maxillofacial Surgery, Tokyo Dental College
Inoue, Takashi
   Professor, Department of Clinical Pathophysiology, Tokyo Dental College

© 2011   1st ed.
ISHIYAKU PUBLISHERS, INC.
   7-10, Honkomagome 1 chome, Bunkyo-ku,
   Tokyo 113-8612, Japan

序

　医療安全が叫ばれる昨今，歯科医療で最も忘れられがちなのは，知識である．ややもすると歯科技術そして審美に走りがちな歯科医療であるが，本質は医療であり，根拠をもった診断，治療，そして予後経過観察をすることが直接，医療安全にも繋がるものと信じている．

　本来，病態像を理解しない臨床はありえない．逆に臨床を知らずに病態を解いても意味がない．「料理は素材の勝負」という人もいるが，実際は素材を知り尽くした料理人の腕といえる．素材に熱をかける前に味をつけるか，熱をかけている途中に味をつけるか，または熱をかけ終わった後に味をつけるかによって，その味は雲泥の差となる．正常像は当然知っているかのような錯覚をもてば，当然，病態を正しく理解することはできない．臨床における医療面接と診察は，いかなる病変を知るにも重要である．しかし，素材の構造・特徴を知らずして診断は語れないのである．

　本書は，体育会の先輩・後輩という関係にある口腔外科臨床専門医と口腔病理専門医が，基礎の裏づけのある臨床を実現させたものである．まず，素材を知るため各臓器組織の正常について解説した．次に病変をチャート式で診断を進めていく方法をとり，解説は，上段に臨床，下段にシェーマを入れながら病態病理について解説した．また，日常，歯科臨床で遭遇する頻度の高い病変については，なるべく多くの症例を示し，めったにみることのない病変も関連病変として可能な限り記載した．

　口腔外科専門の先生方のみならず，一般の歯科医師の先生，臨床研修医，歯科学生，そして歯科に関与する多くの方々にもお読みいただき，口腔病変の理解を深めていただければ幸いに思う．

　なお，2017 年には WHO の新分類が発表されたので，各 ACT のなかで該当する箇所に追補した．

髙野伸夫・井上　孝

本書の主眼

　医師は病気の映画監督である．ところが，臨床のみの視点で「病気A」という映画が撮られたら，それは裏づけに乏しい映画になってしまうだろう．病気という映画を正しく作るためには，基礎・病態論という字幕をつけなければならないと思う．

　本書では，基礎病態論が口腔外科臨床の画面を助ける字幕となり，診断と処置について一つの映画を作ることを試みた．

　図1は，歯周病と根尖病巣をもつ患者の口腔内写真および骨の裂傷の写真である．歯科医師であれば，歯周病は歯根膜の破壊と歯槽骨の吸収を伴う慢性炎症，根尖病巣は歯髄炎が根尖組織に波及した慢性炎症と考える．そしてその処置は，ブラッシング，スケーリング，PMTC，フラップ手術，歯周再生治療，根管治療，根管洗浄，根管通過法，根端切除と，いずれも処置のみが頭に浮かぶ．病態という字幕などどこにも見当たらない．しかし，病態は皮膚裂傷を起こし，指節骨や血管結合組織が露出している潰瘍の状態となんら変わらない．外部環境と内部環境が貫通した，傷口なのである．

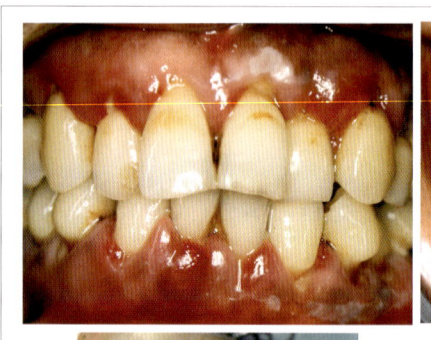

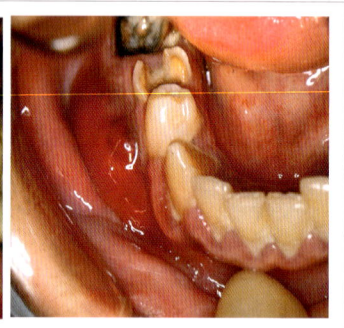

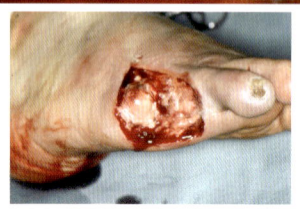

図1　歯周病は，歯と歯肉の間にできた傷口（左上）から感染したもの，根尖病巣は歯にできた傷口（右上：エナメル質の欠損）から感染したものである．皮膚にできた裂傷も病態としては傷口で，歯周病，根尖病巣と同じものと考えられる（下）

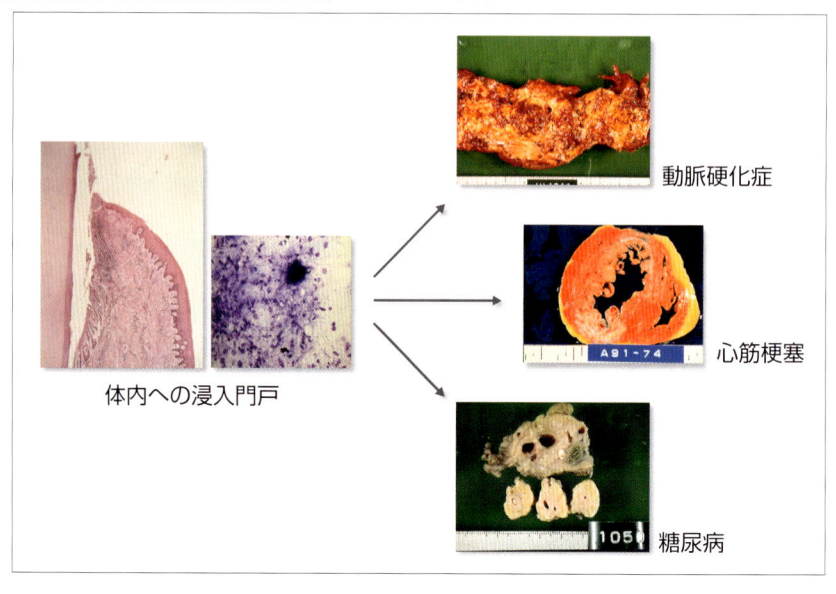

図2　歯周病の結果，歯と歯肉の間にできた傷口から細菌が生体内に侵入すると，動脈硬化症，心筋梗塞および糖尿病などの発症，増悪に関連する

傷口は，細菌の侵入門戸である．身体に細菌が入れば菌血症を起こし，種々なる臓器にさまざまな影響を与えることは至極常識的な事実である．**図2**のように口腔内細菌が歯周病，根尖病巣という傷口から血管内に入れば，動脈硬化，心筋梗塞，そして糖尿病を起こすのである．もしそうなら，その細菌を同定し，抗菌薬を投与し，全身病態を予防することが重要であろう．

　歯科は欠損を補うことに奔走してきたために，検査という検査を谷底に置いてきてしまったことは否めない．そのうえ，口腔粘膜に生ずる病気にも，注意を払うことがなくなってしまった．

　図3は，いずれも粘膜病変である．血液検査と細胞診検査という検査なくしてこの2つの病態に字幕をつけることはできないのである．いずれの症例も血液検査では免疫不全が指摘されたが，最終診断は細胞診にゆだねられる．カンジダもヘルペスも，いずれも歯科治療の対象なのである（**図4**）．そして，これらは，エンドレスの映画となり，歯科医師は口腔医として，患者をケアしていかなくてはならない．

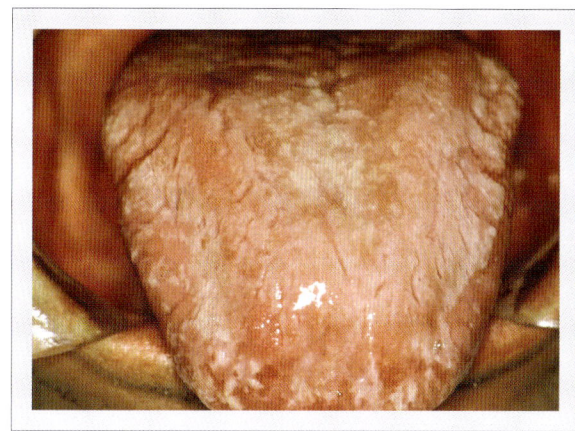

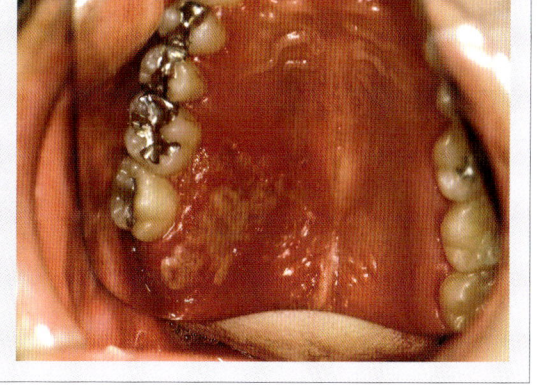

図3　　　　口腔カンジダ症　　　　　　　　口腔ヘルペス

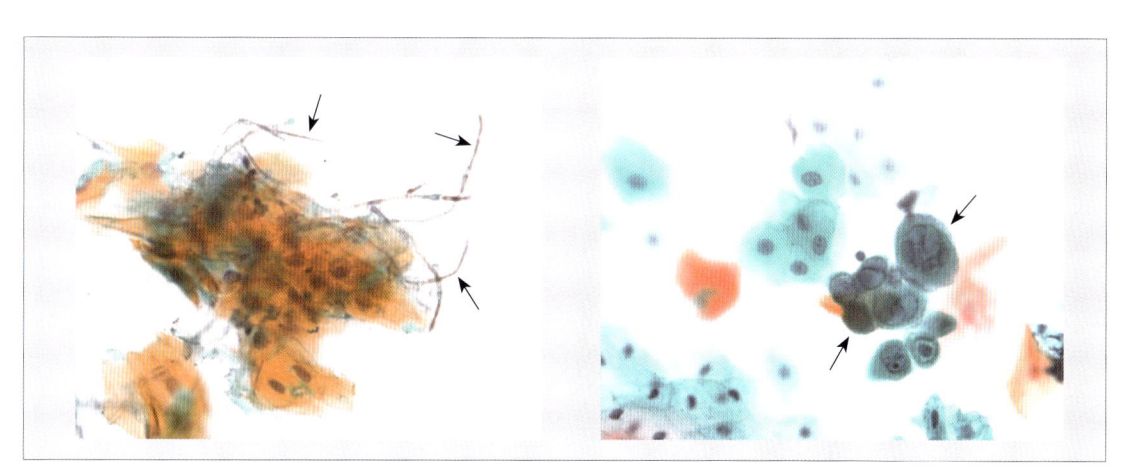

図4　　カンジダ症患者からの細胞診　　　　ヘルペス患者からの細胞診

Contents

チャートでわかる
口腔病変診断治療ビジュアルガイド

序 ……………………………………………………………………………………… 3
本書の主眼 …………………………………………………………………………… 4

ACT 1 口腔病変 …………………………………………………………………… 9
発　生 ……………………………………………………………………………… 10
口　腔 ……………………………………………………………………………… 12
口腔粘膜 …………………………………………………………………………… 14
歯 …………………………………………………………………………………… 16
歯周組織 …………………………………………………………………………… 17
唾液腺 ……………………………………………………………………………… 18
骨組織 ……………………………………………………………………………… 19
Column 1　融合歯と融合指，そして癒着歯と癒着・融合バナナ …… 20

ACT 2 黒色病変 …………………………………………………………………… 21
チャート …………………………………………………………………………… 22
問題症例1・2・3 ………………………………………………………………… 23
問題症例1　外来性色素沈着症 ………………………………………………… 24
問題症例2　メラニン色素沈着症 ……………………………………………… 28
問題症例3　色素性母斑 ………………………………………………………… 34
黒色病変を理解するために ……………………………………………………… 40
Column 2　癌検診と病理診断 ………………………………………………… 42

ACT 3 白色病変 …………………………………………………………………… 43
チャート …………………………………………………………………………… 44
問題症例4・5・6 ………………………………………………………………… 45
問題症例4　上皮内癌 …………………………………………………………… 46
WHO分類（2017）での変更点：粘膜病変 …………………………………… 48
問題症例5　口腔カンジダ症 …………………………………………………… 50
問題症例6　口腔扁平苔癬 ……………………………………………………… 56
上皮分化（角化）異常を示すその他の白色病変と関連病変 ………………… 62

白色病変を理解するために······64
　　　Column 3　口蓋皺襞と神経受容体，そして総義歯······66

ACT 4　水疱形成性病変······67
チャート······68
問題症例 7・8······69
問題症例 7　帯状疱疹······70
問題症例 8　尋常性天疱瘡······76
先天性（遺伝性）の水疱形成性病変······81
薬　疹······82
Column 4　泡と疱，そしてヤマイダレ······84

ACT 5　隆起（腫瘤）性病変······85
チャート······86
問題症例 9・10······87
問題症例 11・12······88
問題症例 13······89
問題症例 9　線維腫······90
歯肉肥大······95
問題症例 10　エプーリス······96
問題症例 11　多形性腺腫······102
WHO 分類（2017）での変更点：唾液腺腫瘍······105
唾液腺壊死性化生······107
問題症例 12　神経鞘腫······108
問題症例 13　類表皮嚢胞······112
軟組織に発生するその他の嚢胞······115
WHO 分類（2017）での変更点：頸部嚢胞······117
隆起を示すその他の病変······118

ACT 6　潰瘍性病変······121
チャート······122
問題症例 14・15······123
問題症例 16・17······124

Column 5　天然歯付着上皮, ポケット上皮, インプラント周囲上皮 …125
問題症例 14　急性壊死性潰瘍性歯肉炎 …126
問題症例 15　褥瘡性潰瘍 …132
問題症例 16　扁平上皮癌 …136
口腔領域への転移性癌 …141
問題症例 17　ベーチェット病 …142
シェーグレン症候群 …147
口腔結核症 …150

ACT 7 顎骨内病変 …151

チャート …152

問題症例 18・19 …153
問題症例 20・21・22 …154
Column 6　第一大臼歯は乳歯？ …155
問題症例 18　含歯性嚢胞 …156
顎骨内に発生するその他の嚢胞 …160
歯原性腫瘍の種類 …164
問題症例 19　歯原性腫瘍（エナメル上皮腫） …166
問題症例 20　歯原性粘液腫／粘液線維腫 …170
Column 7　コウクウとコウコウ …173
顎骨の血管系腫瘍 …174
問題症例 21　基底細胞母斑症候群 …176
問題症例 22　線維性（骨）異形成症 …180
顎骨骨髄炎 …187
その他の骨髄炎 …190
WHO 分類（4th, 2017）疾患標準和名（日本臨床口腔病理学会） …195

ACT 8 歯科臨床検査 …197

Column 8　骨硬化像 …204
Column 9　歯根膜とオッセオインテグレーション …205
あとがき …206
疾患名索引 …207

ACT 1
口腔病変

発 生

　歯の発生は，原始口腔粘膜の下に神経堤由来の間葉組織が集まり，原始口腔粘膜上皮がその部に向かい塊を作ることに始まる（**図1**）．その後は，歯原性上皮と歯原性間葉の相互作用により歯の形成が進む．

　上皮間葉の相互作用で内エナメル上皮が歯乳頭の細胞を象牙芽細胞に分化させ（**図2**），分化した象牙芽細胞が象牙質を作ると，内エナメル上皮はエナメル芽細胞としてエナメル質の基質（アメロジェニンやエナメリン）を作り始め，歯冠形成にいたる（**図3**）．

　歯冠の形成が終わると，歯根の形成に移り，内外のエナメル上皮は歯髄と歯根膜を分けるように伸びて，ヘルトヴィッヒの上皮鞘を形成する（**図4**）．すると歯冠は徐々に口腔内に向けて萌出を開始する．このとき，口腔粘膜上皮はアポトーシスを起こし，歯冠の萌出を可能にする（**図5**）．歯冠のエナメル質を作り終えた内外エナメル上皮は，退縮エナメル上皮となり，歯牙の萌出とともに付着上皮となる．

　ヘルトヴィッヒの上皮鞘の特徴は，生体内部環境に存在する上皮性の組織である．ヘルトヴィッヒの上皮鞘に接触する歯乳頭の細胞は象牙芽細胞に分化して，歯根象牙質を沈着する．ヘルトヴィッヒの上皮鞘の細胞は，その象牙質上にアメロジェニン（エナメルタンパク）を沈着させる．すると，ヘルトヴィッヒの上皮鞘は断裂を開始し，歯根膜の細胞が歯根象牙質に接触することができるようになり，歯根膜の細胞は象牙質の上のアメロジェニンの影響でセメント芽細胞に分化して，セメント質を歯根象牙質の上に沈着させる（**図6**：エムドゲインの原理）．断裂で残ったヘルトヴィッヒの上皮鞘は，マラッセの上皮遺残として主として歯根膜内セメント質寄りに残る（**図7**）．

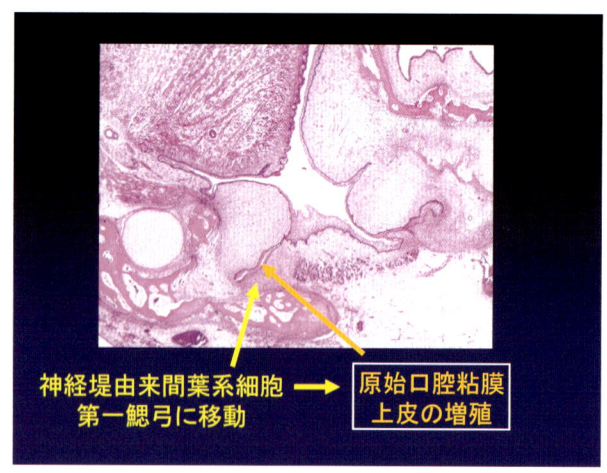

図1 胎生6〜7週になると，口腔粘膜上皮の一部が間葉組織に向かって肥厚し，歯堤が形成される

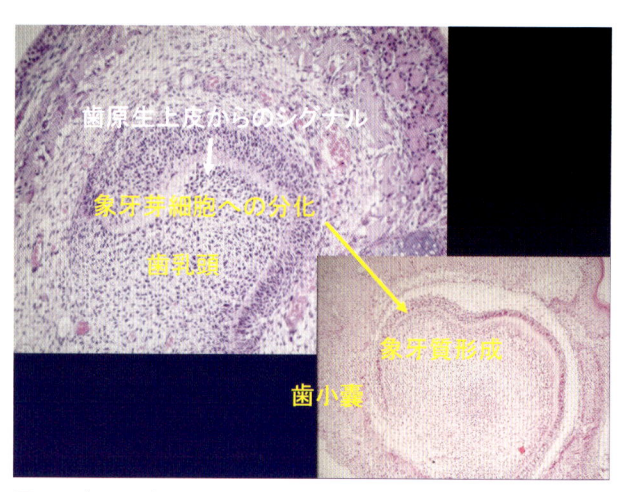

図2 歯は上皮間葉の相互作用により発生して，形成されていく．歯原性上皮からのシグナルは，歯乳頭の細胞に働きかけ，象牙芽細胞に分化させ，象牙質を形成する

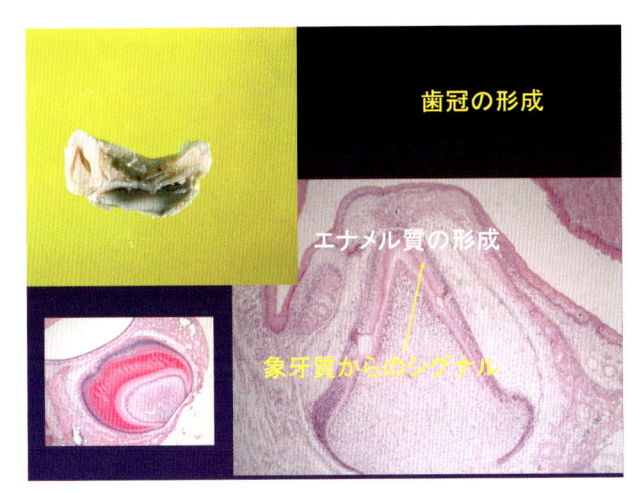

図3 でき上がった象牙質のシグナルは，歯原性上皮へ働きかけ，内エナメル上皮細胞がエナメル質を形成し始める（鐘状期）

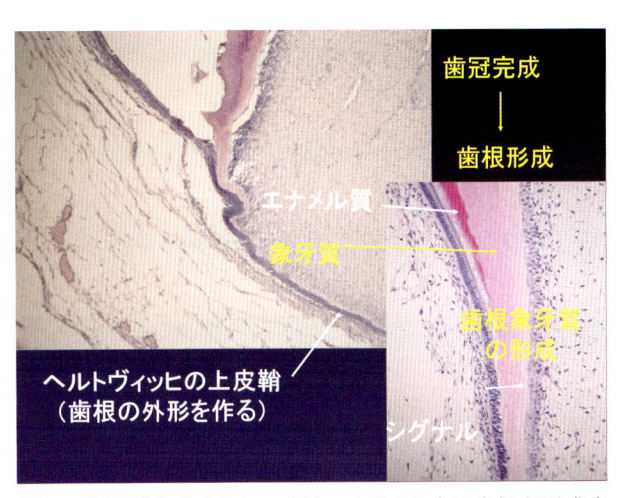

図4 歯冠が完成すると，内外エナメル上皮は歯根を形成するように伸び始める（ヘルトヴィッヒの上皮鞘）．この上皮からのシグナルは再び，歯乳頭の細胞に働きかけ，歯根象牙質を形成する

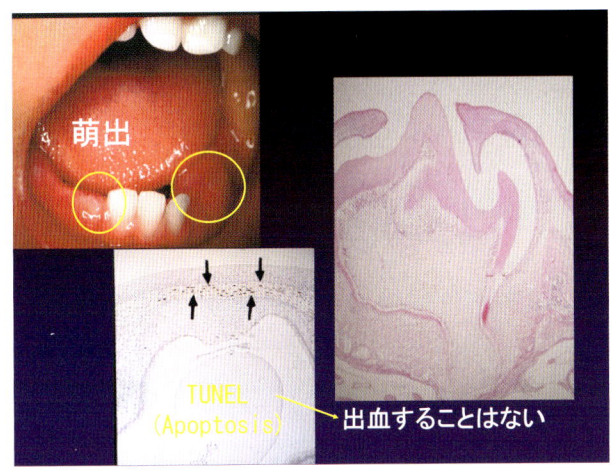

図5 歯根形成と同時に歯は口腔内に萌出を開始するが，歯と口腔粘膜の間の細胞はアポトーシスを起こし，出血することなく萌出する

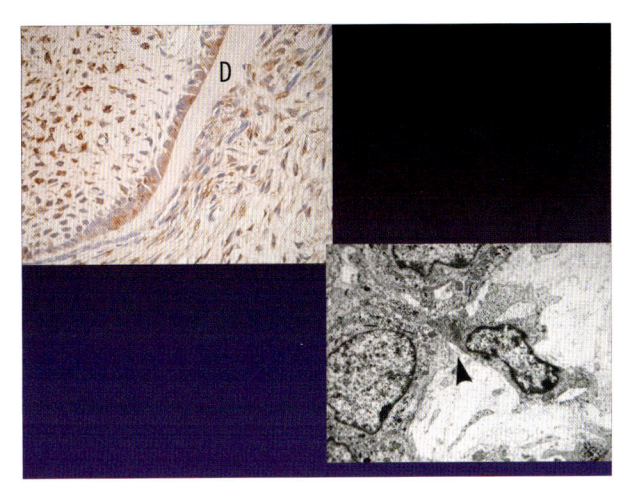

図6 歯根象牙質（D）ができると歯小嚢の細胞が侵入し，ヘルトヴィッヒの上皮鞘を分断する（右下）

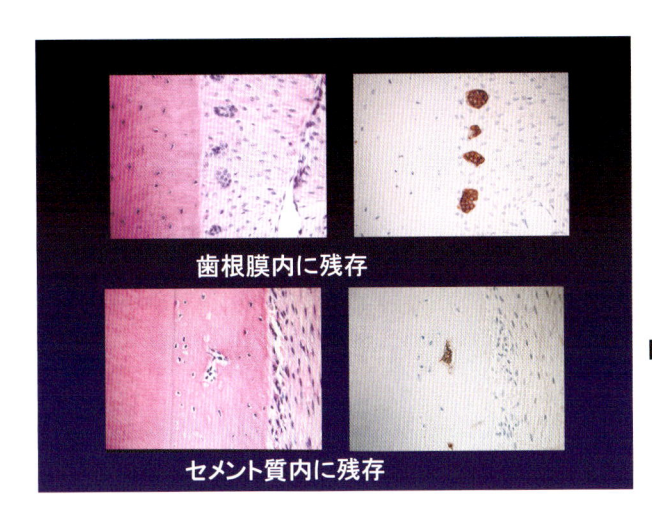

図7 分断されたヘルトヴィッヒの上皮鞘は，セメント質内と歯根膜内にマラッセの上皮残遺として一生涯を通じて存在し続け，歯根膜の恒常性を保つ．しかし，歯周病や根尖病巣等炎症性刺激により増殖をし，ポケット上皮や歯根嚢胞の裏装上皮となることが知られている

ACT 1

口腔

■ 口腔を構成する粘膜（肉眼所見）

　口腔は，口腔前庭と固有口腔の2つの領域に分けることができ，口腔粘膜は咀嚼粘膜，被覆粘膜および特殊粘膜の3つに分けることができる（**図1**）．
　1：口腔前庭（**図2**）──外部とは口唇および頬で，内部とは上下顎歯列弓で境界されている．
　2：固有口腔（**図3**）──歯列弓の内部に位置し，上部の境界は硬・軟口蓋で，下方の境界は舌および口底，さらに後方は口蓋弓および扁桃で境界されている．後方部は咽頭，喉頭へと続いている（**図4**）．

■ 口腔粘膜の機能

　1：保護機能──機械的な侵襲に対する抵抗性のためには，硬口蓋（**図5**）や歯肉（**図6**）では，咀嚼による摩耗を防ぐために角化傾向が強く，結合組織は直接骨と結合している．反対に頬粘膜などでは，咀嚼時の口腔の拡張に適合するために，柔軟性をもっている（**図7**）．
　2：知覚機能──皮膚同様に痛覚，触覚，温度覚をもち，舌（**図8**）と軟口蓋に特有の味覚機能を備えている．
　3：温度調節，合成と分泌──皮膚では毛髪，汗腺などにより温度調節を行っているが，皮膚付属器をもたない口腔粘膜では，局所血管系により補助的な調節を行っている可能性がある（**図9**）．口腔粘膜の分泌としては唾液腺があり，粘膜の湿潤により咀嚼，食物の通過を助け，口腔内での第一消化を行う．

■ 口腔粘膜の色

　口腔粘膜の色は，上皮の厚さ，角化の程度，色素形成の程度，結合組織内の毛細血管の密度と分布に支配され，通常は薄いピンク色と表現される（**図2～9**）．

■ 口腔粘膜の表面形状

　歯肉は，通常平坦であるが，健康な歯肉では微小な窪みがみられ，スティップリングとよばれる（**図6**）．また，硬口蓋には口蓋皺襞が（**図5**），舌には乳頭が存在する（**図8**）．粘膜の変形度は，前述のように機能を反映していて，歯肉と硬口蓋では強固で可動性がなく（**図5, 6**），口唇と頬粘膜では柔軟である（**図2, 7**）．この差は外科処置に重要な意味をもち，歯肉や口蓋では傷口は開きにくく，治癒傾向も高い．

図2　口腔前庭

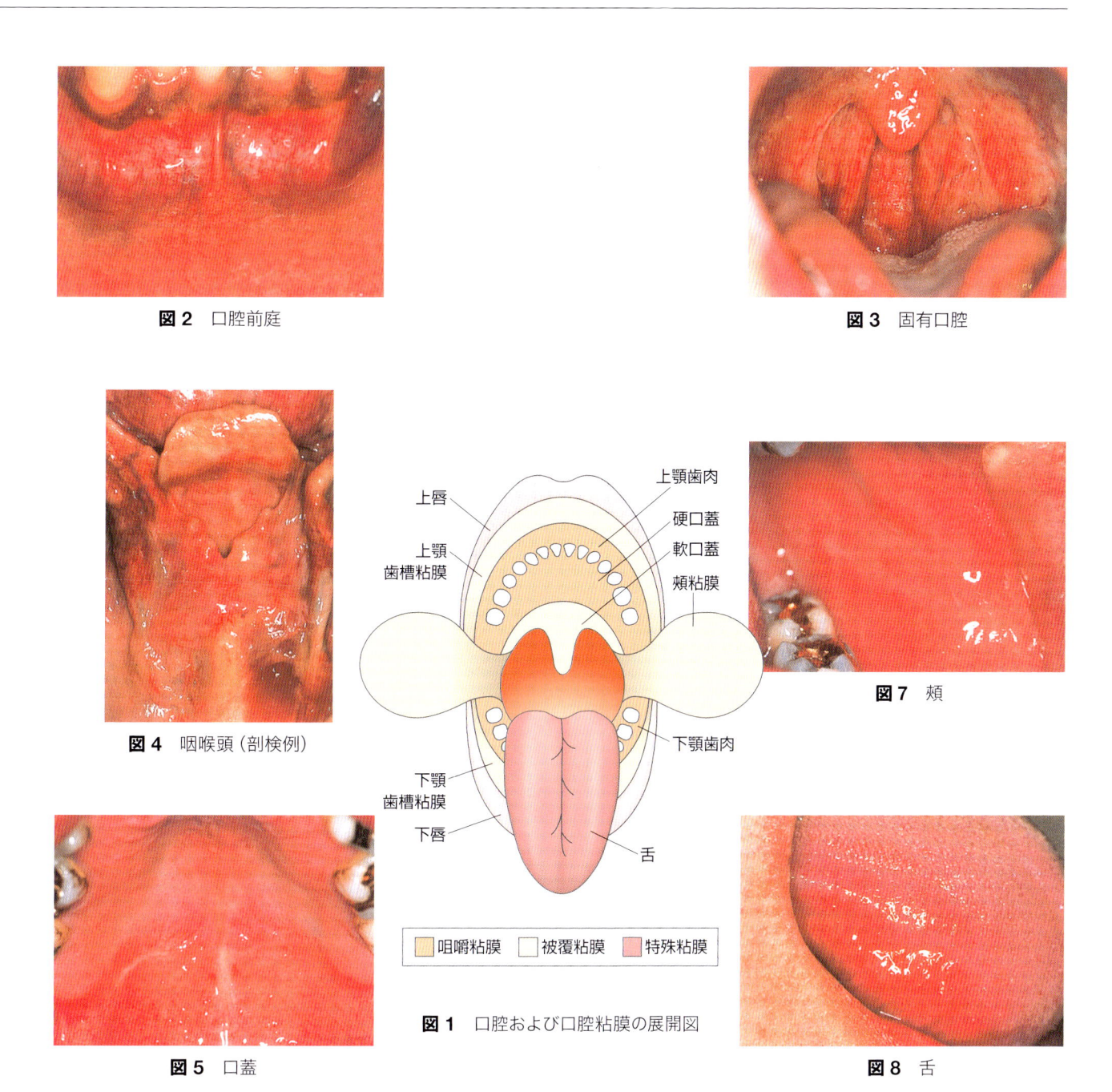

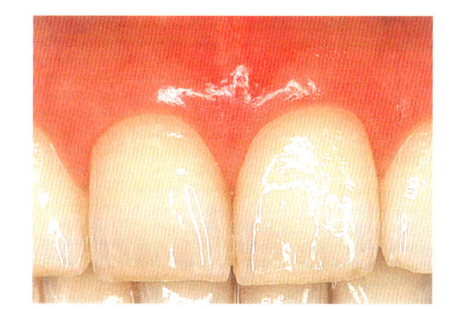

図3　固有口腔

図4　咽喉頭（剖検例）

図1　口腔および口腔粘膜の展開図

上唇　上顎歯肉　硬口蓋　軟口蓋　頬粘膜
上顎歯槽粘膜
下顎歯槽粘膜　下唇　舌　下顎歯肉

咀嚼粘膜　被覆粘膜　特殊粘膜

図5　口蓋

図6　歯と歯肉

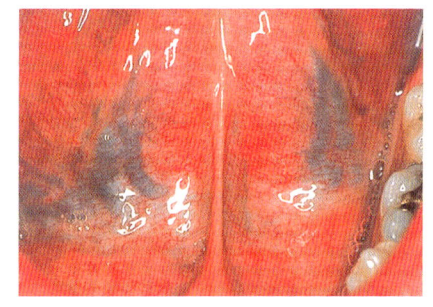

図7　頬

図8　舌

図9　舌下面および口底

口腔粘膜

■ 口腔粘膜上皮を構成する4種類の細胞（図1～7）

①角化細胞　粘膜上皮の90％以上を占める（**図2**），基底細胞（**図3**），棘細胞，顆粒細胞（**図4**）および角質へと終末分化を行い代謝する細胞群をいう

②ランゲルハンス細胞（**図5**）棘細胞の上部に局在し抗原提示細胞として働く

③メラニン産生細胞（**図6**）基底細胞の約1～8％を占め，メラニンを産生する

④メルケル細胞（**図7**）基底部に局在し，触覚・圧覚に関係する

■ 垢（角質）は最も分化した形の上皮である

口腔粘膜上皮は保護層を形成することが重要な機能の一つであり，上皮は基底層から上方に移動分化して角質を口腔内に捨てている．

連続する上皮細胞では，基底細胞が最も分化の低い細胞で，活発に分裂し，表面に近づくほど分裂から多くの時間を経ているので，成熟度が高いものといえる．そして，この成熟度でいえば，最表層の角質層が最も分化度の高い上皮といえるが，正常ではすでに脱落の準備をする段階のもので，これが垢となって毎日落ちるわけである．この回転は，約2週間前後といわれ，皮膚に比べると数倍早い．

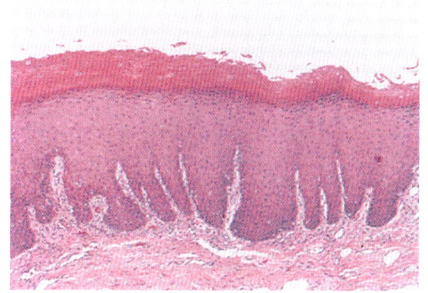

図2　口腔粘膜のHE染色標本

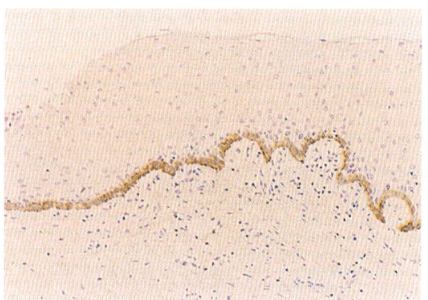

図3　基底細胞を染める免疫組織化学染色（CK19抗体）

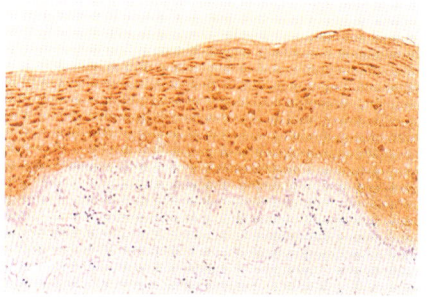

図4　棘細胞，顆粒細胞を染める免疫組織化学染色（CK13抗体）

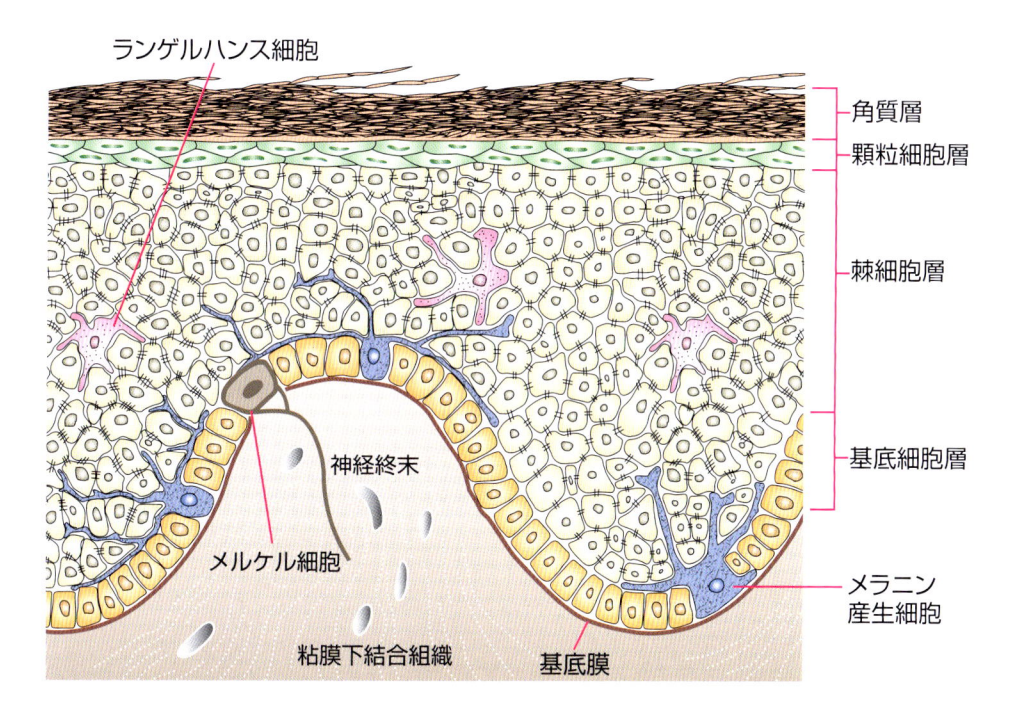

図1　口腔粘膜上皮を構成する4種類の角化細胞と機能をもつ3種類の細胞を示すイラスト

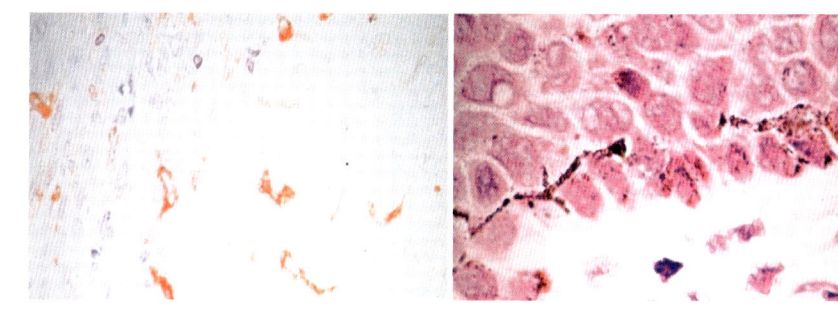

図5　ランゲルハンス細胞の免疫組織化学染色（S-100抗体）

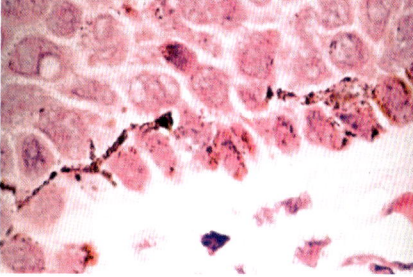

図6　メラニン産生細胞（HE）

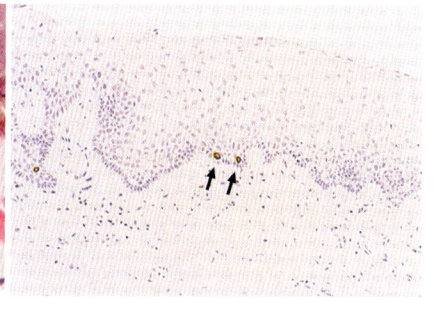

図7　メルケル細胞の免疫組織化学染色（CK20抗体）

歯

■ 歯

歯は中胚葉系の象牙質・歯髄複合体および外胚葉系のエナメル質よりなる（**図 1-1**）．

■ 歯の痛み

歯髄は，生涯，象牙質を作り続け，作られた象牙質のなかには多くの象牙細管が残る．冷たいもので歯がしみるのは，この管のなかの内液が収縮し，熱いもので痛みを起こすのは内液が膨張して歯髄の神経を刺激するからで，チョコレートなど甘いものを噛んだときにしみるのは，浸透圧の関係から管の内液の移動が起こり，神経を刺激するからである．

基本的には，エナメル質があるときはこの刺激が象牙質に伝わらないので痛むことはないが（**図 1-2**），さまざまな原因でエナメル質がなくなると歯髄に知覚過敏症状が出始める．歯髄に入る神経は痛覚神経のみで，Aδ線維とよばれる有髄神経と，C線維とよばれる無髄神経がある．Aδ線維は鋭い痛みを，C線維は歯髄がある程度破壊された後も生存し鈍痛を示す（**図 2**）．

■ 歯の疾患

歯の発生と成熟途中で，テトラサイクリンなどは石灰化に影響を及ぼし変色歯の原因となる（**図 3**）．また，成熟後にも種々なる外来性色素着色が起こる（**図 4**）．

齲蝕とは，歯の表面に沈着した歯垢に含まれる微生物と炭水化物の存在から生ずる有機酸によって惹起される歯の硬組織疾患で，無機質の脱灰現象に有機質の崩壊を随伴する病態と定義づけられる（**図 5**）．

また，機械的，咬合的刺激により実質欠損も起こり，歯質が摩滅をきたした状態を摩耗という（**図 6**）．

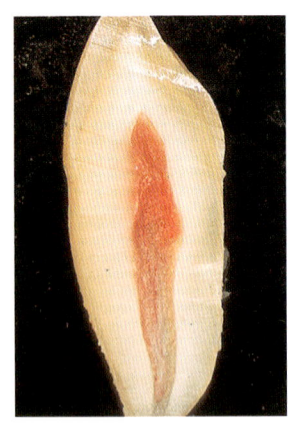

図 1-1 歯牙長軸方向縦断像（ヒト：肉眼像）

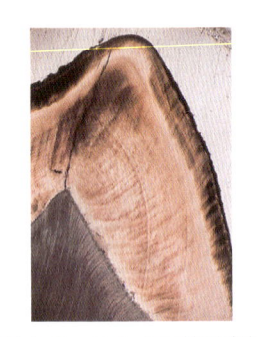

図 1-2 エナメル質研磨標本（ヒト：無染色）

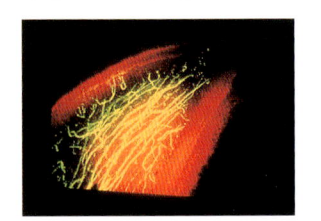

図 2 黄色く染まる歯髄内神経線維（イヌ：共焦点レーザー顕微鏡）

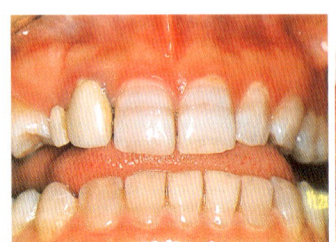

図 3 テトラサイクリンなど薬剤による色素沈着

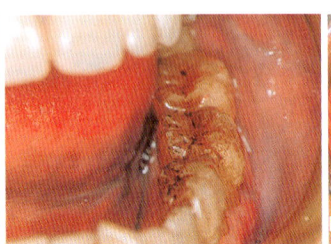

図 4 喫煙やタンニン酸などの外来性色素沈着

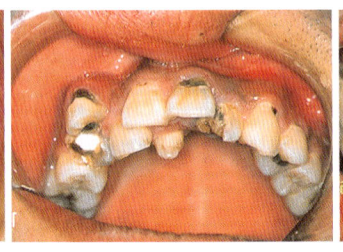

図 5 多発性齲蝕症

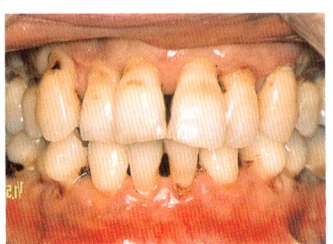

図 6 歯頸部摩耗症

歯周組織

　歯肉・セメント質・歯根膜および歯槽骨を合わせて歯周組織とよび，これらは間葉系由来の組織である．歯肉，セメント質，歯根膜および歯槽骨は付着上皮とエナメル質の結合により内部環境として保護されている（**図1, 2**）．

　歯根膜は，セメント質と歯槽骨をつなぐ線維性結合組織で，セメント質表面にはセメント芽細胞が配列し，細胞成分もセメント質寄りに多い（**図3-1**）．一方，血管は中央から歯槽骨寄りに位置している．歯根膜が他の線維性組織と異なる点としては，歯根を作り終わった上皮（マラッセの上皮遺残）を含むことがあげられる（**図3-2**）．

　この部に炎症性の変化が起こると歯肉に限局した歯肉炎が起こり（**図4**），付着上皮とエナメル質の結合が破壊されると，セメント質と歯根膜が炎症に曝されることになる．その結果，セメント質と歯根膜の連続性が途切れ，細菌の侵入を許し，感染状態ができ上がると歯根膜の破壊と歯槽骨の吸収が起こり，辺縁性歯周炎になる（**図5-1, 2**）．

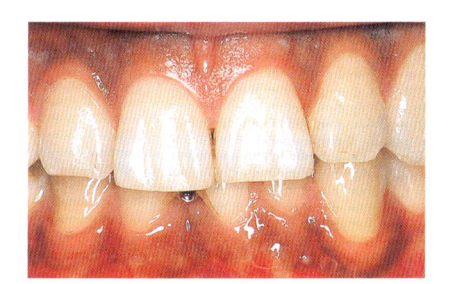

図1 健康歯肉

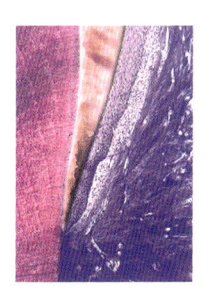

図2 付着上皮を示す研磨標本（イヌ;トルイジンブルー染色）

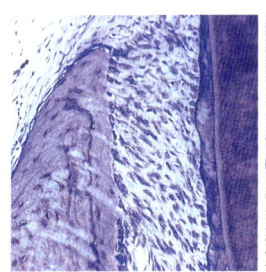

図3-1 歯根膜の組織像（ラット;トルイジンブルー染色）

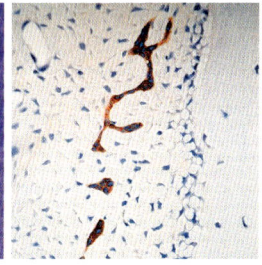

図3-2 マラッセ上皮遺残の免疫組織化学染色（CK19抗体）

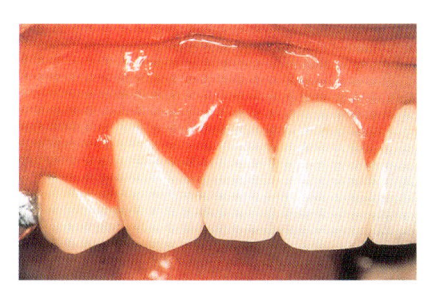

図4 歯肉炎

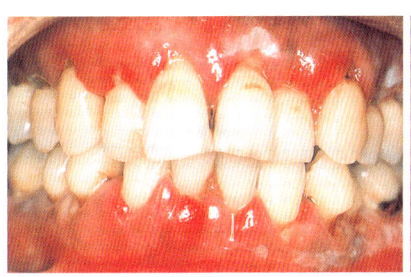

図5-1 辺縁性歯周炎

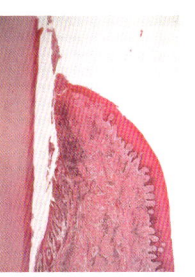

図5-2 辺縁性歯周炎の組織像（HE）

ACT 1

唾液腺

　唾液腺は分泌物を口腔内に流し出す外分泌腺である．口腔内では，硬口蓋の前方部以外はいかなる場所にも存在すると考えられる．つまり，唾液腺の病変は口腔のいたるところで発生する．

■ 唾液腺とブドウ

　大唾液腺は次の3つで，口腔外に位置し，種々の長さの導管により口腔に開口する．ちょうどブドウの房と枝の関係のようである（**図1**）．

　1：耳下腺（純漿液腺：**図2**）
　主導管（Stensen管）は上顎第二大臼歯に相当する頬粘膜に開口している．
　2：顎下腺（漿液腺優位の混合腺：**図3**）
　主導管（Wharton管）は舌下小丘，つまり口底の舌小帯の傍らに開口している．
　3：舌下腺（粘液腺優位の混合腺：**図4**）
　主導管（Bartholin管）は舌下襞に開口している．

■ 小唾液腺

　口腔粘膜の下に位置し，短い導管で口腔に直接開口し，有郭乳頭に位置する純漿液腺のエブネル腺を除き，粘液腺優位の腺である．

　1：口唇腺　2：頬腺　3：臼歯腺（臼後腺）　4：口蓋腺・舌口蓋腺
　5：舌腺——前舌腺（Blandin Nuhn腺），後舌腺，エブネル腺

■ 加齢変化

　大唾液腺では，実質と脂肪組織の置換が著明となり，耳下腺で最も顕著である（**図2**）．つまり，純漿液腺の耳下腺は，口腔内乾燥と唾液の粘度増加に重要な意味をもち，口腔内乾燥症が齲蝕や歯周病の発生リスクを，さらには口腔粘膜疼痛などを高めることになる．シェーグレン症候群などでは，腺房（ブドウの房）の萎縮消失が著明となり，導管（枝）のみが残ってその周囲間質にはリンパ球浸潤が著明となる（**図5, 6**）．

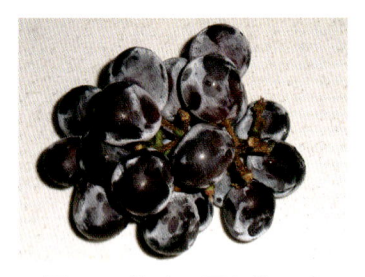

図1　ブドウの房と枝は唾液腺の腺房と導管を思わせる

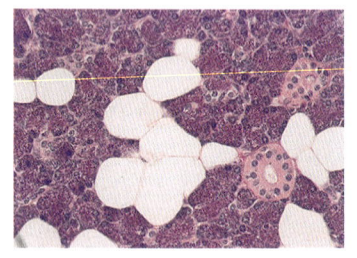

図2　耳下腺（ヒト）

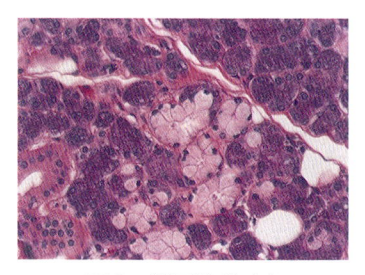

図3　顎下腺（ヒト）

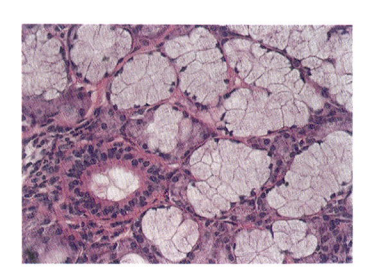

図4　舌下腺（ヒト）

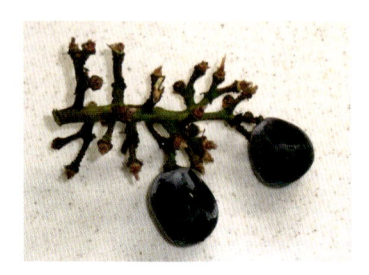

図5　シェーグレン症候群では房がなくなり，枝のみとなる

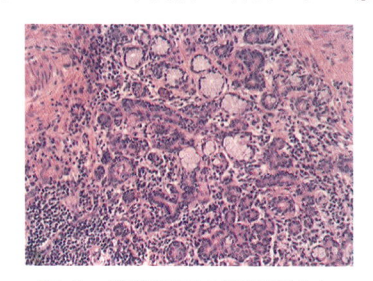

図6　唾液腺房の萎縮消失とリンパ球浸潤を伴う唾液腺炎の組織像

骨組織

■ 骨の分類

骨（**図1**）は形により，次の5つに分類することができる．

1：長　骨　四肢の上腕骨，大腿骨，脛骨などの長い骨
2：短　骨　手の甲（手根部），足の甲（足根部）にある小形の骨
3：扁平骨　頭蓋骨などの薄い板状の骨
4：含気骨　上顎骨のように空洞をもつ骨
5：混合骨　前頭骨のように扁平で，かつ空洞をもつような骨

■ 骨の発生

胎生期に結合組織中の未分化間葉系細胞が骨芽細胞へ分化して骨を作る膜内性骨化（前頭骨，後頭骨，側頭骨，下顎骨の一部）と，軟骨内に骨が形成される軟骨内骨化（四肢骨，頭蓋底部の骨，椎骨，骨盤）に区別される．まず網状の骨小柱が形成され，ついで各小柱間が骨組織で満たされ緻密な骨へと変化する（**図2〜5**）．この変化は，成人では通常起こらないが，創傷などに際して再びみることができる（**図6**）．

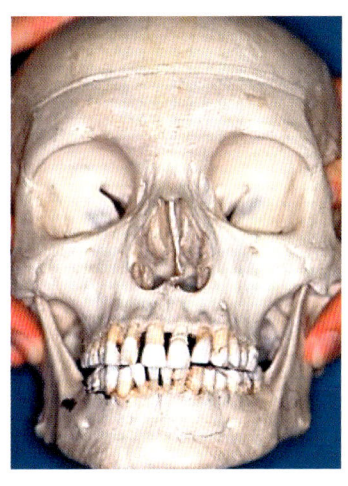

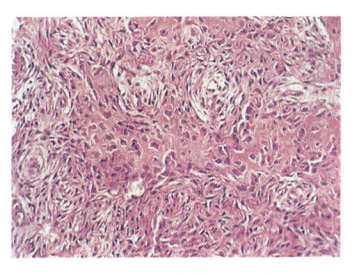

図1　顎顔面頭蓋骨

図2　骨芽細胞が骨を作る細胞である（HE染色標本）

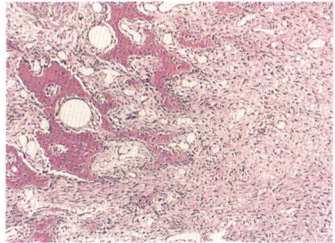

図3　骨芽細胞は網状の骨小柱を形成する（HE染色）

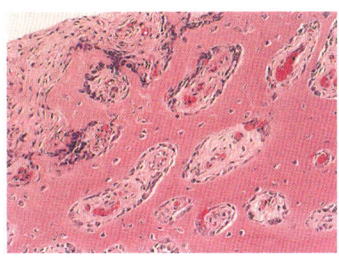

図4　小柱間は徐々に骨組織に置き変わる（HE染色）

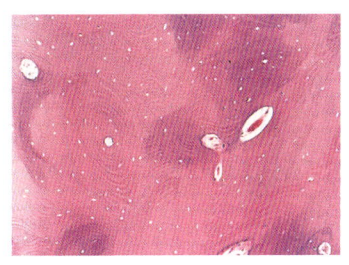

図5　最終的には緻密骨になる（HE染色）

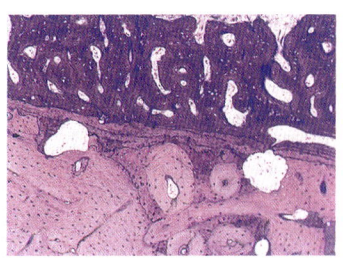

図6　傷害を受けると骨は発生期と同様の反応を示す（紫の濃い部分）．下にはオステオンをもつ成熟骨がみられる

Column 1

融合歯と融合指，そして癒着歯と癒着・融合バナナ

　融合歯（**上段左**）は，発生上，二つの歯が歯髄を共有するようにできた形成の異常である．融合指（**上段右**）は，発生上，指と指の間にある水鳥のような水かきにアポトーシス（枯死）が起こらず，指が分かれなかった結果である．

　癒着歯（**下段左**）は，発生上において，二つの歯がセメント質によって付いている状態である．

　下段右のバナナが融合バナナであれば，バナナの中身が一つに癒合しているし，皮だけがついているなら癒着バナナである．切ってみないとその本態はわからない．

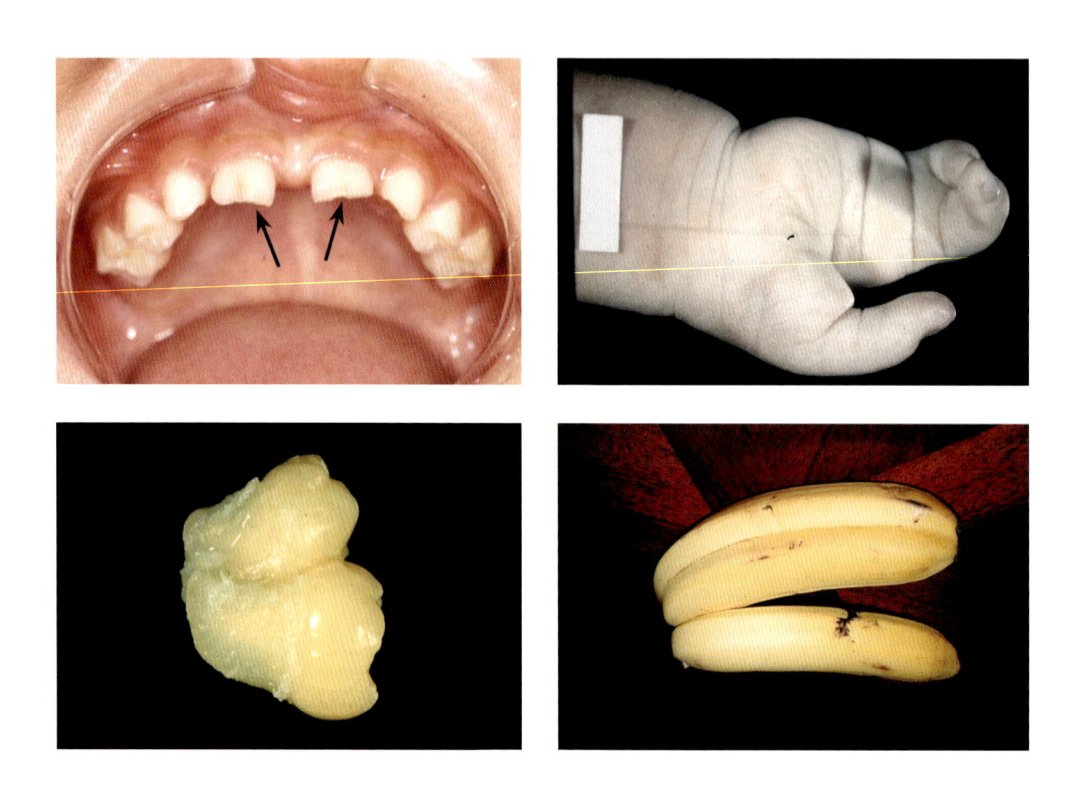

ACT ②
黒色病変

ACT 2

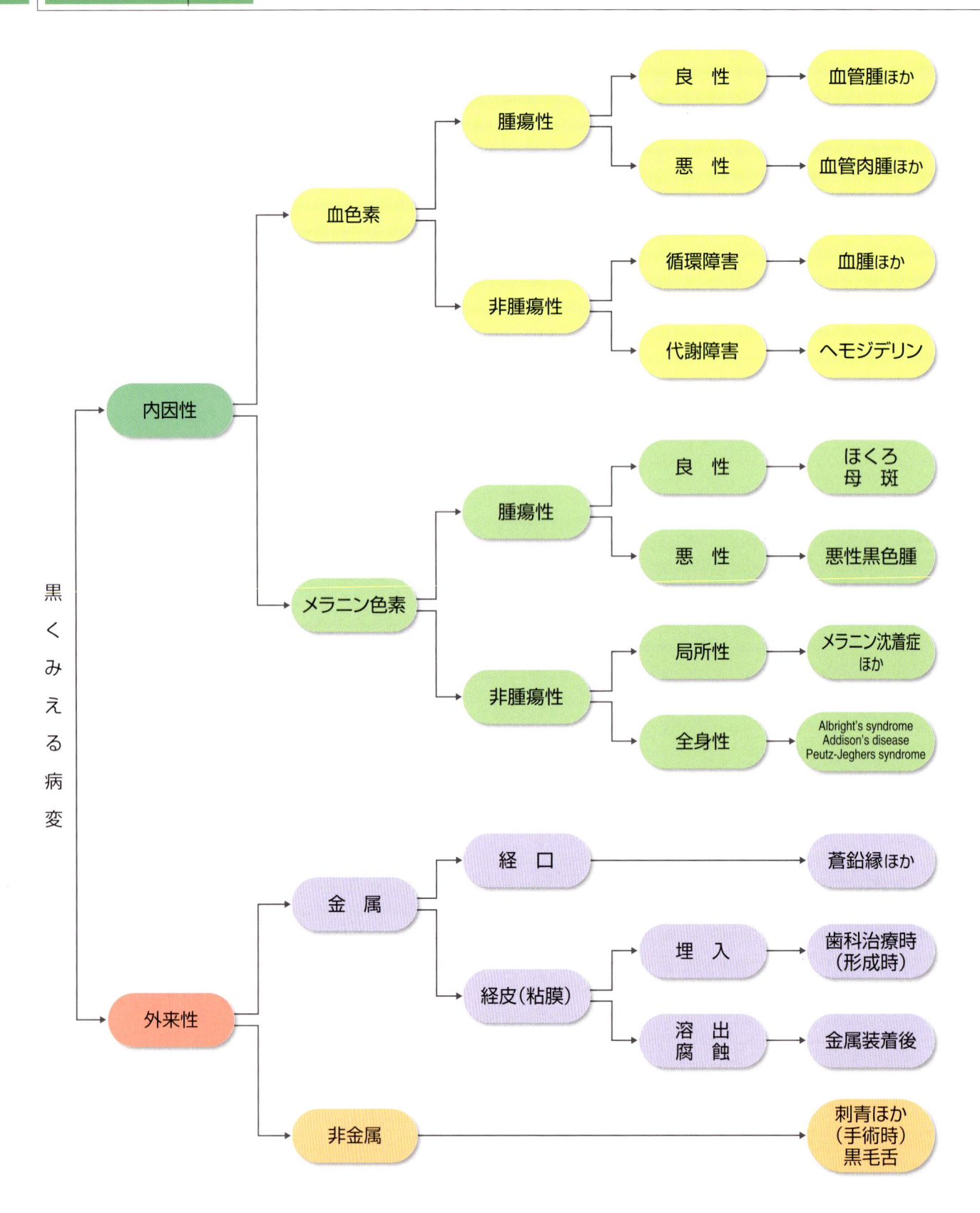

黒くみえる病変

- 内因性
  - 血色素
    - 腫瘍性
      - 良性 → 血管腫ほか
      - 悪性 → 血管肉腫ほか
    - 非腫瘍性
      - 循環障害 → 血腫ほか
      - 代謝障害 → ヘモジデリン
  - メラニン色素
    - 腫瘍性
      - 良性 → ほくろ／母斑
      - 悪性 → 悪性黒色腫
    - 非腫瘍性
      - 局所性 → メラニン沈着症ほか
      - 全身性 → Albright's syndrome／Addison's disease／Peutz-Jeghers syndrome
- 外来性
  - 金属
    - 経口 → 蒼鉛縁ほか
    - 経皮(粘膜)
      - 埋入 → 歯科治療時（形成時）
      - 溶出腐蝕 → 金属装着後
  - 非金属 → 刺青ほか（手術時）／黒毛舌

このチャートは筆者らが便宜的に製作したもので，すべてのものを網羅しているわけではない

症例 1

主訴：⎿7 周囲の異常着色
年齢：35 歳
性別：女性
現症：⎿7 周囲の歯肉から頰粘膜にかけて不定形の淡青色を示す境界の不明瞭な異常着色がみられたが，表面粘膜には腫瘤，潰瘍などはみられず，平坦であった．着色部周囲の硬結もみられなかった．また全身的にも異常を認めず，各種血液検査においても基準値内を示した．

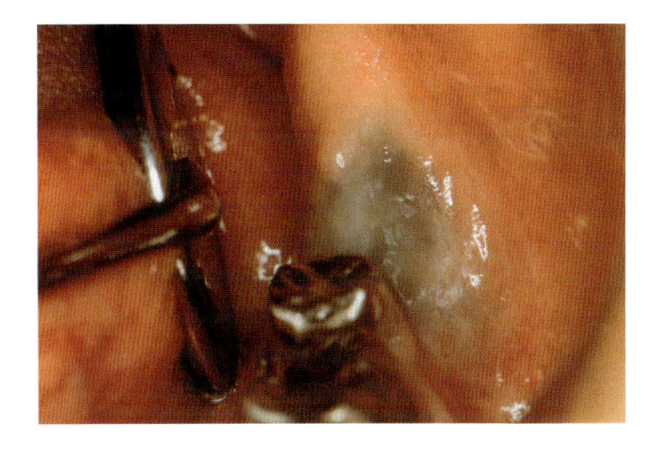

鏡の前でブラッシング時に異常に気づき，着色部を擦過，圧迫しても消退しなかったため不安になり来院した．

症例 2

主訴：右頰粘膜の色素沈着
年齢：45 歳
性別：女性
現症：右側口角付近の頰粘膜に比較的境界明瞭な黒褐色の色素斑がみられた．表面粘膜は平坦で健常粘膜様であった．

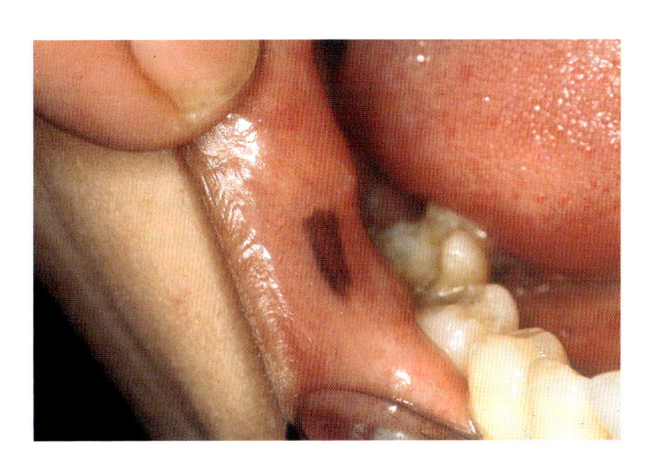

化粧時に右頰粘膜の着色に気づき，悪性病変ではないかと不安になり来院した．

症例 3

主訴：黒褐色の隆起した病変
年齢：26 歳
性別：男性
現症：左側下顎臼歯部後方の舌側粘膜に黒褐色を示す色素病変が認められた．境界は比較的明瞭で，限局性であった．表面粘膜は平滑でびらんや潰瘍も認められなかったが，周囲粘膜よりやや隆起していた．触診にて隆起部およびその周囲に硬結は認められず，着色は圧迫しても消退しなかった．また全身の皮膚に異常はみられず，血液検査でも異常はなかった．

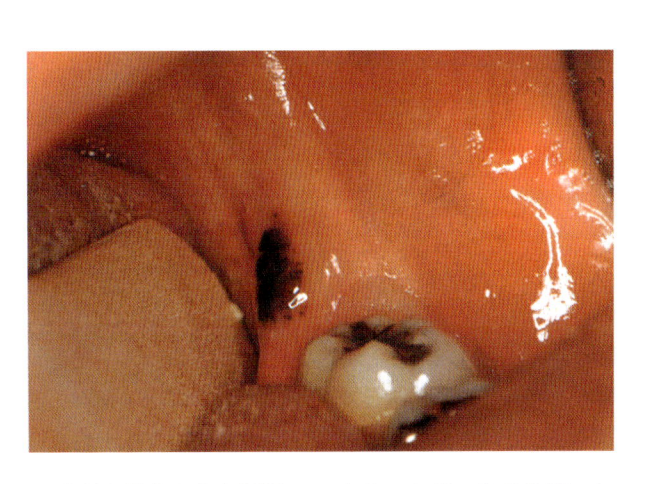

患者は異常を全く自覚していなかったが，歯科治療のため受診した歯科医により指摘を受け，紹介され来院した．

ACT 2

外来性色素沈着症

　問題症例1は，外来性色素沈着症で，アマルガム刺青（いれずみ）（amalgam tattoo）の症例であった．歯科用金属が，歯肉あるいは歯肉辺縁組織に埋入すると，黒色ないし青紫色の色素斑様所見を呈する．歯科用金属による着色には，埋入によるものおよび溶出によるものがある．通常，被覆粘膜には着色以外の異常が認められない．

　本症例は，補綴治療時にまずアマルガムの埋入が起こり，その後埋入したアマルガムの溶出によりこのような所見を呈したと考えられた．

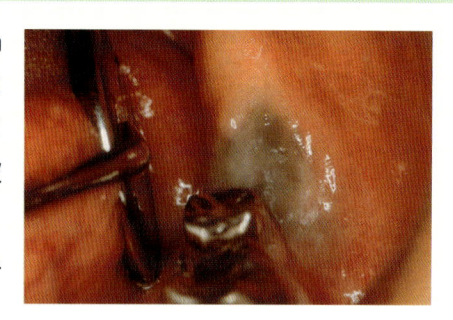

問題の理解

　口腔粘膜で黒色あるいは青紫色を呈する疾患には，病変自体が着色している場合と，病変が着色を引き起こしている場合があるが，メラニン沈着症や金属沈着，また色素性母斑やメラノーマなどの着色は前者で，出血性素因における紫斑や血管腫，ガマ腫など，血液や唾液が着色させているような所見は後者にあたる．

　色を演出する原因には，内因性および外来性のものがあり，内因性のものにはメラニンや血色素または血色素が分解したヘモジデリン，ビリルビンなどが，外来性のものとしては重金属である蒼鉛，水銀，鉛および歯科用金属などがあげられる．

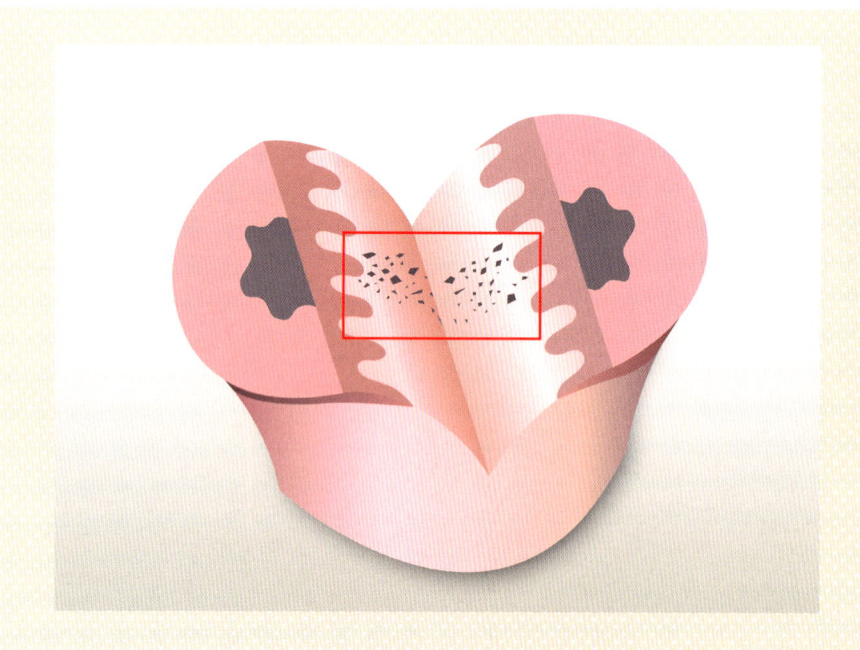

　左図は，問題症例1の病変部の生検をイラスト化したものである．

　表層から黒く見えても外来性色素沈着の場合は，上皮が黒いわけではない．生検によって，その確定診断が得られる．

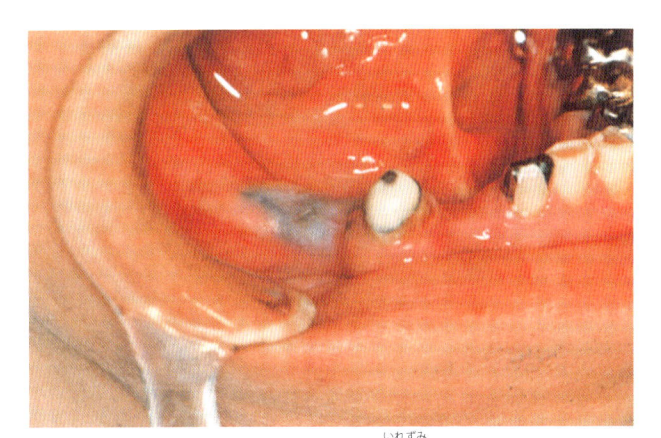

図1 歯科用金属による刺青（tattoo）

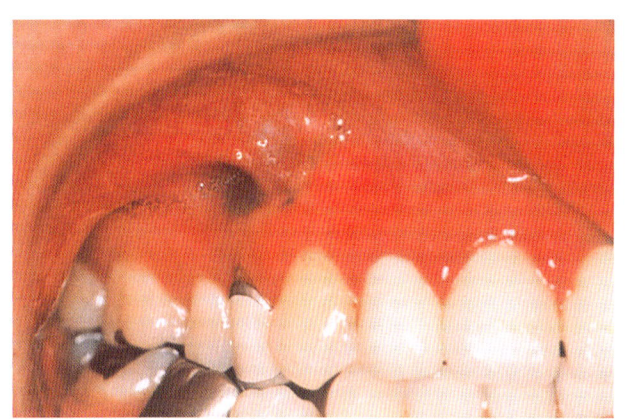

図2 4｜治療後における着色
合釘継続歯根端部からの金属溶出．根管充填が不十分であった

口腔粘膜にみられる外来性色素沈着は，銀合金，パラジウム合金，アマルガムなどの歯科用金属によることが多い（図1〜4）が，チタニウムの溶出も例外ではない（図5）．以前には，重金属を含む薬剤やそれら金属の慢性中毒により，歯肉縁部とその周囲組織に金属の沈着をきたし，着色をみた症例もあったが，現在では薬剤の変化，職場環境の改善などによりこれらはほとんどみられない．

問題症例1は，アマルガム刺青（amalgam tattoo）である．本症における診断にあたっては，患者は必ず歯科に通院し，色素沈着の周辺部における保存あるいは補綴的治療を経験しているはずである．これを念頭において病歴

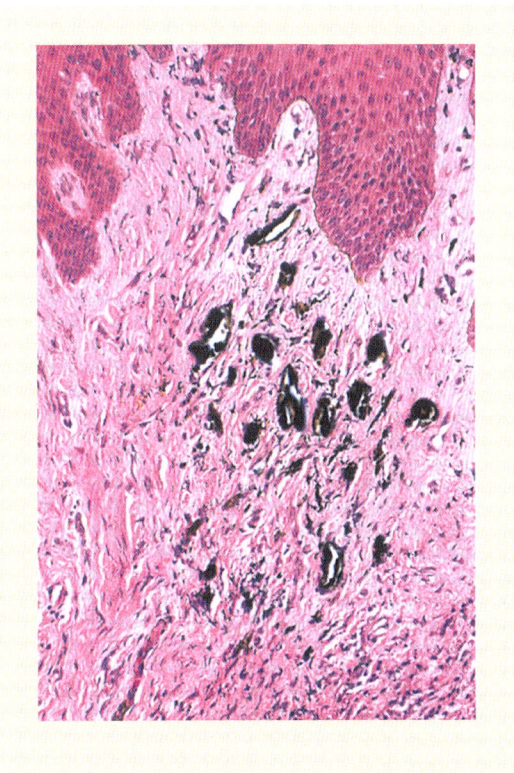

皮膚や粘膜の結合組織間隙に色素や異物を機械的に擦り込むことを刺青（tattooing）という

組織学的に金属の小片，あるいは暗黒色の微細顆粒物が結合組織固有層の膠原線維や骨膜，その他の線維，血管壁，上皮の基底膜に沿って，また線維芽細胞やマクロファージなどの細胞質内に沈着を認める．リンパへ運ばれたものはリンパ節にも沈着する．

蒼鉛剤（駆梅療法），水銀（薬剤；利尿剤など），鉛および銅（職業性），銀（整腸剤など），そのほか金，鉄，スズなども血中に入り，歯肉の慢性炎症巣に到達し，内皮細胞に摂取されたり，血管外の細胞に摂取されたりする．また，最近ではチタンインプラントの周囲に起きた炎症性組織のなかに黒色の沈着がみられる場合も報告されている．

金属の一部がイオン化すると生体のタンパク質と結合し，本来生体には存在しない異種タンパクが生ずる．この異種タンパクは抗原となり（ハプテン），マクロファージやランゲルハンス細胞に認識されると，遅延型アレルギーを発症する（58〜61頁参照）．

ACT 2

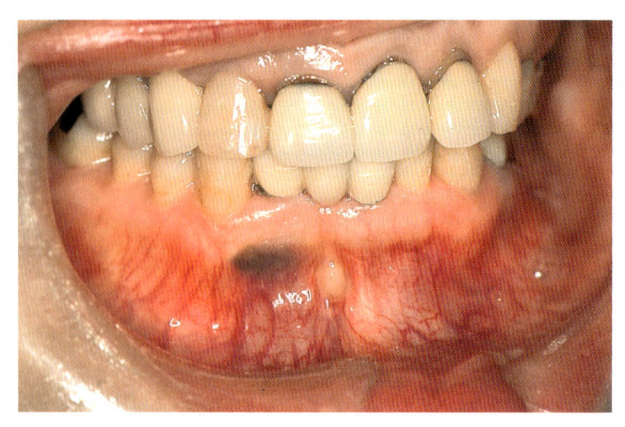

図3 合釘継続歯装着後の着色

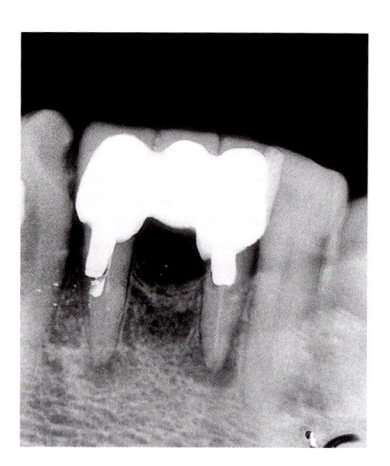

図4 図3の症例のX線像．ポストは歯根部で穿孔している

を問診し，また周囲歯牙の診査をするべきである．被覆粘膜は着色しているだけで健常である．

また，黒毛舌も外来性色素沈着をきたした疾患の一つである（**図6**）．舌の糸状乳頭が角化延長し，黒色を呈することにより，舌に毛が生えたように見える．一般に抗菌剤やステロイド剤の使用患者に多く，菌交代現象による口腔内常在細菌叢の変化が原因とされ，その着色にはカンジダやある種の枯草菌が関与しているとされているが，糸状乳頭の延長は種々の刺激により起こり，喫煙，飲食物などによって着色をきたすこともあるため，その原因は明らかではない．

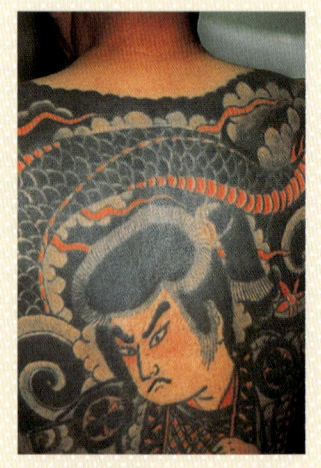

入れ墨（刺青）
皮膚を針などで傷つけ，墨・朱などを入れて着色し，模様を描いてある．一種の外来性色素沈着症である

外来性色素沈着
体外から体内に運ばれてくる色素として沈着するものを外来性色素という．この場合，運び込まれる形は固体，液体，コロイドなどさまざまで，入る経路は気道，消化管，皮膚のほか，注射によるものもある．この概念からいうと，インプラントはチタンという固体が皮膚を通して体内に入り込んだという意味で外来性色素沈着と考えても矛盾はない（**図A，B**）．

その他，肺アスベスト，銀症，鉛症，外来性鉄症，銅（粉）沈着症，水銀の縁，蒼鉛の縁，ミカンやカボチャの大量摂取による手掌などの皮膚橙色症などがある．

炭粉沈着症（塵埃）
炭粉は，石炭や木炭の粉末およびこれらの燃焼の際に生ずる煤煙中に含まれ，気道を介して肺に沈着する．古くは炭坑夫，今は都会人，老人に多い（**図C**）．

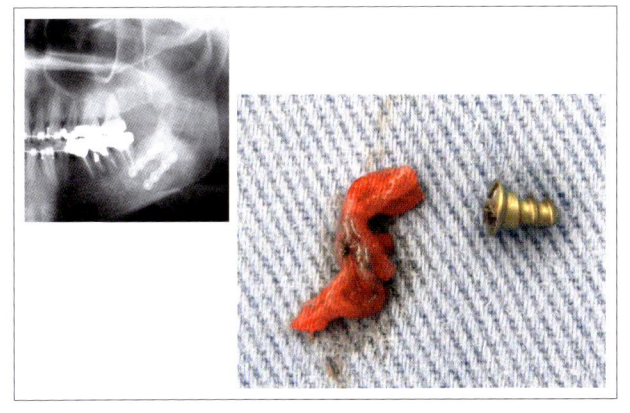

図5 金属の溶出
下顎枝矢状分割術に用いた骨接合材からの金属（チタニウム）の溶出．骨接合部周囲の軟組織は黒く着色していた

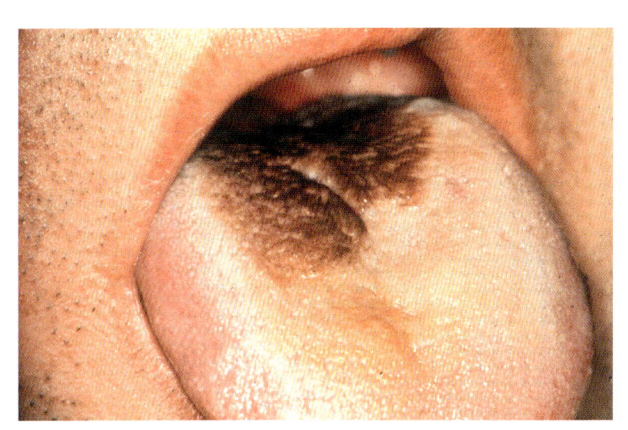

図6 抗菌剤連用患者にみられた黒毛舌
糸状乳頭の延長と黒色の着色がみられる

外来性色素沈着症に対する治療

歯科用金属による着色の場合は，着色以外の自覚症状を欠くため放置することが多いが，生理的でなく，美的障害もあるので，患者からの希望があった場合には金属の残留する深さまでの粘膜の切除を行う．

黒毛舌で，薬剤を使用している場合には，可能であれば薬剤の使用を中止する．局所的には舌用のブラシを用いて清掃に努め，含嗽剤を使用する．過酸化水素水を用いても有効である．口腔カンジダ症が強く疑われる場合には，消毒効果のある含嗽剤の使用あるいはミコナゾールゲル（フロリードゲル®）を使用させる．

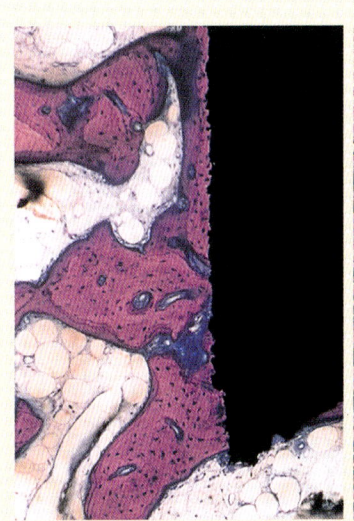

図A
インプラントも外来性色素と考えても矛盾はない

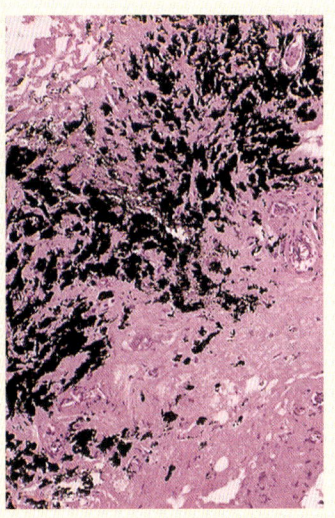

図B
組織内にみられた金属析出

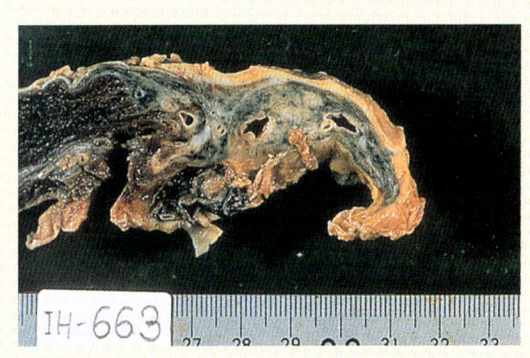

図C 炭粉沈着の著明な肺（剖検例）

メラニン色素沈着症

問題症例2は，内因性の色素沈着のなかで最も多くみられるメラニン色素沈着症の症例であった．

口腔内のメラニン色素沈着症は，有色人種に多くみられ，口腔領域では前歯部歯肉，頬粘膜，赤唇，口蓋などに発症する．

本例は頬粘膜だけに出現したメラニン色素沈着症であったが，Addison病，Peutz-Jeghers症候群およびAlbright症候群などでも色素沈着を認める．また腫瘍性病変，特に悪性黒色腫との鑑別には注意を要する．

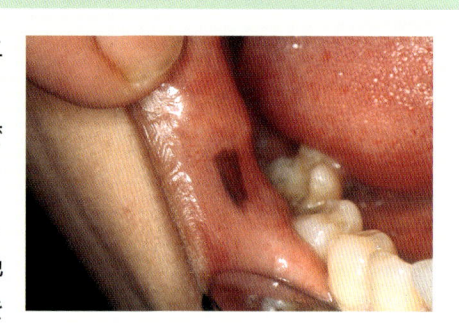

問題の理解

メラニン色素沈着症（図1〜4）と臨床所見が類似する疾患は少なくない．前述した外来性色素沈着症もその一つである．メラニン色素が色を演出する病変のなかには，腫瘍性のものと非腫瘍性のものがある．

腫瘍性のものでは，後述する色素性母斑や悪性黒色腫があるが，きわめて悪性度が高い悪性黒色腫との鑑別が特に重要である．

発育が早く，周囲に色が染み出したような所見がみられたり，表面が凹凸不整で腫瘤，びらん，あるいは潰瘍を形成しているようであれば悪性黒色腫を疑う（36，37頁参照）．

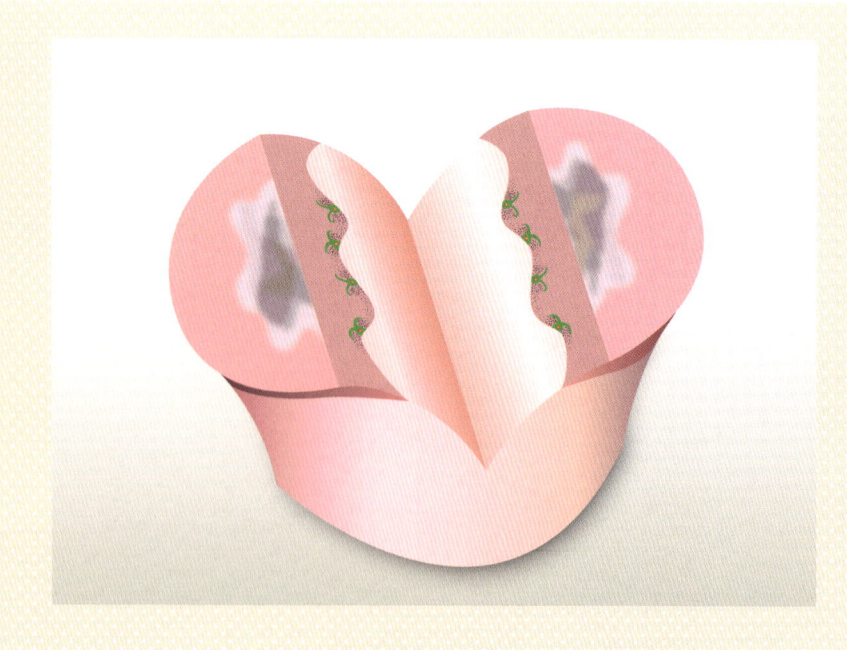

左図は，問題症例2の病変部の生検をイラスト化したものである．

上皮の基底層に存在する明細胞であるメラニン産生細胞が，メラニン小体（メラノゾーム）をチロナーゼ（酸化酵素）の活性により作り，樹状の細胞突起により周囲の基底細胞に送り込む．

メラニン細胞は，神経堤由来であり，角質細胞のようにケラチンフィラメントやデスモゾームをもたない．

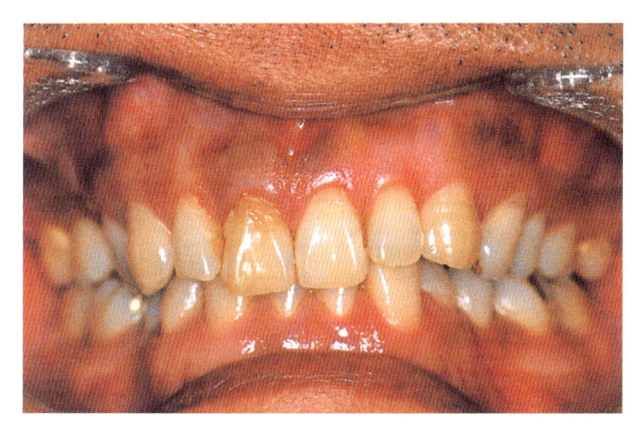

図1　健常人にみられた生理的メラニン色素沈着症

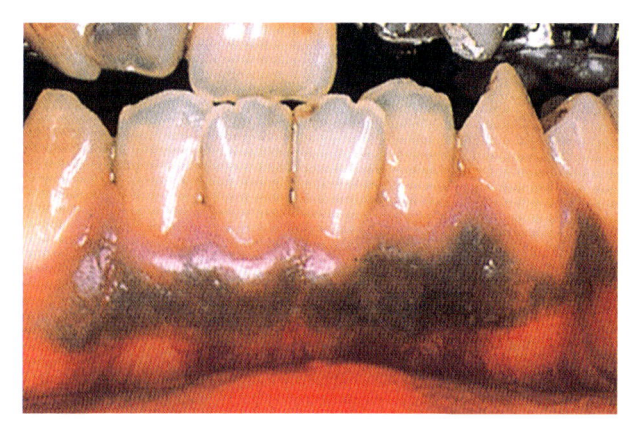

図2　健常人にみられた生理的メラニン色素沈着症

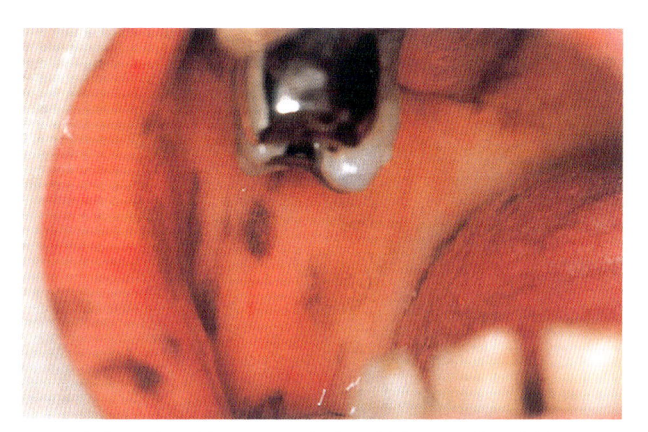

図3　老人性メラニン色素沈着症．83歳，女性

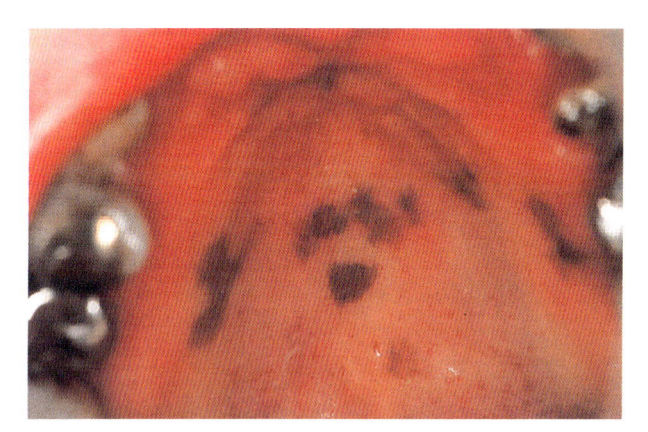

図4　図3と同症例

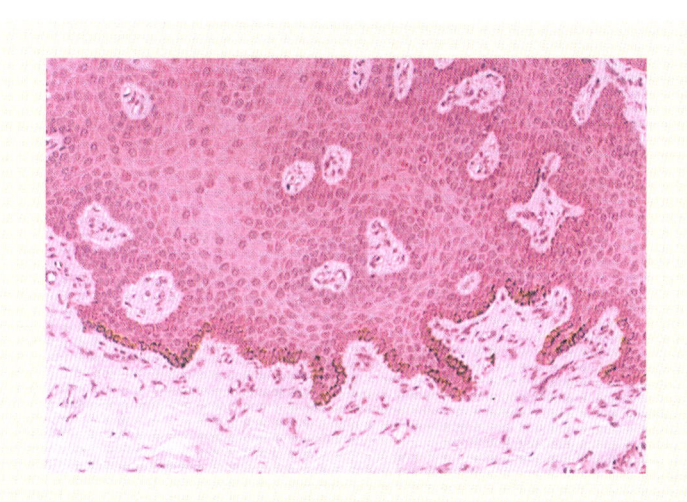

　左図は，メラニン色素沈着症の組織像である．メラニン色素沈着症では，口腔粘膜上皮の基底細胞層にメラニン色素が多量に沈着している．メラニン色素の沈着している基底細胞層の下の固有層にはメラニン色素を保有するマクロファージがみられることもある．

　メラニンの増加は通常日光の被曝により起こるが，ホルモンのバランスが崩れることによって起こることも知られている．

ACT 2

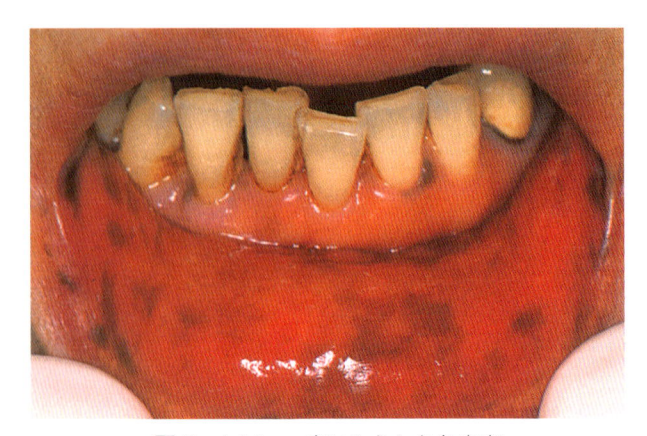

図5 Addison病にみられた色素斑

　非腫瘍性病変で口腔領域にメラニン色素の色素斑が出現する疾患としては，生理的色素沈着症のほかに，Addison病，Peutz-Jeghers症候群，Albright症候群などがあげられる．

　Addison病（慢性原発性副腎皮質機能不全症）は種々の原因で副腎皮質組織が障害を受け，副腎皮質機能低下が起こったため発症する疾患である．コルチゾールの低下による低血糖，生体防御反応の低下，アルドステロン低下による低血圧，電解質異常などをきたす．色素沈着の機序としては，副腎皮質ホルモン分泌不全が生じるとこれを補うため視床下部-下垂体ホルモン（ACTH，β-LPHなど）の分泌亢進がみられ，これに伴いメラニン色素刺激ホルモン（MSH）も多量に分泌されるため，メラニン色素の多い部位である皮膚はもちろん，口唇，歯肉，頬などの粘膜にメラニンの異常沈着をきた

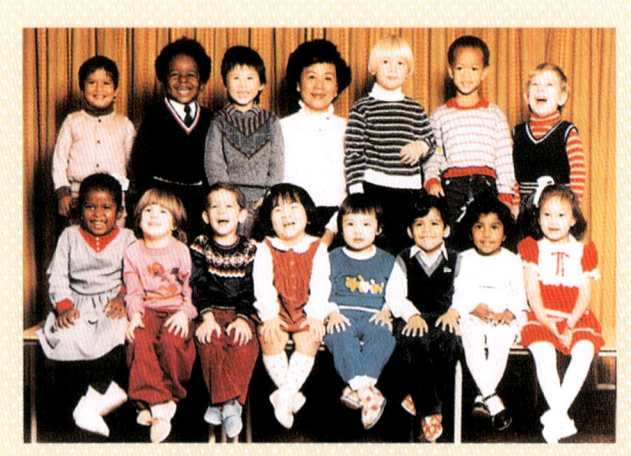

図A　人種による皮膚の色の差

"肌色"は偏見の代名詞？

　広辞苑によれば，"肌色は人の肌のような色や赤みを含む淡黄色"とある．しかし，日本人でも赤みを含まない淡黄色の人や，赤銅色の人，黄色みの強い人などさまざまで，一概に断定できる色ではない．まして，世界中の人種についてみれば，赤もいれば，黒もいて，白がいれば，茶色もいる（図A）．

　肌ばかりでなく，髪の毛，目の色もやはりメラニンにより支配される．もっともわざわざ脱色したり，着色したりでチャパツの多くなった現在の日本はこのかぎりではない．

　このメラニン細胞は，基底細胞上皮の7〜10個に1個の割合でみられ，皮膚の色を決定するのはメラノサイトの数ではなく，一定領域における基底細胞内に送り込まれるメラニン顆粒の量とメラニンの黒色の強さであると考えられている．黒人の場合には，メラニン細胞は豊

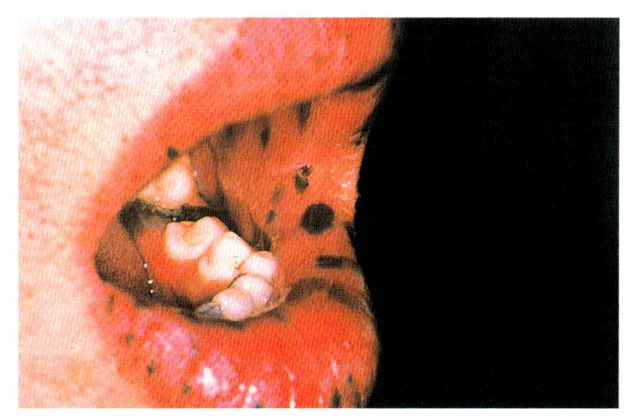

図 6 Peutz-Jeghers 症候群
口唇・口腔粘膜の色素斑（日本医科大学皮膚科，本田名誉教授のご厚意による）

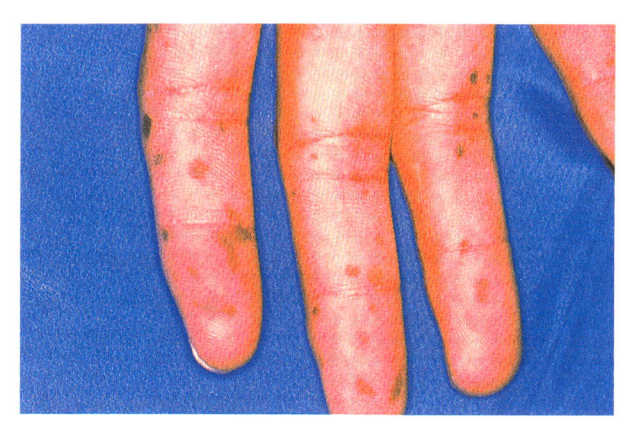

図 7 図 6 と同症例
指腹の小色素斑（日本医科大学皮膚科，本田名誉教授のご厚意による）

す（**図 5**）．したがって，下垂体あるいは視床下部の障害により発症する続発生の副腎皮質機能不全では，下垂体ホルモンやメラニン色素刺激ホルモンは増加せず，メラニンの沈着はきたさない．Addison 病による色素沈着は，全身的な所見が著明でなければ生理的な色素沈着と区別が困難であるため，鑑別には血中コルチゾールおよび尿中 17-OHCS, 17-KS の低下の有無を確認する必要がある．また血中の ACTH の上昇，電解質や血液像の異常についても検査を行う．すでに本疾患が確定されている患者の歯科診療に際しては，ステロイドが投与されていることを考慮すべきである．

Peutz-Jeghers 症候群は，常染色体優生遺伝性疾患で，口唇，頰粘膜など

富なメラニン小体をもつために，組織像でもメラニン顆粒として認識できるほどである．黄色人種では，メラニン細胞のメラニン産生は不活発で，組織学的に区別するのは難しい．

メラニンは，紫外線に対する防御機構として知られる．日光にあたる機会の多い人種は，より多くのメラニンを含むことはよく知られた事実であるし，またメラニンをもたない人種は，皮膚癌の危険度が数倍高い．つまり紫外線に対する防御能の違いで，紫外線はメラニン色素の産生を高め，フリーラジカルの安定性を高めるといわれている．

白人と黒人の黒子（ほくろ）

人種的や系統的疾患と関係のない斑状のメラニン着色はまれではない．皮膚にみられるメラニン着色の程度と口腔粘膜にみられるメラニン沈着の程度との間には直接相関があり，特に下唇の口唇部に多いが，歯肉，頰粘膜，口蓋などにもみられる．白色人種では口腔内着色を示すことはほとんどない．また，黒人でも刺激の加わる手掌，足底などはメラニン色素の沈着はみられない．ただし，黒子（ほくろ）はメラノサイトの数が増生しているものをいい，メラニン沈着とは異なるので，白人でも黒人でも黒子（ほくろ）はある．

図 B 皮膚によくみられる黒子（ほくろ）．褐色から黒色までの大小の色素斑で，扁平あるいは隆起する．隆起するものでは毛が認められる

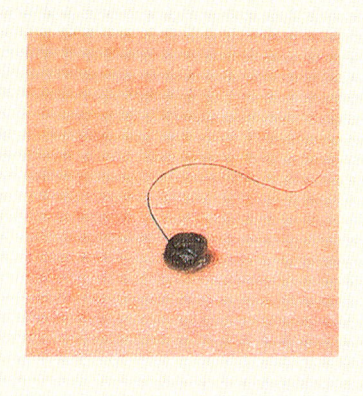

の口腔領域の粘膜と指腹および足底などの皮膚にメラニンによる小色素斑がみられ（**図6, 7**），小腸を主とする消化管ポリポーシスを伴う疾患である．色素沈着は1～2歳より口唇に多くみられ，消化管ポリポーシスは，イレウス，腹痛，血便などの消化器症状の出現により10～20歳の若年齢で50％以上が診断されるといわれている．家族内に発生していることが多く，家族歴を調査する必要がある．また，突発型の場合には幼児期に色素斑が出現するため，本症候群の診断のきっかけとなることがある．疑いが強い場合には消化管の造影検査やファイバースコープ検査を行う．

　Albright症候群は皮膚の色素沈着，ときに口唇や口腔粘膜の色素斑，多骨型あるいは単骨型の線維性（骨）異形成症，内分泌異常，特に女性の性的早熟の3徴候を示す．しかし，この3徴候を示さない不全型も多い．本症における線維性（骨）異形成症は一般に長管骨に生じるが，頭蓋骨，顎骨にも比較的多く発生する．診断は臨床所見，X線所見および骨の病理所見によって確定する．線維性（骨）異形成症のX線所見は境界不明瞭なすりガラス像，あるいは囊胞状の陰影欠損として認められる（**ACT7の線維性（骨）異形成症：180頁参照**）．

イヌの口腔粘膜

　動物の口腔粘膜は非常にメラニンの沈着が多い（**図C**）．下等動物になると，メラニン産生細胞が，上皮の下にも存在しているという．ちなみにイヌでは白い犬と赤い犬，茶色の犬と黒い犬，つまり毛の色によりそうよばれているが，実はそれを支配しているのもメラニンの量であり，メラノサイトの量である．

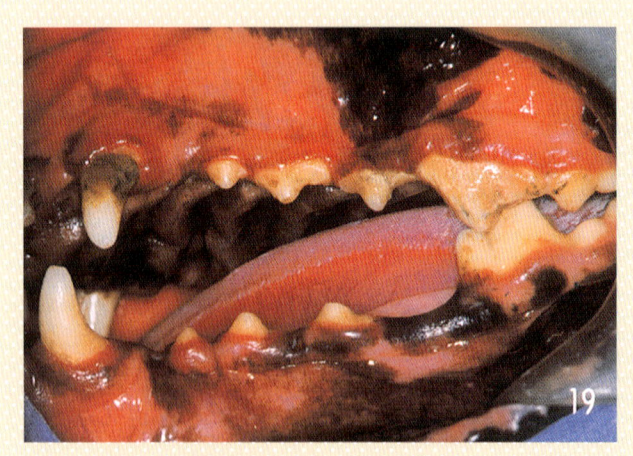

図C　ビーグル犬の口腔内

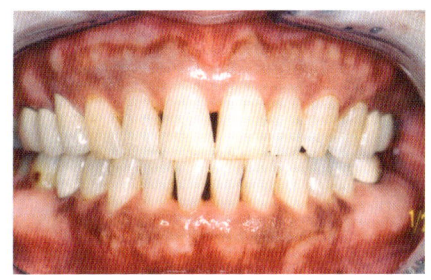

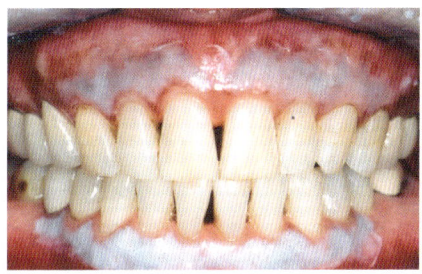

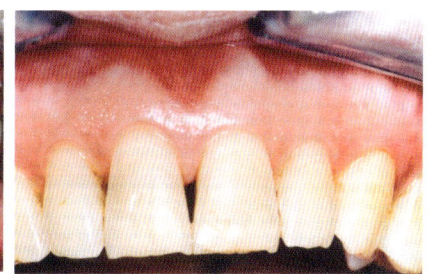

図8 フェノール，アルコールによる治療．左から術前，術中，術後

メラニン色素沈着症に対する治療

色素沈着のみで他に自覚症状を欠くため放置することが多い．美的障害の訴えが強い患者に対しては着色部粘膜にフェノール，アルコールなどを応用したり（**図8**），液体窒素を用いた凍結療法，レーザーによる治療（**下段図D～F**）などを行うか，病変部粘膜の切除を行う．病変部の切除を行った場合には，創部の縫縮による一時閉鎖を行うが，歯肉組織など閉鎖が困難な部位に対しては創被覆材を使用する．骨膜を残存させることが可能であれば粘膜移植を行う場合もある．レーザー治療ではこの必要はない．

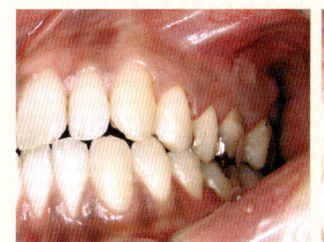

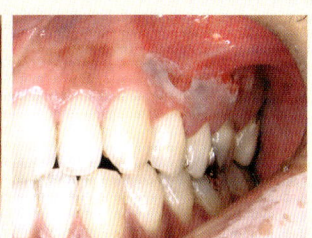

図D 術前　　図E CO_2 レーザー照射後

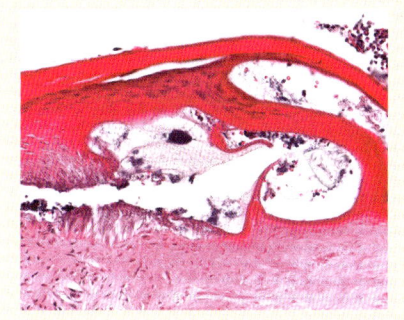

図F レーザー照射後に剥離した上皮（HE染色）

メラニン色素沈着除去の根拠は，上皮に損傷（傷害）を与えると，角化細胞の再生のみが期待できるからである．つまり，上皮内に存在するメラニン産生細胞を含め，ランゲルハンス細胞やメルケル細胞は再生し難いため，再生上皮内には角化細胞以外の細胞がなくなるのである．炭酸ガスレーザーなどは，基底膜を融解し，上皮層のみを剥離してくれるのでたいへんよい治療法といえる（**図D～F**）．

しかし，メラニン産生細胞は，神経堤由来であり，上皮深部に潜む母斑細胞が再び再生上皮内に移動したり，再生上皮内の基底細胞が再びこれらの細胞に分化し，後戻りを起こす可能性があることを忘れてはならない．

ACT 2

色素性母斑

問題症例3の病変は長径が6〜7 mmで隆起し，表面粘膜は滑沢で内部に黒褐色の顆粒が集簇しているような所見が認められた．境界は比較的明瞭で限局性であった．本症例に対して切除後，病理検査を行ったところ色素性母斑の結果であった．

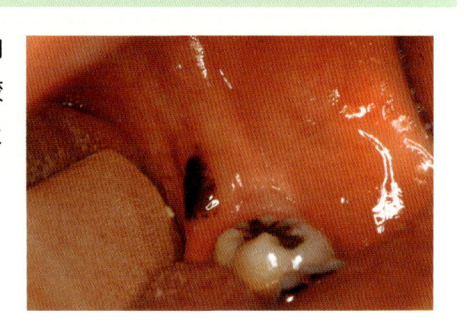

問題の理解

色素性母斑は母斑細胞性母斑ともよばれる．皮膚に多く，口腔内に発生することは比較的まれであるといわれている．口腔内に発生する場合には，歯肉，頰，口蓋などの粘膜に発生することが多い．一般に黒褐色を呈し，比較的境界明瞭な10 mm以下の小さい限局性病変で，表面粘膜は平滑ときに粗造でやや隆起するが，腫瘤，びらんおよび潰瘍を形成することはない（**図1, 2**）．粘膜下の深部に母斑細胞が分布すると青色を呈し，浅くなるに従い黒色を呈するようになる．母斑には色素性母斑のほかに，青色母斑や太田母斑がある（**図3**）．

チャートに示すように，黒色を呈する色素性病変では，その鑑別診断が重要である．なかでも悪性黒色腫との鑑別には特に注意を要する．悪性黒色腫

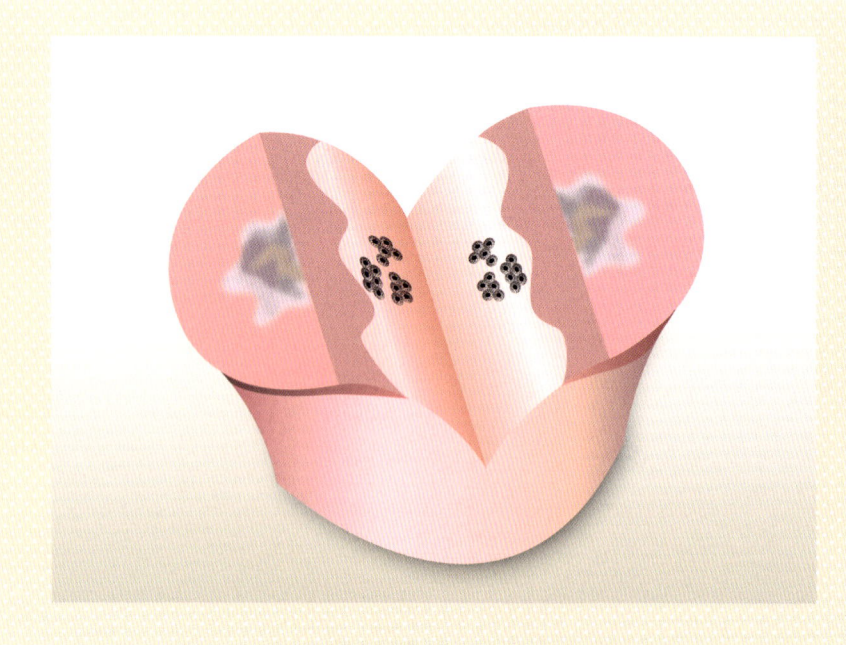

左図は，問題症例3の病変部の生検をイラスト化したものである．

色素性母斑には，母斑細胞の増殖部位によって，真皮内（上皮とは一層の線維層がある），接合性（上皮基底層と結合組織の境界に増殖）および複合性（真皮内と接合性の両方がみられる）に分けられる．その分布および密度によって，臨床的には，茶褐色，黒色，青色などさまざまに見える．

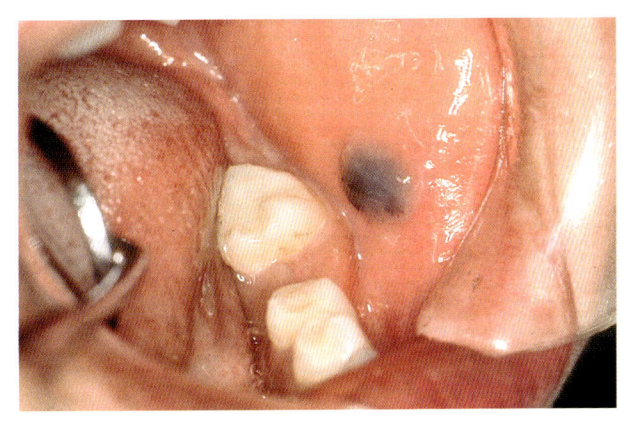

図1 頬粘膜にみられた色素性母斑

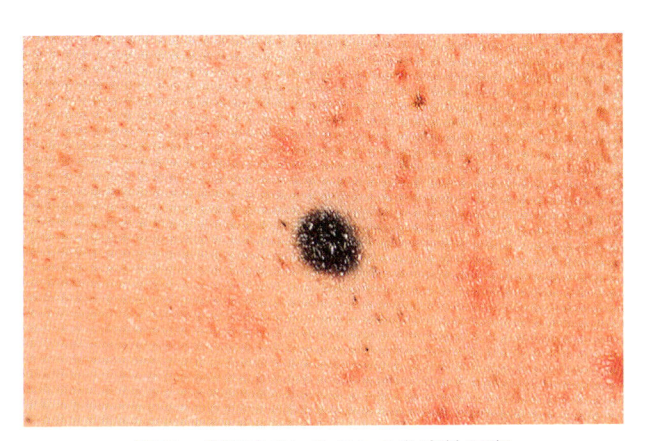

図2 頬部皮膚にみられた色素性母斑

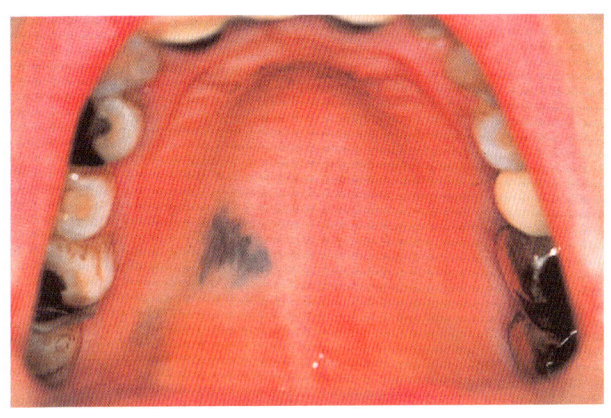

図3 太田母斑
右側口蓋ばかりでなく，右側顔面の頬部に淡青褐色の小斑点が播種状に存在した

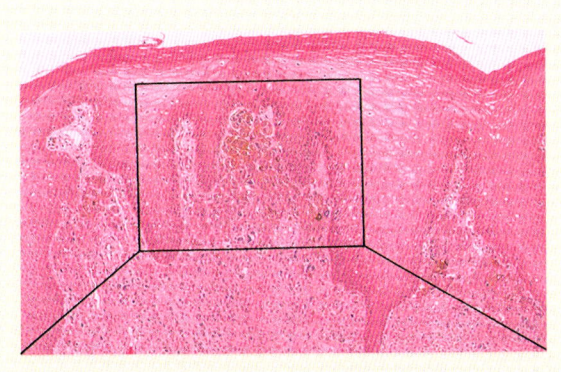

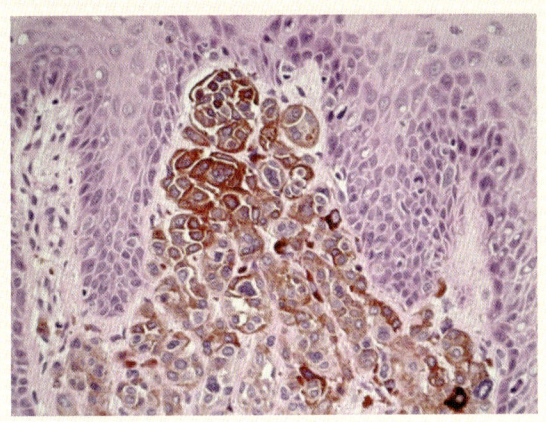

　左図は色素性母斑（真皮内）の組織像である．

　母斑細胞は，神経堤由来と考えられているメラノサイト（メラニン産生細胞）やシュワン細胞（神経鞘細胞）と同じ仲間であるが，そのいずれにも分化しなかった中間的な異常細胞である．母斑細胞は類円形で，明るい胞体と色質に富んだ円形の核をもち，メラニン色素を保有するものもある．

　色素性母斑は，この母斑細胞の過誤腫的な増殖物で，口腔内では皮膚ほど多くないが，口蓋，口唇，頬粘膜，歯肉などにみられる．

ACT 2

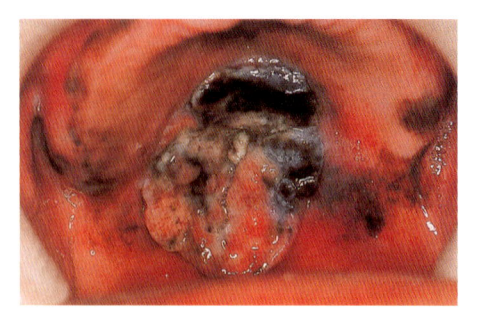

図4 上顎に発生した悪性黒色腫
発育速度が速く，口蓋に大きな潰瘍を形成している．81歳，男性

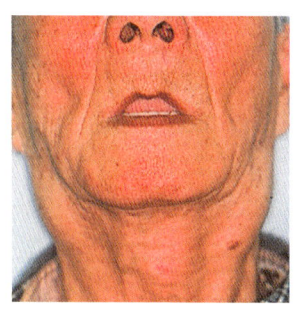

図5 図4症例の顔貌
両側頸部のリンパ節が転移のため腫大している

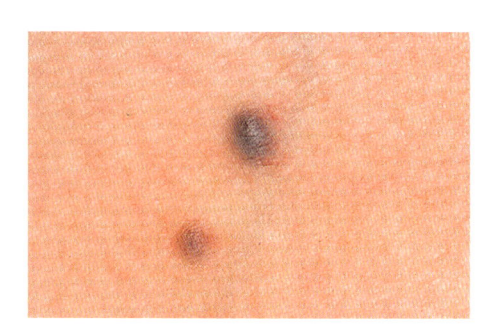

図6 悪性黒色腫の皮膚転移

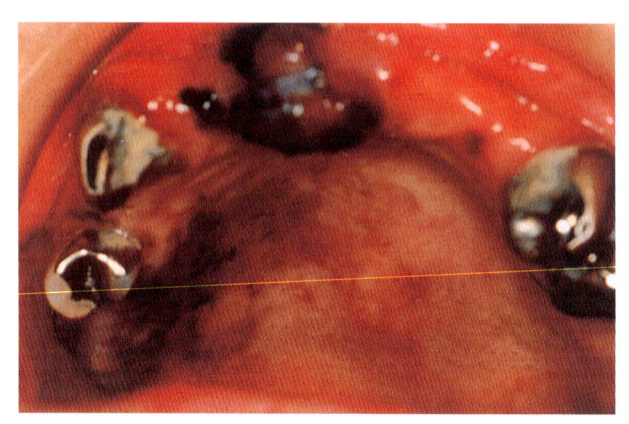

図7 上顎に発生した悪性黒色腫．71歳，女性

悪性黒色腫（Malignant melanoma）

　メラニン産生細胞，あるいは母斑細胞から発生する悪性腫瘍で，皮膚の悪性黒色腫は欧米人に比べ日本人には少ないが，口腔領域の発生頻度には差がない．口蓋と歯肉が好発部位で，黒子型で潰瘍の形成を伴うことが多い．また，メラニンを産生せず黒色にならない場合（amelanotic melanoma）もあることも忘れてはならない．

　悪性黒色腫は血行性，リンパ行性転移が早期に起こり，予後はきわめて悪い．本腫瘍は抗原性腫瘍ともいわれ，免疫療法も試みられている．

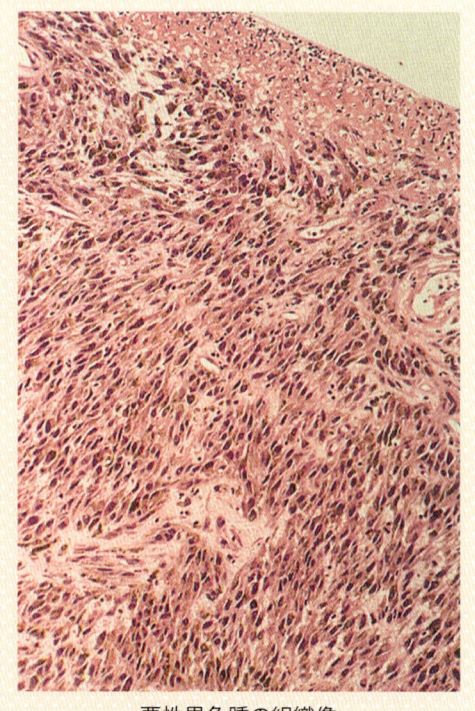

悪性黒色腫の組織像

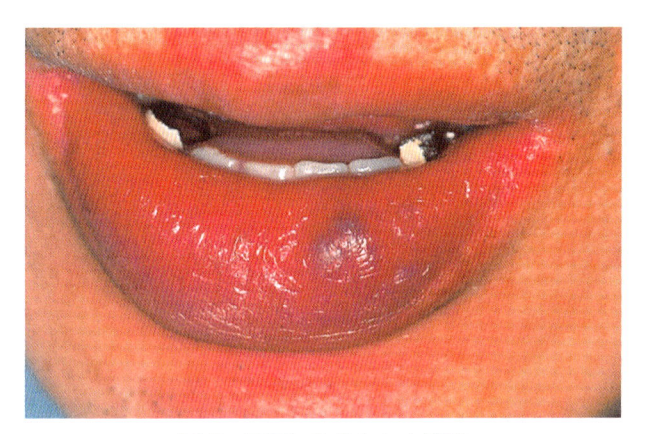

図8 下唇にみられた血管腫

は，悪性度がきわめて高く，安易に病理検査を行うと転移を促進するため，これを疑う場合には適切な施設に可及的早期に診断および治療を依頼すべきである（図4〜7）．

メラニン色素に由来せず，全く異なる病変が黒色や青色を呈する病変には，血色素由来の血管腫（図8）や血腫（図9〜12）などがある．

蒙古斑（mongolian spot）

蒙古斑は，生後1週頃から5, 6歳くらいまでみられる仙骨部付近の皮膚の青灰色斑をよび，この部では，真皮中層から下層内にメラニンをもつ細胞が増殖している．皮膚を通して見るために青く見え，蒙古系人種で多く，日本人では99.5%に現れるといわれる（図A）．

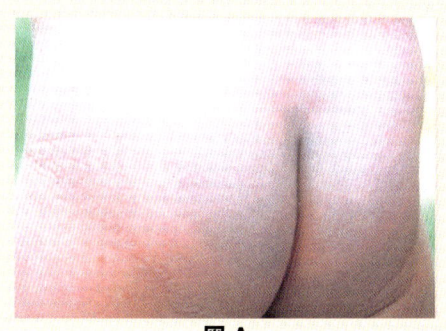

黒い目，茶色い目，青い目，赤い目

瞳孔の周りには，細かい皺のよった膜，つまり虹彩があり，カメラの絞りの役目をしている．この虹彩にはメラニン色素があって，この量により目の色が変わる．メラニンが多ければ黒く，少ないとその量によって茶色から青く見える．もし虹彩に色素がないと，血液が透けて見えるためにウサギの赤い目となる（図B）．

図A

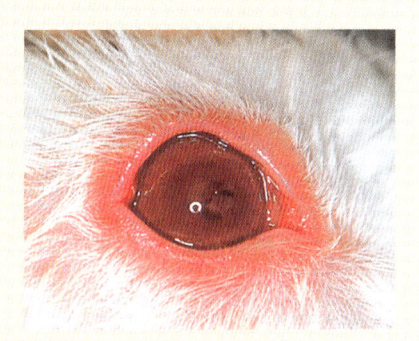

図B ウサギの虹彩には色素がない

ACT 2

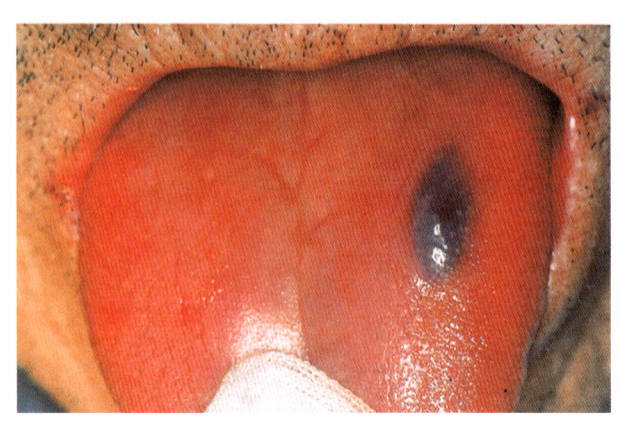

図9　舌にみられた外傷性血腫

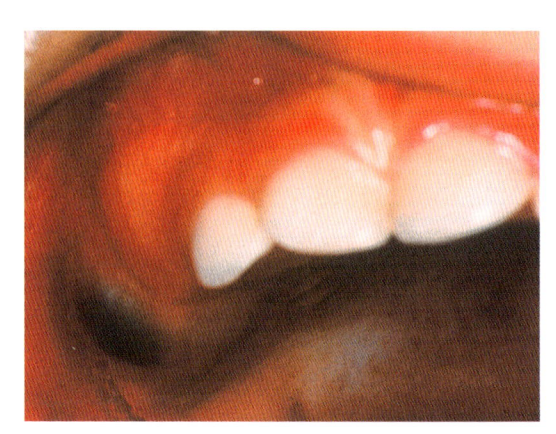

図10　小児にみられた萌出血腫

　血管腫の場合は，少なくともその一部が粘膜下近傍にあるため，圧迫によって退色するのでこれを確認して診断する．血腫は出血が組織内で起こり，血液が腫瘤状になった状態のもので，粘膜下に出血が生じた場合には血管腫や色素性母斑と類似する．その原因としては摂食時などにおける外傷，抜歯や手術後（図11），腫瘍や炎症の血管侵襲および出血性素因（図12）などが考えられる．

　毛髪も同じで，メラニンが多ければ真っ黒に（図C），脱色したりメラニンの量が少なければ金髪に見える（図D）．

血鉄症・ヘモジデリン

　ヘモジデリンは，赤血球またはヘモグロビンが体細胞や貪食細胞に取られ，その作用を受けて分解過程にあるいろいろの段階にあるものの総称で，鉄性の血性色素である．ヘモジデリンの沈着が高度になると褐色に見える（図E）．抜歯後に皮膚が黄色くなるが，これも血鉄素のしわざである．

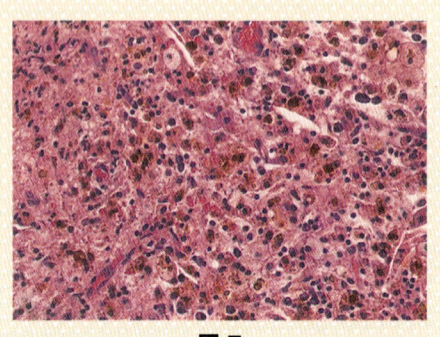

図C

図D

図E

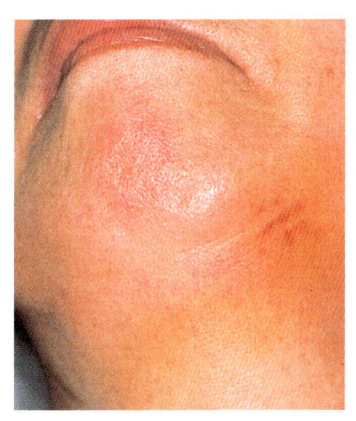

図11　下顎の囊胞摘出後にみられた皮下血腫
血腫周囲には黄褐色のヘモジデリンの沈着が認められる

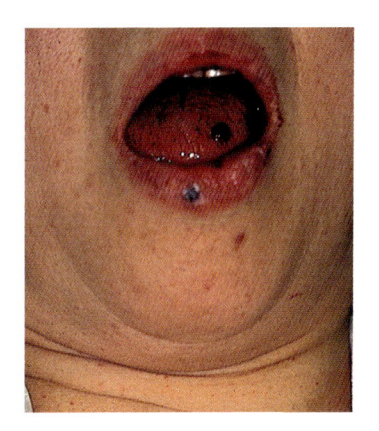

図12　血小板減少性紫斑病患者にみられた血腫と出血斑

色素性母斑に対する治療

母斑細胞の過誤腫的な増殖を示したものであるが，悪性化する可能性があるものもあるので完全に切除する．また病理検査を行って悪性所見のないことを確認する．

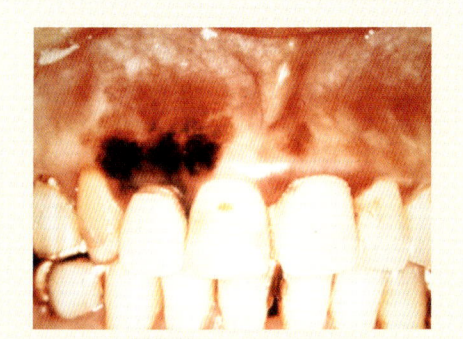

図F　色素性母斑

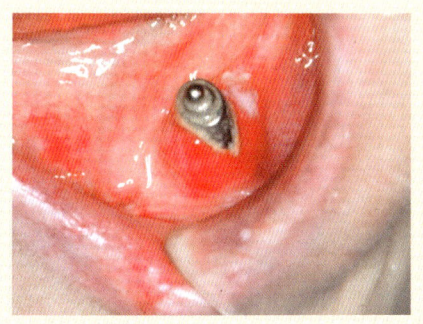

図G　歯周病と思われた扁平上皮癌

　母斑細胞は，神経堤由来であり，発生期に神経堤の細胞が第一鰓弓に移動すると歯牙に分化し，皮膚に移動するとメラニン産生細胞やランゲルハンス細胞になる．しかし，移動の途中で結合組織内に停滞することがあり，何らかの刺激により増殖すると母斑になる（図F）．また悪性化すると悪性黒色腫となる．基本的には完全に切除しないと再発を起こす．
　また，レーザーなどで不適切に処置されると，レーザーの二つ目の作用（細胞活性化）により，母斑をより大きくしたり，悪性化に導く可能性が否定できなかったり，癌にレーザーを当てることで増悪化させてしまうなど，病理診断は重要な要となる．レーザー治療前の診断がたいへん重要となる．
　図Gは歯周病と臨床診断された症例である．診断を間違うと治療に影響を及ぼすことを忘れてはならない．

黒色病変を理解するために

黒色病変はチャートに示してきたごとく，その原因は内性色素と外来性色素に分けられる．詳細はそれぞれの項目を参照していただくことにして，ここでは典型的なものを右頁のイラストに示し，簡単な説明を加えた．

血腫（Hematoma）
出血した血液が一塊となり，腫瘤を形成しているもの．

血管腫（Hemangioma）
血管の自律的増殖を示すものであるが，組織奇形であることが多いといわれる．

メラニン沈着症（Melanosis）
紫外線によってメラニン産生細胞の活性が高まり生じる．局所性と全身性がある．

黒子（Lentigo）
釘脚の延長がみられ，その部の基底細胞にメラニン産生細胞が増殖し集簇する．基底細胞を越えることはない．

雀斑（Ephelis）
釘脚の延長はみられず，通常はメラニン産生細胞の増殖は少ないかないが，メラニンが局所的に増殖している．

色素性母斑（Nevus igmentosus）
母斑細胞の過誤腫的増殖物．過誤腫（Hamartoma）とは自律的ではあるが，先天性組織奇形に属するので，組織構造は通常のものとは異なるものをいう．

①接合性（色素性）母斑
（junctional pigmented nevus）
上皮の基底層ないし結合組織との境界に母斑細胞が集簇

②真皮内（色素性）母斑
（Intradermal pigmented nevus）
真皮上層に母斑細胞が巣状，索状にみられ，上皮とは一層の間質がある．

③複合性（色素性）母斑
（Compound pigmented nevus）
接合性と真皮内母斑が共存するもの．若年者のものは異形成が強く活動性も高く，悪性黒色腫に類似する（若年性黒色腫，Juvenile melanoma）．

青色母斑（Blue nevus）
真皮深くに母斑細胞が分布しているもの．太田母斑はこの典型で三叉神経第一枝および第二枝領域の皮膚に現れる．

悪性黒色腫（Malignant melanoma）
異型の強い母斑細胞の増殖物．悪性度はきわめて高い．

外来性色素沈着（Exogenous pigments）
通常は膠原線維，血管壁，基底膜に沿って沈着し，また貪食細胞に貪食されるものもある．

15頁，図1

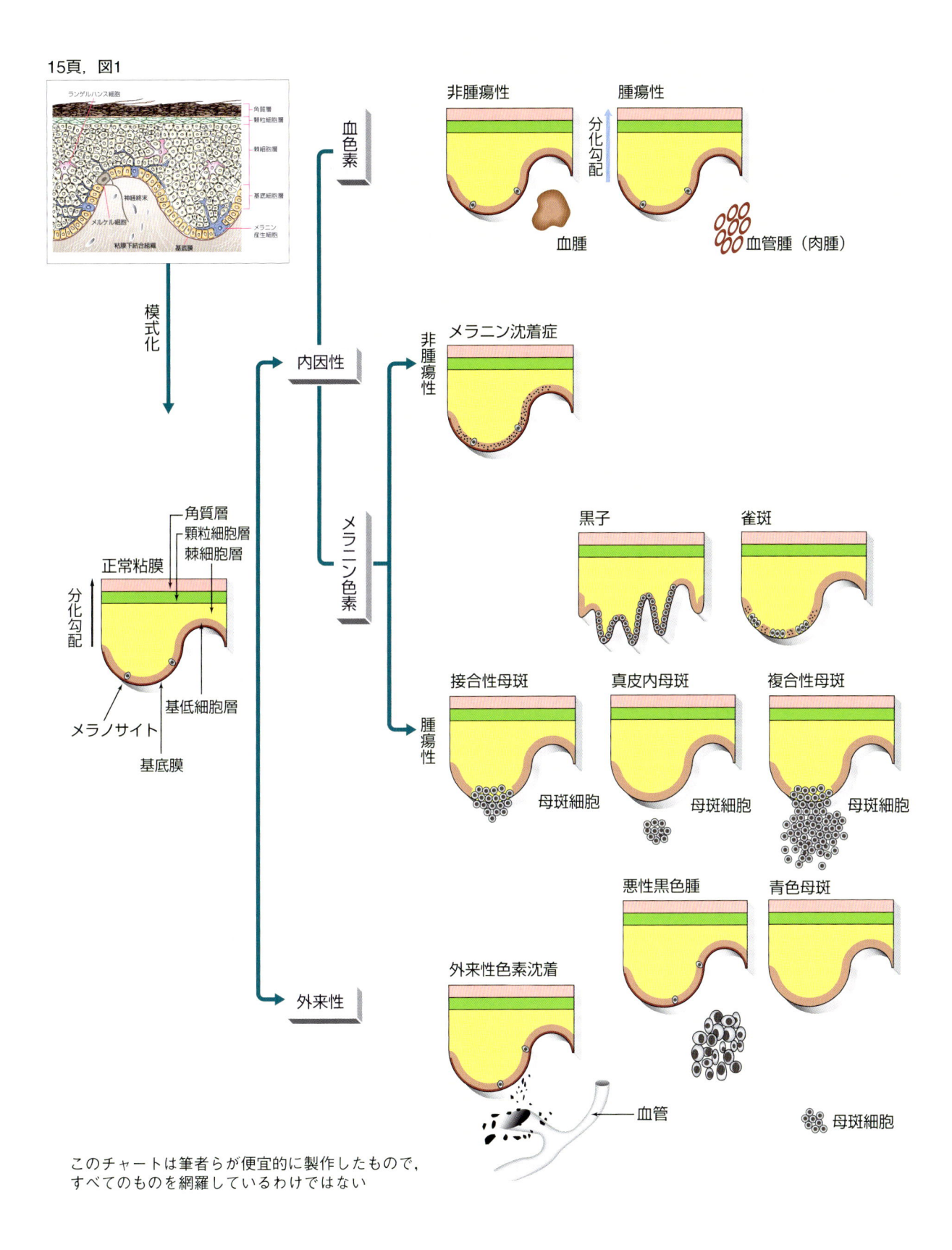

```
                        ┌─ 非腫瘍性 ──── 血腫
             ┌─ 血色素 ──┤
             │          └─ 腫瘍性 ──── 血管腫（肉腫）
             │
             │          ┌─ 非腫瘍性 ──── メラニン沈着症
  ┌─ 内因性 ─┤          │
──┤          └─ メラニン色素 ──┤        ┌─ 黒子
  │                     │                │─ 雀斑
  │                     │                │─ 接合性母斑
  │                     └─ 腫瘍性 ──────┤─ 真皮内母斑
  │                                      │─ 複合性母斑
  │                                      │─ 悪性黒色腫
  │                                      └─ 青色母斑
  │
  └─ 外来性 ──── 外来性色素沈着
```

正常粘膜
- 角質層
- 顆粒細胞層
- 棘細胞層
- 基低細胞層
- 基底膜
- メラノサイト
- 分化勾配

母斑細胞
血管

このチャートは筆者らが便宜的に製作したもので，すべてのものを網羅しているわけではない

Column 2

癌検診と病理診断

　日本では，胃癌検診，子宮癌検診，そして乳癌検診などは広く知られ多くの人が受診しているが，現在のところ検診のなかに口腔癌検診はない．

　世界歯科連盟（FDI）の2009年の報告によれば，2002年に世界で約40万症例が口腔癌と診断され，口腔癌の発生にタバコとアルコールを同時に摂取しているヒトは，口腔癌になる確率が15倍になると発表した．世界的に，男性の口腔癌の発生率の平均は人口10万人当たり6.3人，女性が3.2人で，パプアニューギニアで最も多く男性で40.9人，女性で26.3人であるが，人口の多いインドでは，絶対量で圧倒的にこの国を上回るヒトが口腔癌に罹患しているといわれている．最低はエルサルバドルで男性が0.4人，女性が0.2人というデータがある．さらに口腔癌の平均5年生存率にも言及し，アメリカの高所得者白人男性では70%だが，インドでは30%といわれている．

　日本は口腔癌は少ない国に分類されているが，それでも日本で発生する全癌の1%程度は口腔癌で，十分口腔癌検診（細胞診）を行う価値はある．

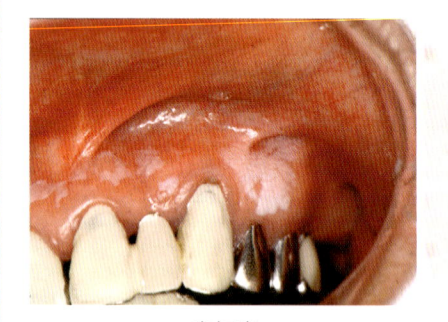

白板症 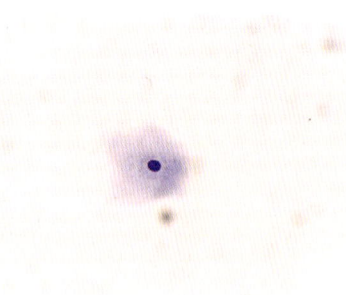　　　　　細胞像 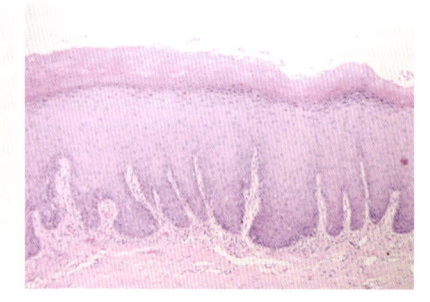　　　　　病理組織像

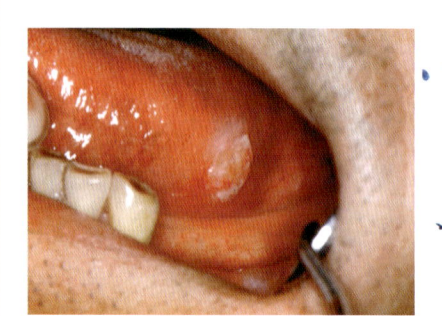

扁平上皮癌 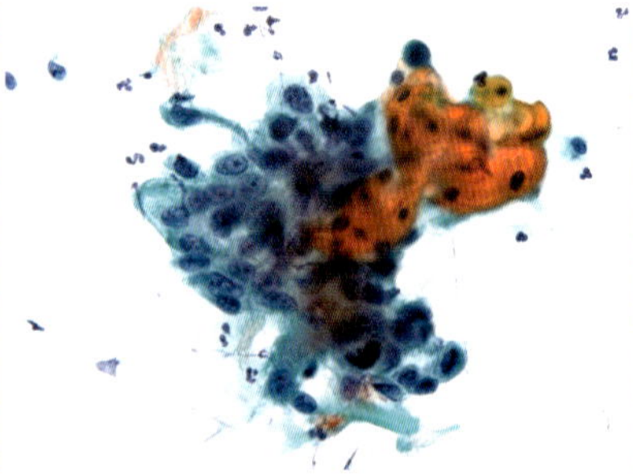　　　　　細胞像 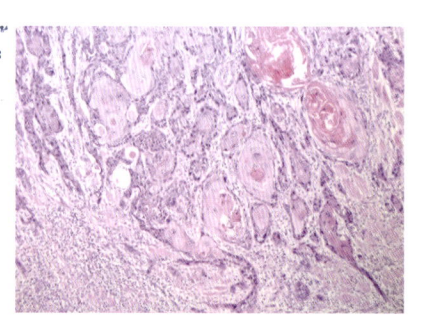　　　　　病理組織像

ACT 3
白色病变

ACT 3

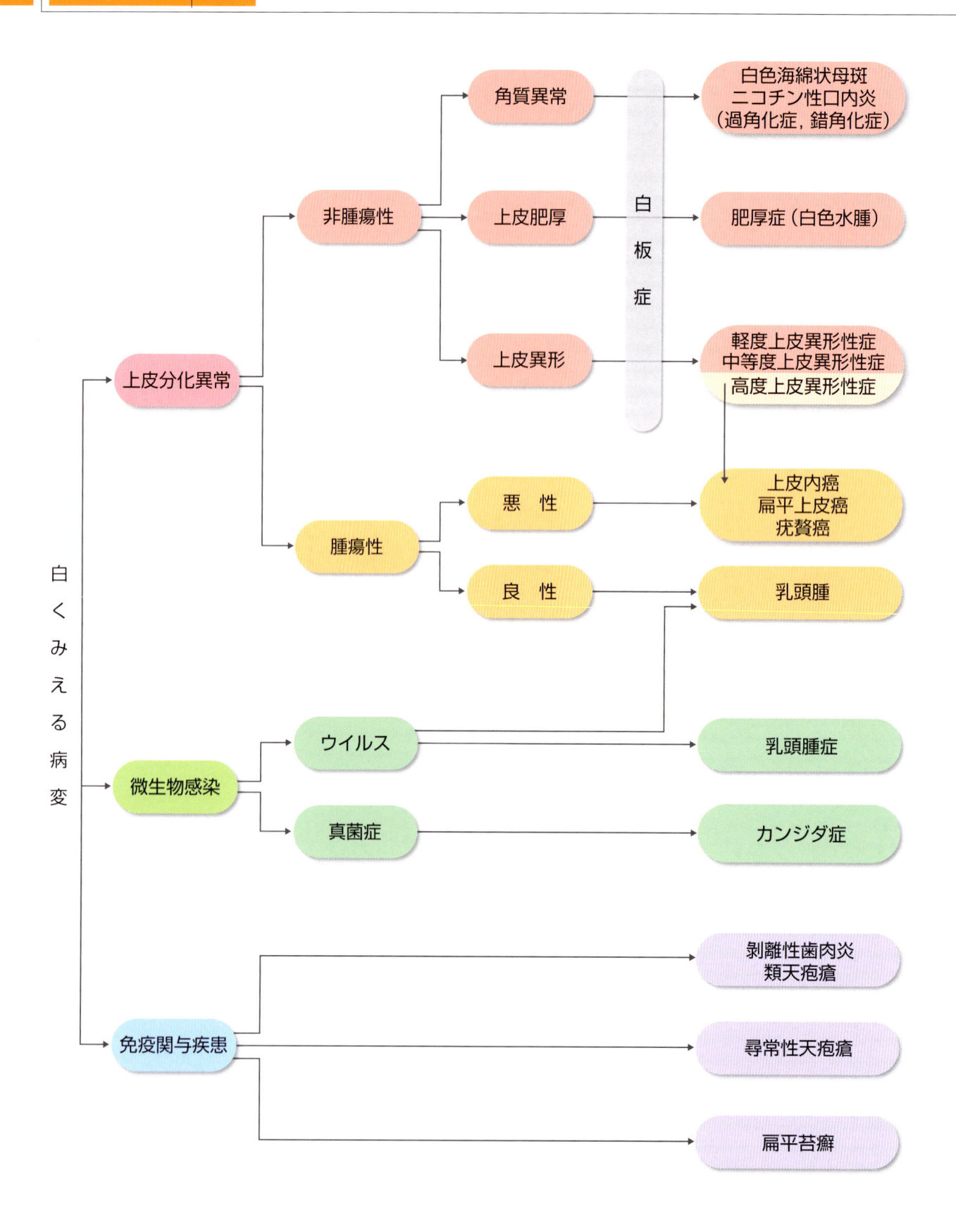

白くみえる病変

- 上皮分化異常
  - 非腫瘍性
    - 角質異常 → 白色海綿状母斑／ニコチン性口内炎（過角化症, 錯角化症）
    - 上皮肥厚 → 肥厚症（白色水腫）
    - 上皮異形 → 軽度上皮異形性症／中等度上皮異形性症／高度上皮異形性症
    - （白板症）
  - 腫瘍性
    - 悪性 → 上皮内癌／扁平上皮癌／疣贅癌
    - 良性 → 乳頭腫
- 微生物感染
  - ウイルス → 乳頭腫症
  - 真菌症 → カンジダ症
- 免疫関与疾患
  - 剥離性歯肉炎／類天疱瘡
  - 尋常性天疱瘡
  - 扁平苔癬

このチャートは筆者らが便宜的に製作したもので，すべてのものを網羅しているわけではない

症例 4

主訴：舌の白色病変
年齢：40歳
性別：男性
現症：病変は右側舌縁部にあり，白色を呈し，擦過しても除去できなかった．病変は比較的境界明瞭で，周囲粘膜よりわずかに隆起し，中央よりやや前方に小さな結節状腫瘤が認められた．また病変部周囲には硬結は認められなかった．全身的には臨床的にも血液検査においても異常はみられなかった．

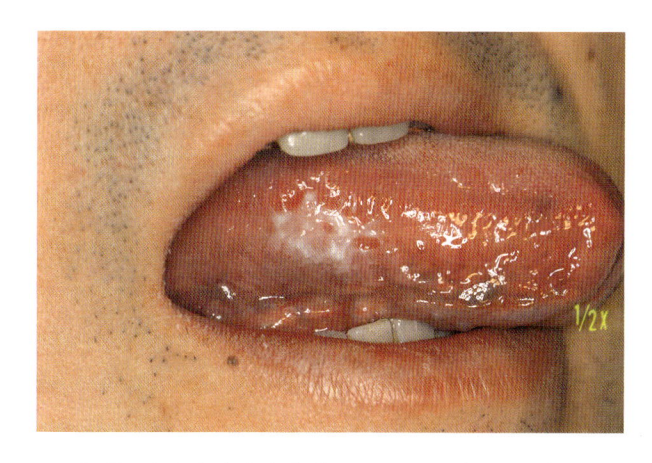

1年前から白色病変を自覚していたが，気にせず放置していた．歯科治療のため通院中に主治医に指摘され，心配になり来院した．

症例 5

主訴：口腔粘膜の白斑
年齢：68歳
性別：女性
現症：口腔粘膜全体に白色病変がみられた．白色病変はガーゼで強く擦過すると除去可能で，除去後には発赤した易出血性の粘膜面が出現した．

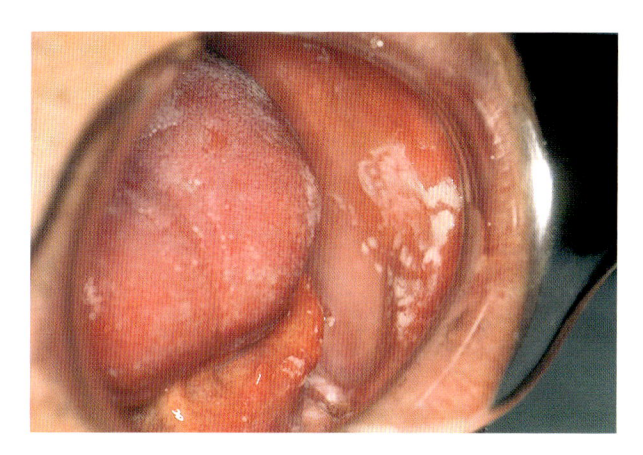

糖尿病にて薬剤による血糖コントロールを行っている．1週間前，右上顎臼歯を抜歯し，抗菌剤の投与を受けた．3日前より左頰粘膜に小さな白斑を認めたが，放置したところ前日より口腔粘膜広範囲に白色病変が拡大した．

症例 6

主訴：接触時の疼痛および口腔粘膜の灼熱感
年齢：54歳
性別：女性
現症：左右頰粘膜に白色の網目状病変が認められた．その周囲は発赤し，歯牙に近いところでは一部粘膜面にびらんを生じていた．また触診したところ疼痛を訴え，出血を認めたが，周囲に硬結はみられなかった．全身的には異常が認められず，また血液検査においても特記すべき事項はみられなかった．

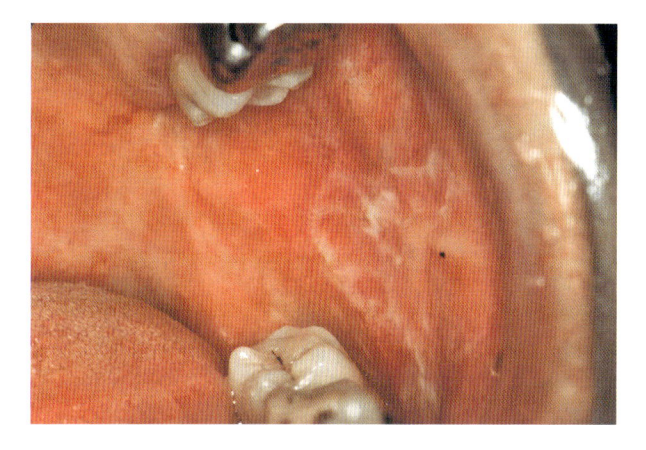

患者は1年前に鏡を見て気づいていたが，自覚症状が著明でなかったため放置していた．ときどき気になり口腔内を見て形が変化していることも自覚していた．歯科に受診し，頰粘膜病変を指摘されたため，心配になり受診した．

上皮内癌

問題症例4は，臨床的には白板症と診断した．白色病変部が比較的限局性であったので，全体を一塊として切除した．切除部の病理組織検査を行ったところ，その多くは錯角化を示していたが，中央部では中等度から高度の上皮異形成を示し，さらにその一部に上皮全層にわたって異型細胞がみられる上皮内癌（Carcinoma in situ）に相当する部位がみられた．

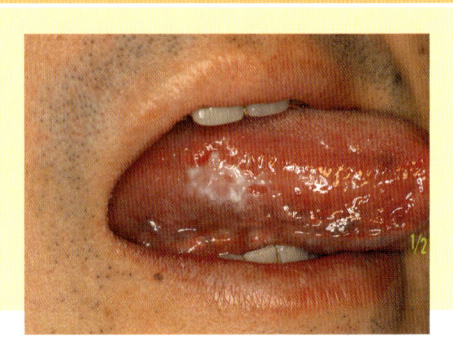

問題の理解

口腔粘膜が白色を呈する疾患には，白色部が剥離することのできない角化性病変と，剥離することができる非角化性病変がある．

角化性病変には，フローチャートに示すように，粘膜上皮の異常によるものが多いが，免疫関連疾患である扁平苔癬のような粘膜下組織の病的変化に伴い，二次的に上皮に生じる角化異常がある．

正常口腔粘膜が紅色を呈するのは，粘膜上皮下の血管が透けて見えるためであり，角化病変にみられるように粘膜上皮に細胞配列の乱れや粘膜肥厚のような変化が現れると，これが透けて見えなくなるため，粘膜は白色を呈するようになる．粘膜上皮の角化層が肥厚した場合にはさらに著明となる．

一方，非角化性病変としては，フローチャートに示す微生物の感染や免疫

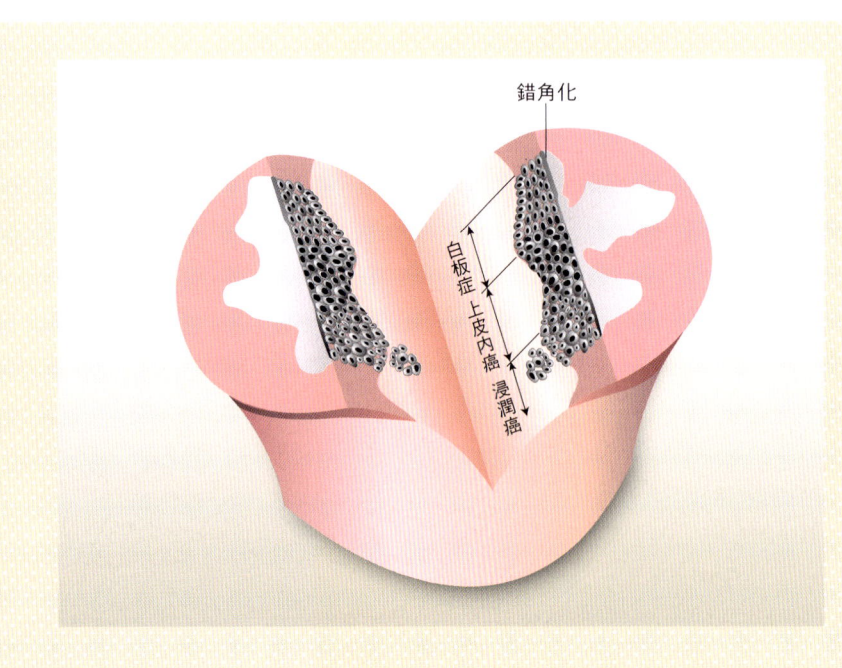

左図は，問題症例4の病変部の生検をイラスト化したものである．

白板症（Leukoplakia）では，上皮内に異型のある細胞はなく，角化症と棘細胞肥厚よりなる．

上皮内癌（Carcinoma in situ）では，異型性の強い癌細胞が上皮内にのみ限局して現れ，基底膜を越さずに増殖するものである．

基底膜を越えて増殖したものは浸潤癌（Invasive carcinoma）と診断する．

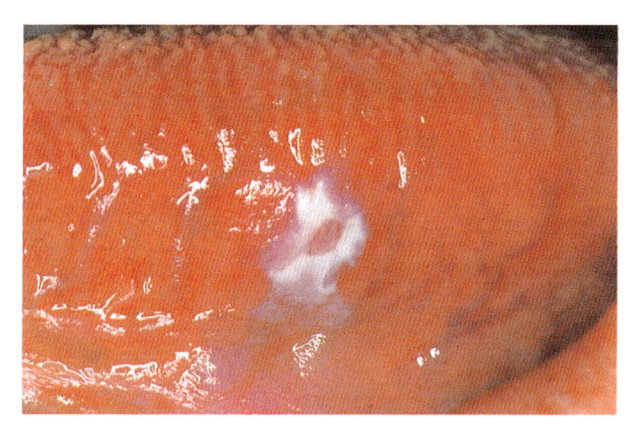

図1 均一型白板症．舌縁部白板を呈する部位の全切除を行い，病理検査を行ったところ錯角化が著明であった

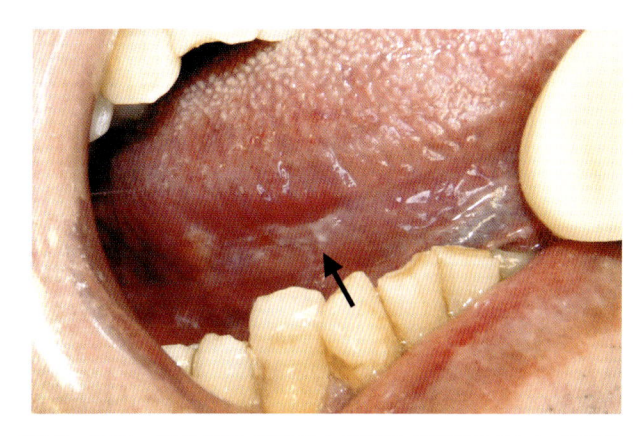

図2 不均一型白板症．高度の上皮異形成が認められた（矢印）

　関与疾患などがあげられるが，これらの白色部の多くは白い偽膜によるもので，その偽膜は細菌，壊死組織，血液タンパク成分などである．そのため剝離後にはびらんや潰瘍面がみられることが多い．

　問題症例4を剝離できない白斑という所見のみで白板症と診断される読者の方が多いと思われるが，臨床所見のみで安易に白板症という診断でかたづけてはならない．白板症とは，"臨床的ならびに病理学的に他の疾患に分類されない白斑または白板"に対する疾患名であり，種々の他の白色病変を除いた除外診断である．

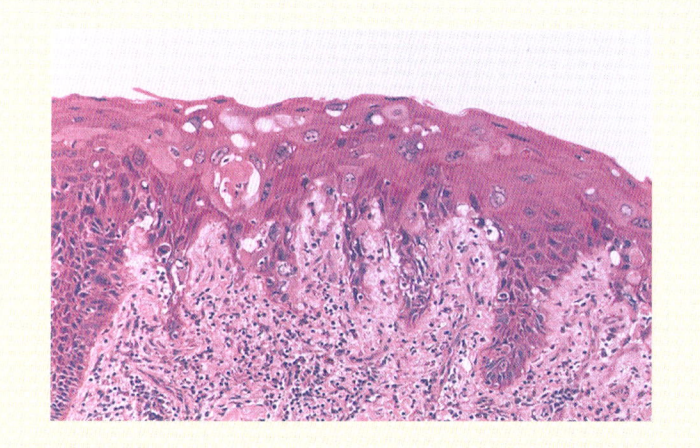

　左図は上皮内癌の組織像である．

　上皮の全層にわたり異型細胞がみられ，固有層への浸潤はない病変を上皮内癌とよぶ．浸潤癌と診断のついたものの周囲に併存することも多い．子宮頸部や皮膚（Bowen病）に生ずるものと基本的には同じと考えるが，子宮頸部などの本病変は自然に消退することもあり，逆に口腔粘膜では浸潤癌に転化しやすいと考えられている．

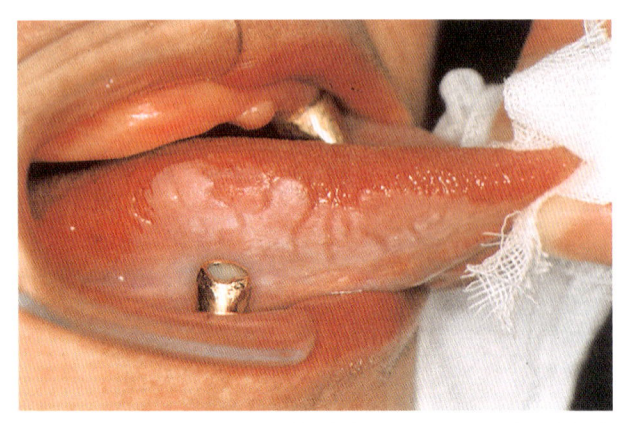

図3 舌縁部，舌下面および口底部にかけてかなり広い白板症であった．病理検査の結果，上皮異形成は中等度であった

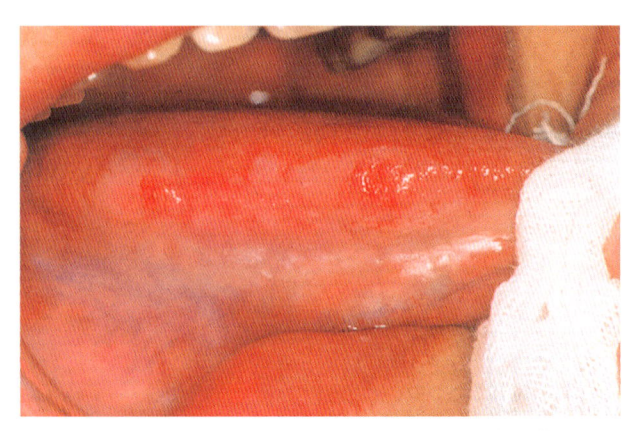

図4 図3症例の約3年後の病理検査結果では疣贅癌になっていた

前癌病変の白板症は，その臨床所見よりさまざまな分類がなされているが，WHOでは均一型（**図1**）と不均一型あるいは斑紋型（**図2**）に分類している．これらのなかでも一般に後者は悪性化の頻度が高いといわれている．

このような悪性化する可能性をもつ白板症では，視診のみで診断するのではなく，病理組織学的検査を行って病変の状態，上皮異形成の有無ないし程度を把握しておく必要がある．白板症の多くは上皮の異形成を伴い，その程度は軽度，中等度，高度の3段階に分類されており，程度の著しいものほど癌化を起こしやすいことになる（**図3，4**）．高度の上皮性異形成は上皮内癌と区別することが困難であるが，上皮内癌は粘膜上皮層全層に異型細胞がみられるものである（**図5，6**）．

WHO分類（2017）での変更点：粘膜病変

Oral potentially malignant disorders（OPMDs）の概念［追加］
該当する疾患
① Erythroplakia　② Erythroleukoplakia　③ Leukoplakia　④ Oral submucous fibrosis
⑤ Dyskeratosis congenital　⑥ Smokeless tobacco keratosis
⑦ Palatal lesions associated with reverse smoking　⑧ Chronic Candidiasis
⑨ Lichen planus　⑩ Discoid lupus erythematosus　⑪ Syphilitic glossitis
⑫ Actinic keratosis（lip only）

Oral epithelial dysplasia（OED）
・Low grage
・High grade
口腔粘膜のCarcinoma in situ（CIS）は，severe dysplasiaと同義であり，high grade dysplasiaに含まれる（TNM分類のTisは残っている）．

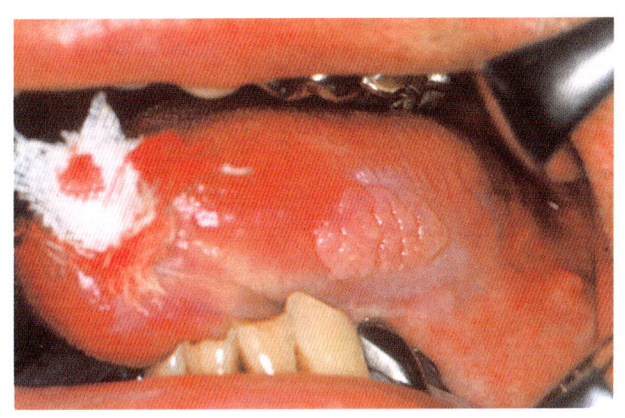

図5 凹凸不整な隆起した舌縁部病変の全切除後，病理検査を行ったところ上皮内癌であった

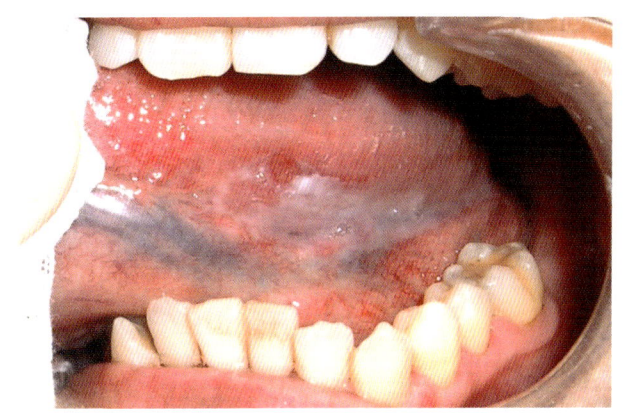

図6 斑紋型の白板部の一部の病理組織検査を行ったところ上皮内癌との結果であった

いわゆる前癌病変としての白板症の治療

　根本的には外科的切除が望ましい．問題症例4では病変部が比較的限局していたので，病理組織検査を兼ねて全切除（切除生険）を行った．しかし，多発性あるいは非常に広範囲で，全切除により機能障害が著しいと思われる症例では，1カ所に限らず必要と思われる部位の病理組織検査を行って，悪性化の有無や上皮異形成の程度を検索する．病理検査結果で悪性化する徴候を察知した場合には，すみやかに切除する．

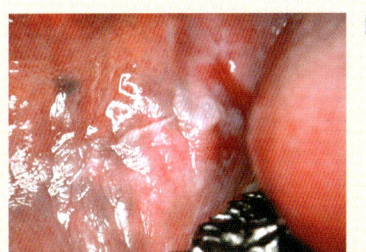

図A ヘビースモーカーの頬粘膜にみられる白色水腫．咬傷もみられる

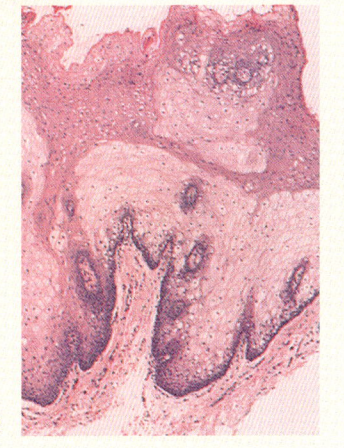

図B 同，組織像

粘膜の白

　今回話題となっている粘膜の白色病変は，角化により粘膜下組織の血管が見えなくなると説明されているが，踵の肥厚した部，鉄棒により鍛えられた手掌などは，むしろ透明で白くなることは少ない．つまり白く見えることには，上皮細胞間の空隙（空気），構造なども関与すると考えられる．

　たとえば，喫煙者の頬粘膜によくみられる白色水腫は，上皮の肥厚もあるが，上皮細胞内の膨化浮腫により，落下光線下で乱反射される要素が加わって白っぽく見えると考えられる．しかし，詳細は明らかではない．ヘビースモーカーなどにみられることが多い（**図A，B**）

ACT 3

口腔カンジダ症

白色病変のなかで偽膜を形成する疾患としてよく知られているものに，口腔カンジダ症がある．**問題症例5**は，臨床的所見より，急性偽膜性カンジダ症を疑い，剥離した偽膜より菌の同定を行ったところ *Candida albicans* が検出された．

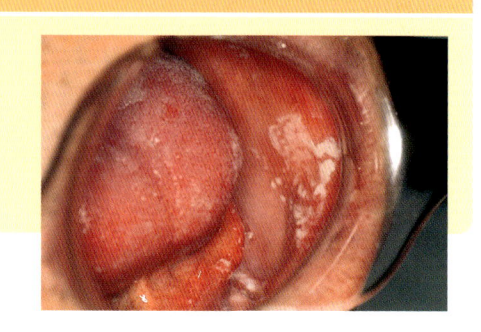

問題の理解

口腔内に発生する白色病変のうち上皮の分化異常を伴わない非角化病変に分類され，真菌の感染により白色の偽膜を形成する偽膜性カンジダ症がある．偽膜を形成する病変にはこのほかに物理化学的刺激，循環障害，炎症および腫瘍などの原因によって生じる各種の潰瘍形成性疾患がある．このような潰瘍に伴う偽膜は剥離が可能であるが，偽膜性カンジダ症よりは剥離困難で，白色偽膜は壊死組織や血液タンパク成分からなり，剥離面には多くの場合出血を伴う．問題症例5は偽膜の剥離が容易で，しかもその剥離面には発赤した薄い粘膜が認められていることから臨床的に粘膜表層に感染が限局した急性偽膜性カンジダ症が考えられた．

一般に急性偽膜性カンジダ症は *Candida albicans* による白色の小さい斑状の変化として始まり，帯状に拡大し，粘膜の広い範囲を被うようになる．急

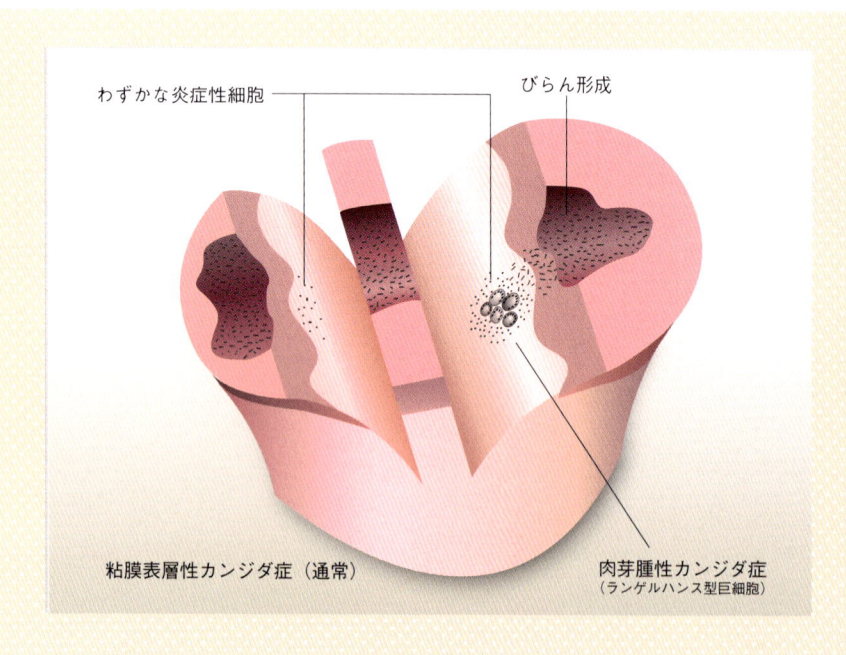

左図は，問題症例5の病変部の生検をイラスト化したものである．

粘膜表層性カンジダ症（シェーマ左方）では，*Candida albicans* は粘膜上皮表層でのみ増殖し，有棘層までは侵入をみない．

一方，肉芽腫性カンジダ症（シェーマ右方）の場合には，固有層内まで *Candida albicans* の侵入と，巨細胞を伴う肉芽種が形成される（カンジダ症は分類上特異性炎（肉芽種性炎）である）．

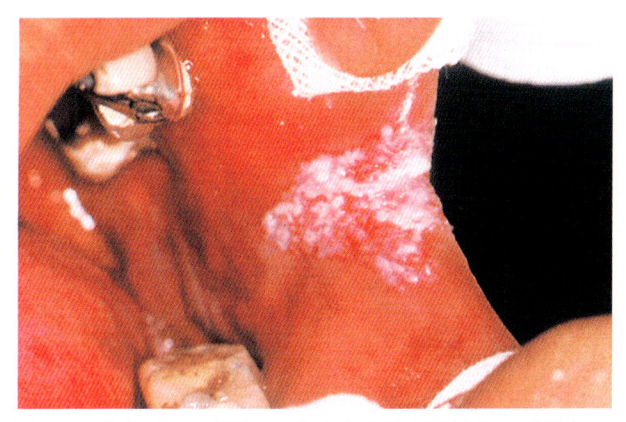

図1 口角部付近の粘膜にみられた急性偽膜性カンジダ症

表1 口腔カンジダ症

口腔カンジダ症の原因菌は口腔内常在菌の Candida albicans
感染様式は日和見感染や菌交代現象による

1　口腔カンジダ症
　急性：偽膜性，紅斑性（萎縮性）
　慢性：偽膜性，紅斑性（萎縮性），白斑性，
　　　　結節性，慢性肥厚性，肉芽腫性
2　全身性粘膜皮膚カンジダ症
　全身に症状出現

※ 深在性カンジダ症：深部臓器あるいは血液のカンジダ症

性のものでは粘膜上皮の棘細胞層より上層に侵入増殖して白色の偽膜を形成する．表層の偽膜は剥離することが容易で，剥離後には粘膜の潮紅やびらんなどを認めるが，潰瘍を形成することは少ないのが特徴である．本症は頬および口唇粘膜，舌，口蓋など口腔粘膜のいずれの部位にも発生するが，歯肉粘膜に発症することは比較的少ない（**図1**）．

　口腔カンジダ症（**表1**）における偽膜性カンジダ症以外の病型には，粘膜が紅色を呈して，粘膜上皮が萎縮を示したような紅斑性カンジダ症（萎縮性カンジダ症）がある（**図2**）．義歯性口内炎と診断されたもののなかには，この病型が含まれることが多く（**図3**），カンジダ性の口角炎を伴うこともある（**図4**）．また，慢性経過をたどると，いわゆる慢性肥厚性カンジダ症（**図5**）となり，白色を呈した部分が剥離困難となるとともに上皮の肥厚が著明

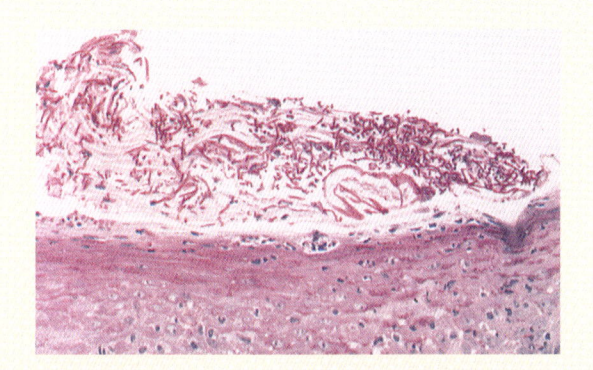

左図は粘膜表層性カンジダ症の組織像である．カンジダ菌の侵入は粘膜表層に限局している．
　また，PAS反応は陽性である

左図は，擦過細胞診によるギムザ染色標本で扁平上皮細胞上に Candina aldicans の樹板状の仮性菌糸を多数認める．
　背景は少数の炎症細胞を見ることがあるが，比較的きれいである

ACT 3

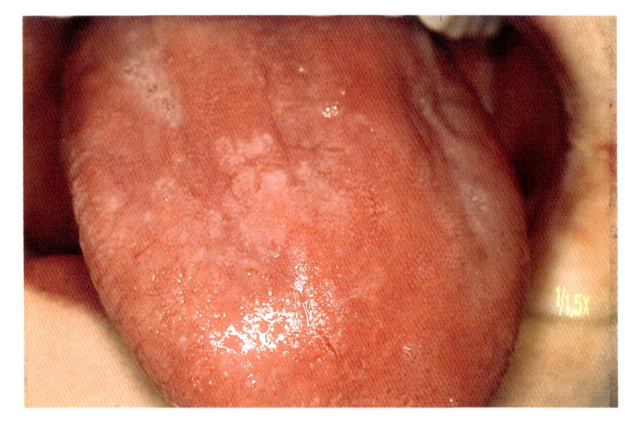

図2 紅斑性カンジダ症（萎縮性カンジダ症）

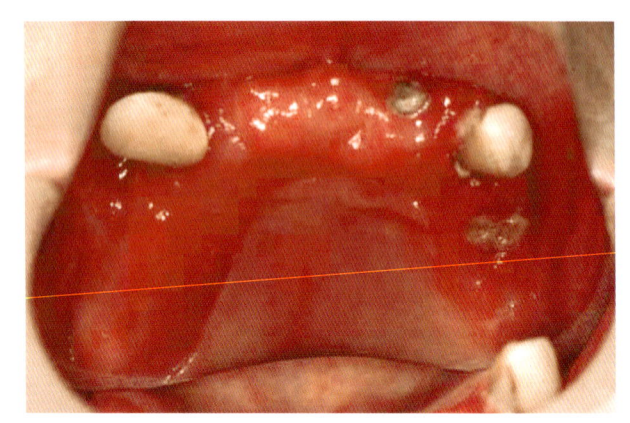

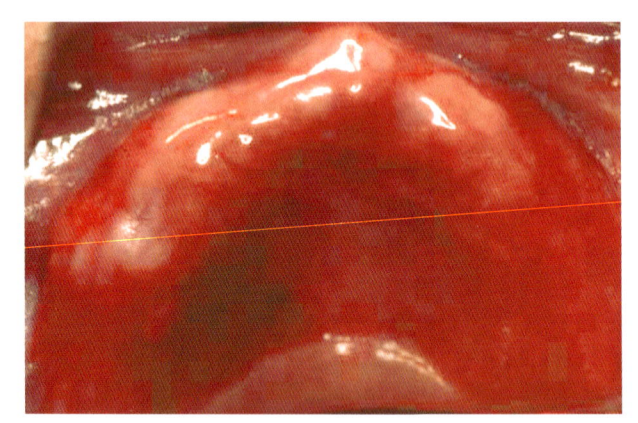

図3 慢性紅斑性カンジダ症（カンジダ性の義歯性口内炎）．左：局部床義歯患者，右：全部床義歯患者

土壌内に潜むカンジダの仲間

　放線菌はカンジダと同じ真菌で，土壌内に多量に存在し，昔は放線菌に汚染された穀物などからの感染が多かった．また，同様に嫌気性菌である破傷風菌（clostridium tetani）は，死にいたらしめる感染症である．

　共同執筆者の髙野先生は，小生が大学に入学した時，2年先輩の某武道部所属で，私に目をつけ勧誘に来られた．昭和47年春のことである．

　何もわからない小生は言われるがままに，道場とは名ばかりのグラウンドの片隅，つまり土の上で練習を始めた．少しすると"痛ってぇー"と長く尾を引く髙野先生の声が市川のグランドに響いた．何かを踏んづけ足底を切ったらしい．髙野先生は足を引きずりながら水道のある場所へ向かったが，急にそばの壁板を蹴り始めた．"狂った"と私は思った．

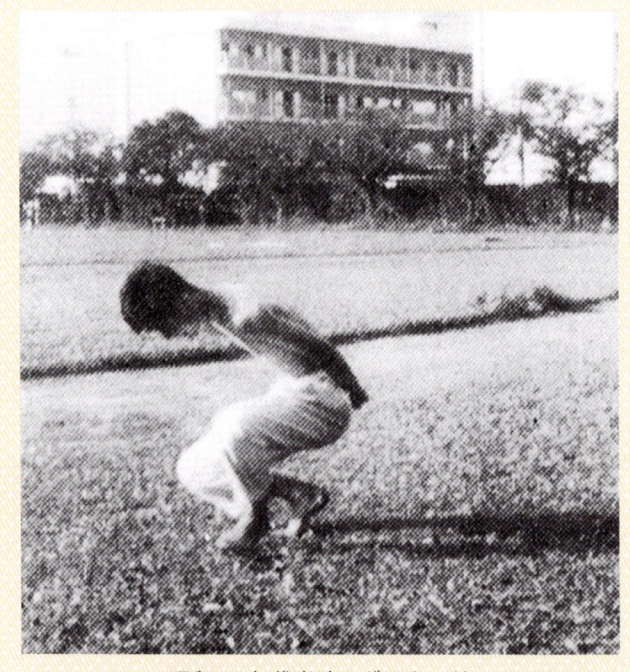

昭和40年代当時のグラウンド

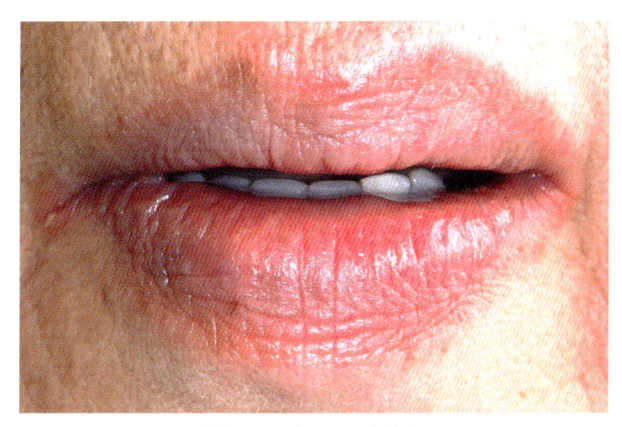

図4 口角カンジダ症
老人で義歯を装着している患者のなかには紅斑性カンジダ症とともに口角カンジダ症に罹患している場合がある

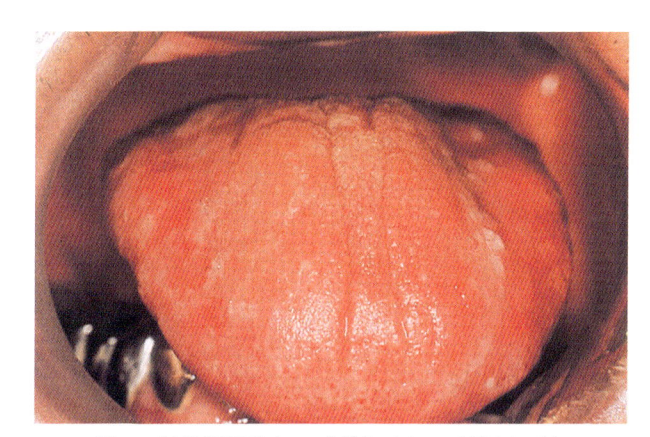

図5 慢性肥厚性カンジダ症（カンジダ白板症）

となり，白板症の様相を呈するようになる（カンジダ性白板症）．さらにまれではあるが，粘膜下に肉芽腫を形成するような肉芽腫性カンジダ症となることもある（**図6**）．このような慢性経過をたどった症状は前癌状態として注意を要し，病理組織学的に検索をしておく必要がある．

臨床的に口腔カンジダ症の診断が困難な場合には，白苔中の菌の証明，サブローブドウ糖培地上の集落の観察および菌の証明などの細菌学的検査を行い，病理組織学的検査で胞子，仮性菌糸を観察する．

真菌症スクリーニングのための免疫学的血液検査の$(1\rightarrow 3)$-β-D-グルカンやカンジダ抗原検査は，肺・心内膜，腎，血液（真菌血症）など，深部臓器に発症する深在性カンジダ症ではよく利用されるが，口腔カンジダ症など

しばらくして，髙野先生は血だらけになった足を洗い始め，付添いの私に語り始めた．

「君ね，このあたりの土壌にはカンジダや破傷風という空気を嫌う菌がいてね．このように足を切った時は傷をもっと開いて好気性にしておかないと死ぬこともあるんだ」と，実に説得力のある話し方で私をみごとに納得させた．その後その傷がどうなったか覚えていないが，まだご健在なので事なきを得たのであろう．

後日談では，なんでも3年生で専門課程（旧）になったばかりの髙野先生が，ちょうど微生物学の講義を受けたばかりだったとか．

血痕の残る板は今はもうない．でも我々はいまだにこの部のOBとして正しい知識を学生に教えている．

"すぐに病院に行くように"と．

（井上）

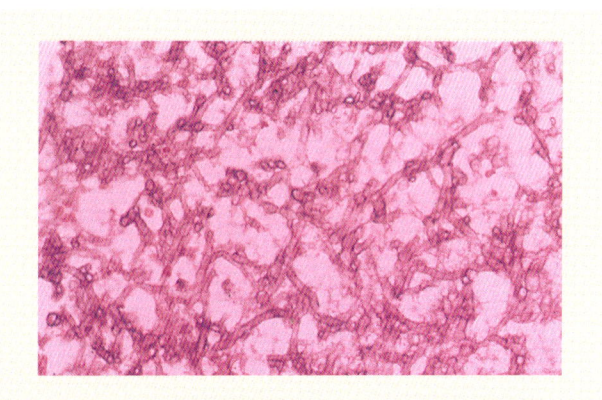

真菌の仲間にアスペルギールスがある．
Aspergillus 属は植物，昆虫，鳥類，家畜などに多く，鳥類飼育者や農夫に感染しやすいことが知られている．感染すると呼吸器系，特に肺，気管支，上顎洞などに病巣をつくる．ここに示す標本は，標本はPAS染色でアスペルギールスの菌糸はY字形をしており，その先端に芽胞もみられる

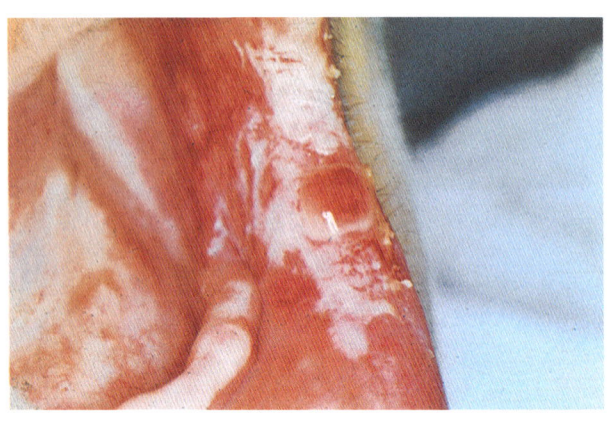

図6 肉芽腫性カンジダ症
患者は，51歳，女性．基礎疾患に糖尿病があり，口角部に粘膜の肥厚を伴う結節状の腫瘤を認めた

表2 カンジダ症(真菌症)罹患増加因子(深在性真菌症を含む)

生理的因子		新生児，高齢者，妊婦，過剰ストレス，栄養不良
病的因子		HIV感染などによる細胞性免疫の低下，好中球減少症などによる貪食機能の低下，ウイルスや細胞などによる感染性疾患，悪性腫瘍，血液疾患，内分泌障害，代謝性疾患（糖尿病），自己免疫疾患（膠原病）
医原性因子	薬物	ステロイド剤，免疫抑制剤，抗癌剤，抗菌剤（交代菌症），ピル
	手術・処置	プロテーゼ（義歯など），中心静脈栄養，尿管や静脈への留置カテーテル，人工透析，臓器や骨髄の移植

の表在性カンジダ症での診断的意義は低い．

なお本疾患は日和見感染症の一つと考えられ，ステロイド剤や免疫抑制剤などの使用患者や放射線治療を受けている患者に多い．また，免疫能の低下をきたすような各種基礎疾患を有していたり，免疫の未成熟な乳幼児，衰弱がみられるような高齢者，妊婦などのcompromised host（易感染性宿主）に発症することが多い．さらに，抗菌剤使用患者では，菌交代現象により交代菌症として発症することがある（**表2**）．重症例では，全身に症状が出現する全身性粘膜皮膚カンジダ症（**図7**）や深在性カンジダ症となる．

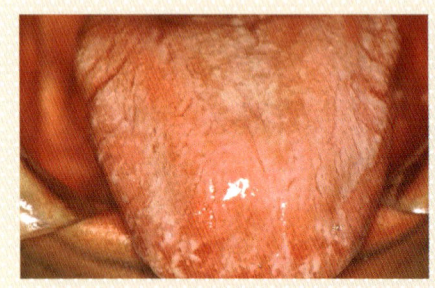

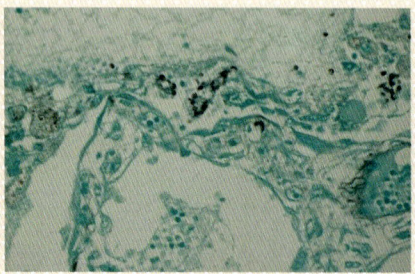

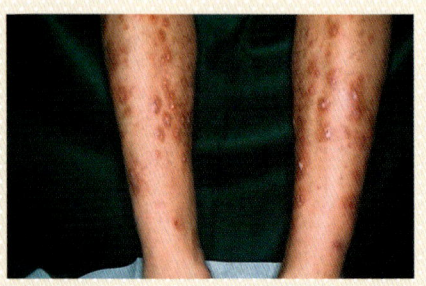

エイズ患者では，日和見的にカンジダ症（**左図**）やニューモシスチス肺炎（**中図**：カリニ肺炎；以前は原虫に分類されていたが，現在は遺伝子解析の結果真菌の一種とされている），真菌感染の発症は珍しくない．エイズはHIV（Human Immunodeficiency Virus：ヒト免疫不全ウイルス）の感染によるもので，日和見感染の他，悪性腫瘍（**右図**：カポジ肉腫；血管肉腫）の発症も起こす．病態はHIVがCD4リンパ球に感染し，その質的ならびに量的低下を示した結果，細胞性免疫を主体とした免疫不全を起こす（順天堂大学石教授のご厚意による）．

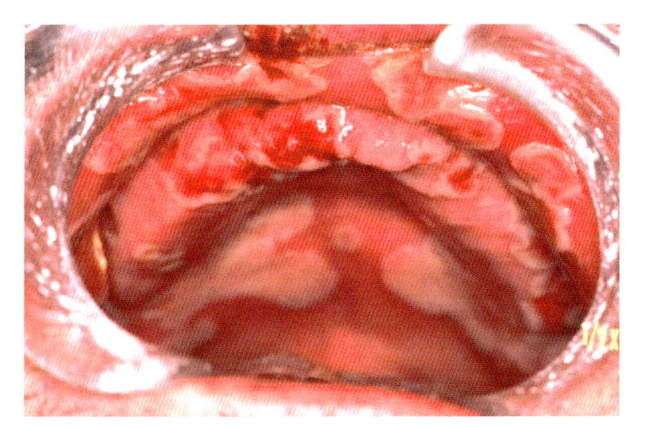

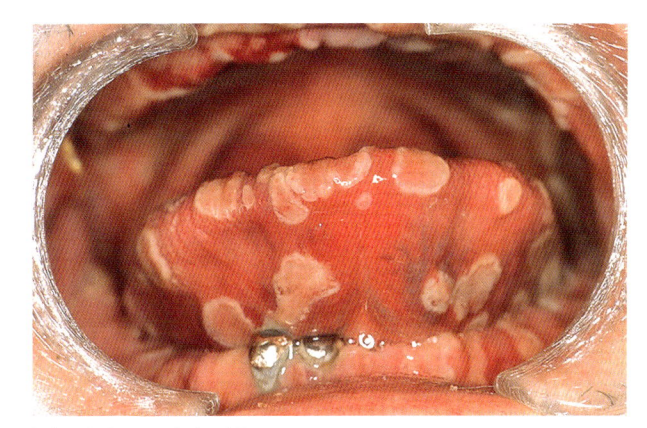

図7 全身性粘膜皮膚カンジダ症患者の口腔内所見

口腔カンジダ症に対する治療

偽膜性カンジダ症に対しては消毒性のある含嗽剤を用いて洗口させ，ミコナゾールゲル（フロリード®ゲル）を使用する．また慢性肥厚性カンジダ症の場合には，外用では効果が少なく，イトラコナゾール（イトリゾール®）の内服を使用せざるをえないことがある．一般に抗真菌薬の点滴静注は，深在性カンジダ症以外では使用されない．基礎疾患をもつ患者では，本症の予後がその病態に大きく左右されるので，基礎疾患に対する適切な治療および患者の体力増強に努める．なお，小範囲に限局した慢性肥厚性カンジダ症では外科的切除が行われることがある．

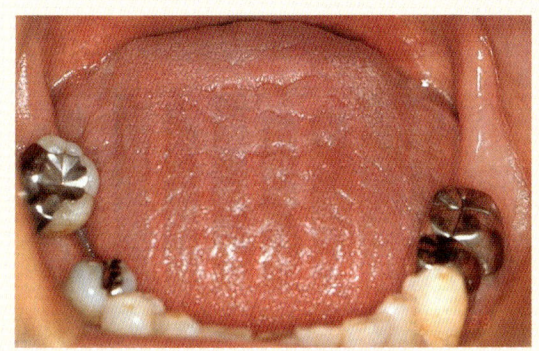

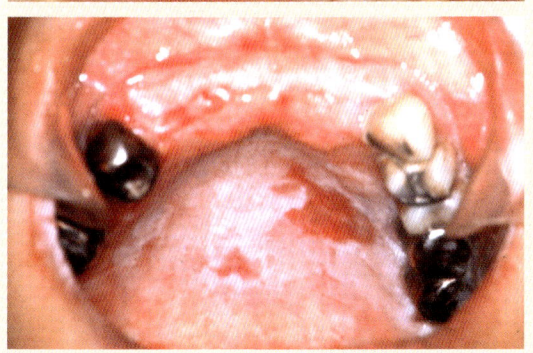

ドライマウス患者（**上図**）では，カンジダ（**下図**：義歯床下）をはじめ，齲蝕症，歯周病，舌痛症，粘膜疾患が発症するばかりでなく，患者自身は異常乾燥感，上部消化器障害，摂食嚥下障害，口臭などを訴えることが少なくない．その原因には，薬の副作用，糖尿病，シェーグレン症候群，腎不全などの他に，患者自身のストレス，老化，筋力の低下も大きく影響する．治療には分泌刺激剤，保湿スプレー，保湿液，保湿ジェル，保湿装置，血清スプレー，唾液分泌促進薬，筋訓練法などがあるが，いずれにせよ唾液の重要性を忘れてはならない．

口腔扁平苔癬

問題症例6は口腔扁平苔癬と診断した．本症は頰粘膜に発症することが多いが，舌，歯肉，口蓋，口唇に症状を現すこともある．一般に多発性で，頰粘膜では左右両側性に出現することが多い．臨床所見は多彩で，病変部には白い網目あるいは線条模様の白色角化部とその周辺に発赤した粘膜びらんが確認できる．

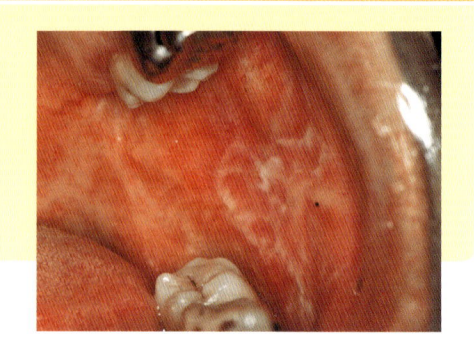

問題の理解

本症は，皮膚や口腔粘膜にみられる．皮膚にみられるものは扁平に隆起した小さい丘疹で，散在性に存在するか，あるいは密生し，しばしば融合する．四肢の屈側面に両側性に発症することが多く，搔痒感が強い（**図1**）．

口腔粘膜にみられるものは，発症する場の違いのため，その臨床症状がかなり異なり，乳白色の光沢ある線条とその周囲粘膜の発赤が特徴である．原因は不明だが，粘膜下組織にT細胞を主体とするリンパ球による細胞浸潤が認められ，細胞性免疫の関与があるのではないかと考えられている．

扁平苔癬の白色の由来には二つある．その一つは線状，網目状の白色で，上皮層や上皮層直下の炎症性変化により粘膜上皮の錯角化や上皮層の肥厚な

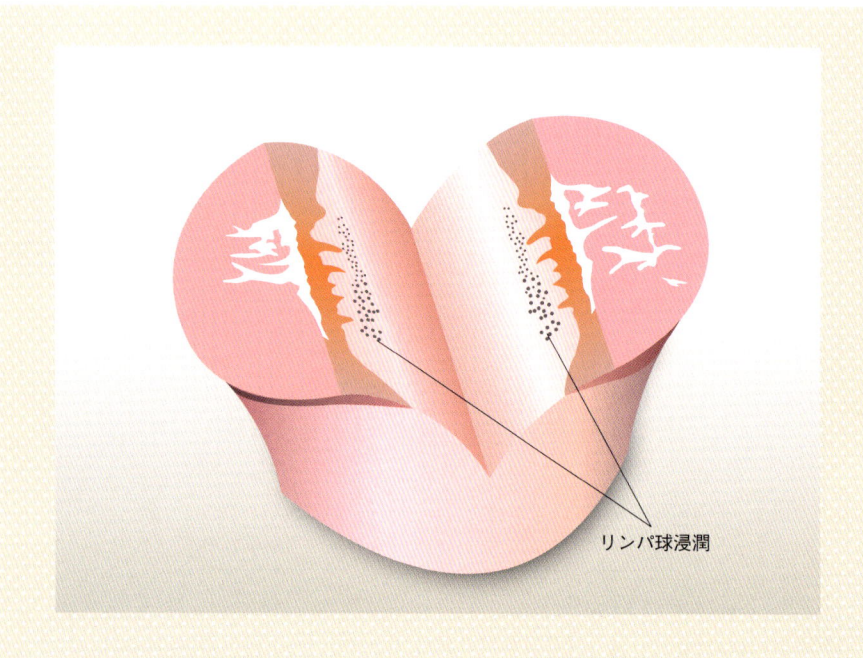

左図は，問題症例6の病変部の生検をイラスト化したものである．

扁平苔癬では病変の主体は上皮下の帯状のリンパ球浸潤であるが，上皮にも錯角化の亢進と上皮脚の鋸歯状化がみられることが多い．

リンパ球浸潤

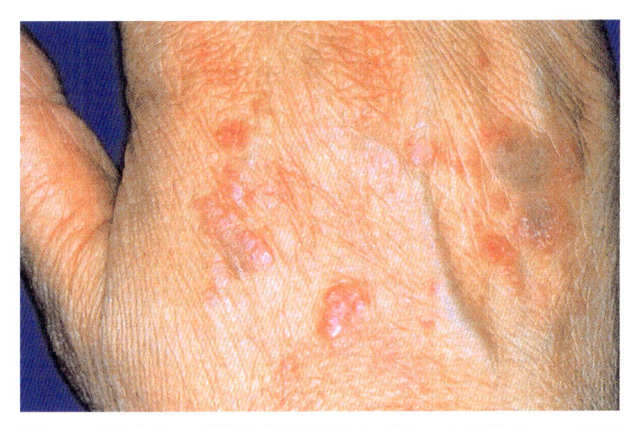

図1 手背皮膚に発生した扁平苔癬（畑三恵子先生のご厚意による）

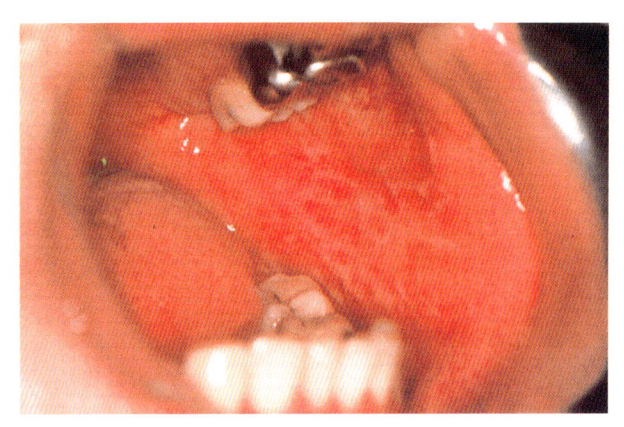

図2 頬粘膜に白色病変部が網目状に認められる．いわゆる網目状型の扁平苔癬

どが起こり，その深部の血管色が透けて見えなくなったためである（**図2**）．もう一つは偽膜による白色で，基底細胞層の障害や破壊により，びらんないし潰瘍を形成して，その表面を好中球浸潤の著しい線維素の層が覆った結果である（**図3，4**）．本疾患では，前者の特徴的な白色線条が両側性にみられることが多いため，臨床における診断は比較的容易である．しかし，臨床像が多彩で白色病変部が目立たない場合や片側性である場合には，癌腫，白板症，紅板症，天疱瘡，カンジダ症などと類似した臨床像を示すことがあり，病理組織検査を行って確認せざるをえない．

Andreasenは，本症を臨床的に網目状型（**図2，6**），萎縮型，びらん型（**図**

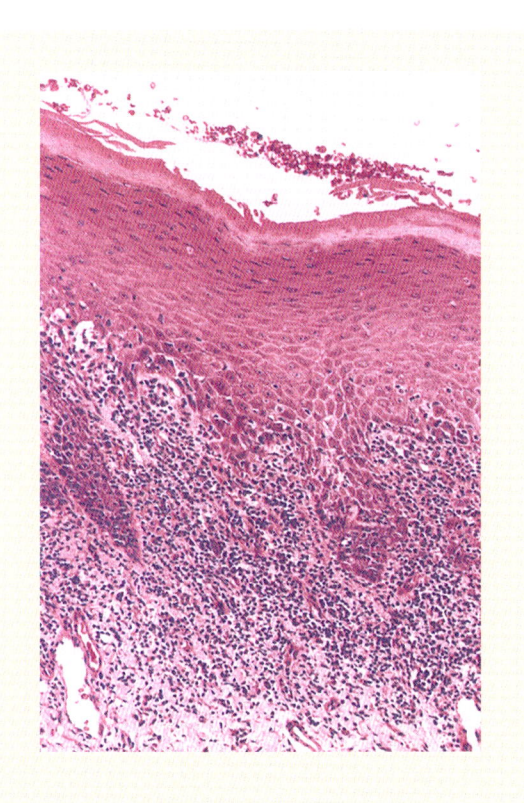

上皮下の粘膜固有層にみられる帯状のリンパ球はTリンパ球であり，細胞性免疫異常の関与が示唆されている．上皮にも錯角化の亢進と上皮脚の鋸歯状化がみられることが多く，上皮棘細胞層の不規則な肥厚，上皮層の扁平非薄化，上皮細胞の水腫性変性や破壊，上皮下水疱を見ることもある．

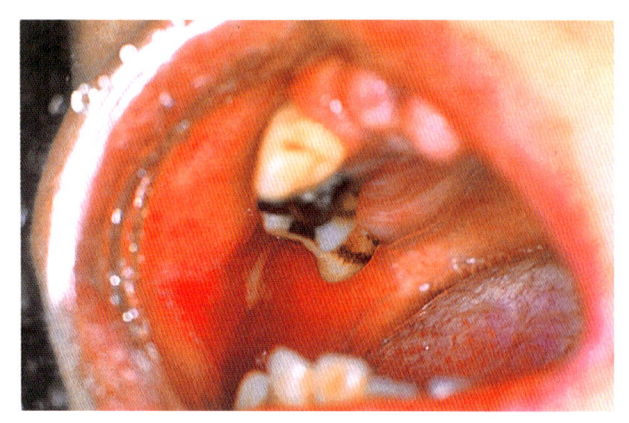

図3 頬粘膜にびらんがあり，そのほぼ中央部には白い偽膜が認められる．またびらん面の周囲に白色の線条がみられる．いわゆるびらん型扁平苔癬

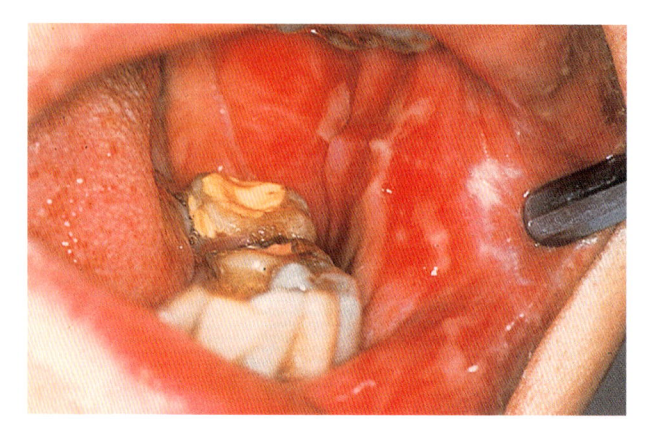

図4 潰瘍型扁平苔癬

3)，斑状型，潰瘍型（**図4**），水疱型，丘疹型（**図5**）などに分類している．

またWHOの分類にlichenoid drug reactionとして記載されている項目がある．これは降圧剤，抗リウマチ剤，精神安定剤などの各種薬剤によって扁平苔癬様症状が引き起こされるものである（**図7：苔癬型薬疹，83頁参照**）．病理組織学的にも前述の扁平苔癬と判別できない．歯科用の金属アレルギーの場合（**図8**）も同様で，可能性のある場合にはパッチテストを用いて検査しておくべきである（**図9，10**）．

歯科金属と扁平苔癬

扁平苔癬の病因はいまだ確立されたものではないが，歯科金属がイオン化して溶出すると口腔内に扁平苔癬を生ずることがある（**図A**）．これは，金属イオンや分子量の少ない物質が粘膜上皮のタンパクに結合して生体には本来存在しない構造のタンパク（ハプテン：半抗原）ができあがると，生体はIV型のアレルギーを起こすためである．

このIV型アレルギーは遅延型のアレルギーで，T細胞とマクロファージなどの細胞が主役を演ずる反応である．なぜ感作T細胞が血管外に出るのかそのメカニズムは明らかにされていないが，血管周囲の肥満細胞の役割が注目されている．とにかく，感作されたT細胞が抗原を認識するとサイトカインが放出され，一定時間経過後に局所にさまざまな細胞を集簇させる．

この反応は通常一過性であるが，局所に抗原が長く分解・除去されずに残ると肉芽様の組織が形成されるが，抗原となる原因が除去されれば症状はなくなる（**図B**）．

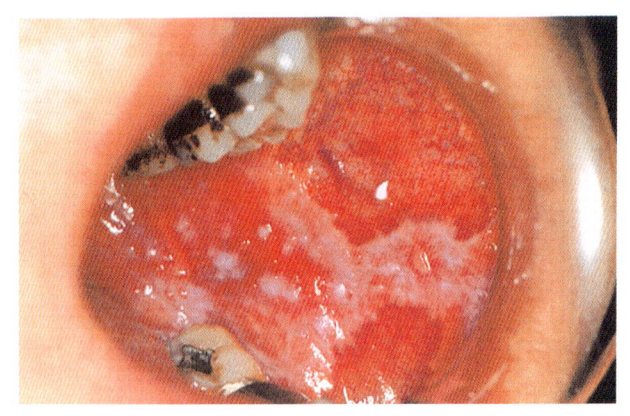

図5 頰粘膜に丘疹型の扁平苔癬が，その前方部には網目状型が混在する

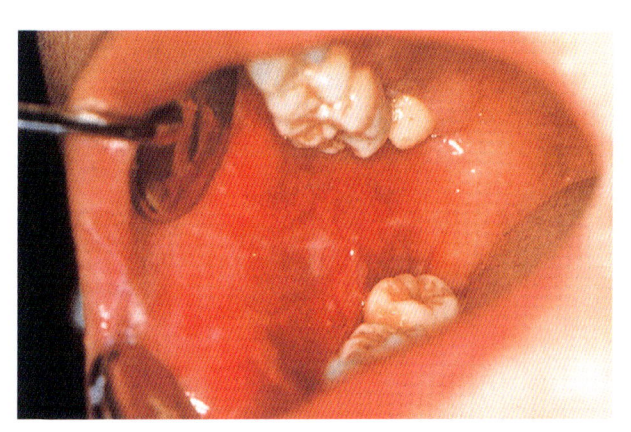

図6 網目状型の扁平苔癬が頰粘膜全体にみられ，口角部にまで及んでいる

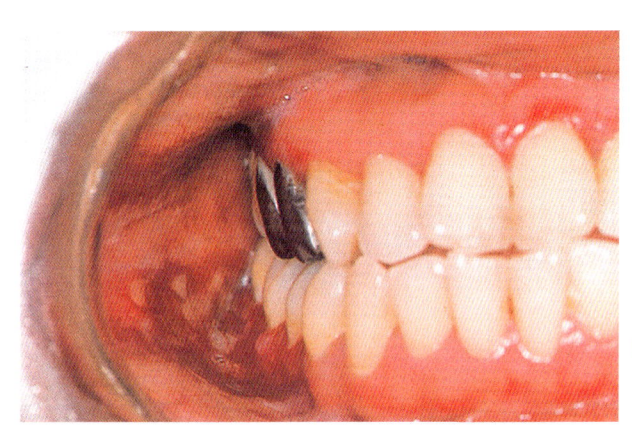

図7 頰粘膜および歯牙周囲歯肉に扁平苔癬様所見がみられた．降圧剤の服用を開始したばかりであった．降圧剤の変更で症状は消退した

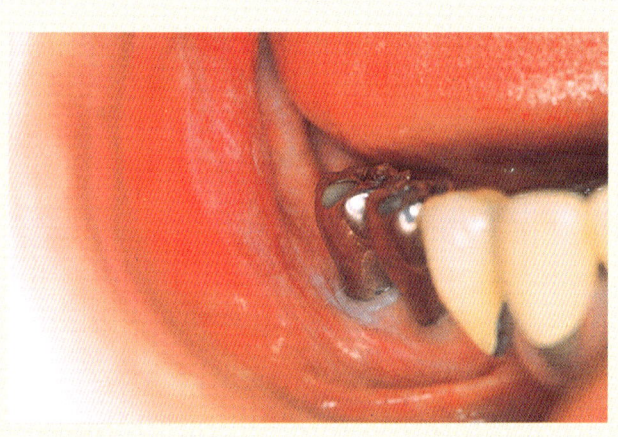

図A チタンインプラント植立後1年半で頰粘膜にヒリヒリした感じを伴う扁平苔癬が生じた

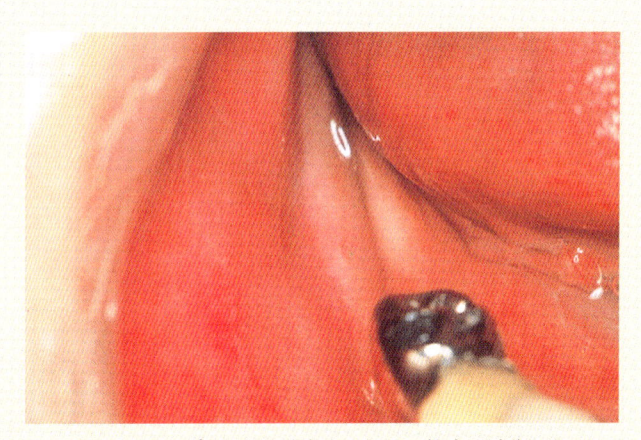

図B インプラントを除去すると扁平苔癬は消失した

（症例は武田孝之先生のご厚意による）

ACT 3

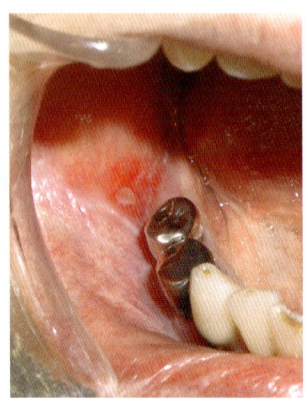

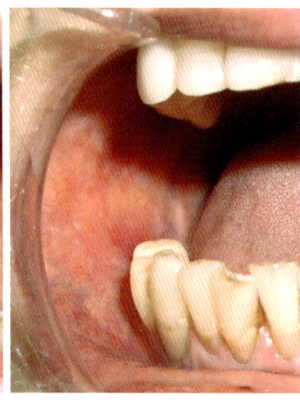

図8 歯科金属疹
右側小臼歯部に金属冠が装着され，右側頰粘膜から歯肉にかけ，白色角化部とその周囲に粘膜びらんを伴う発赤部が混在する口腔粘膜病変を認めた（左）．金属冠除去後2カ月で病変は徐々に消失し，摂食時の疼痛も認められなくなった（右）

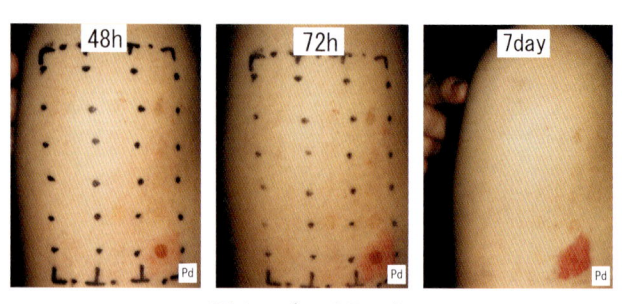

図9 パッチテスト
17種類の金属試薬を用いて金属アレルギーの有無について検査した

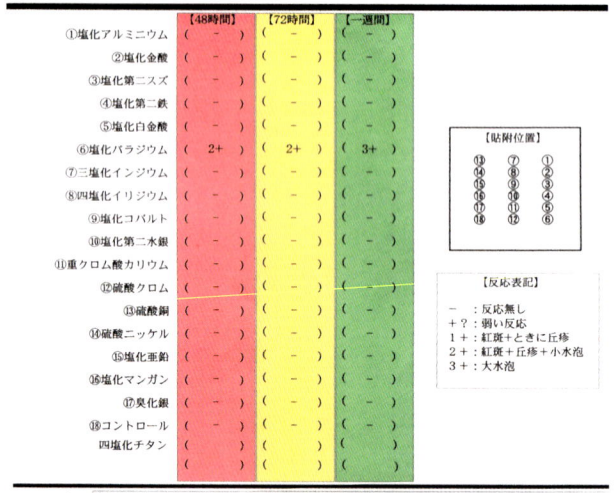

図10 反応の判定
ICDRG基準にそって行った．その結果，Pd(パラジウム)で3＋の強い陽性反応がみられた

口腔内金属の同定の難しさ

ある金属が作ったハプテンに感作したT細胞が，他の金属が作るハプテン（このハプテンには実際生体は反応しなくとも）に反応してしまう場合がある（交叉反応）．また金属が同定されても，どの修復物に含まれているかを検査しなければ，すべての修復物を除去するというハメにもなりかねない．原因が歯科金属の特定のものであると断定された場合にのみ，この扁平苔癬はDental Metal Eruption（歯科金属疹）と診断される．

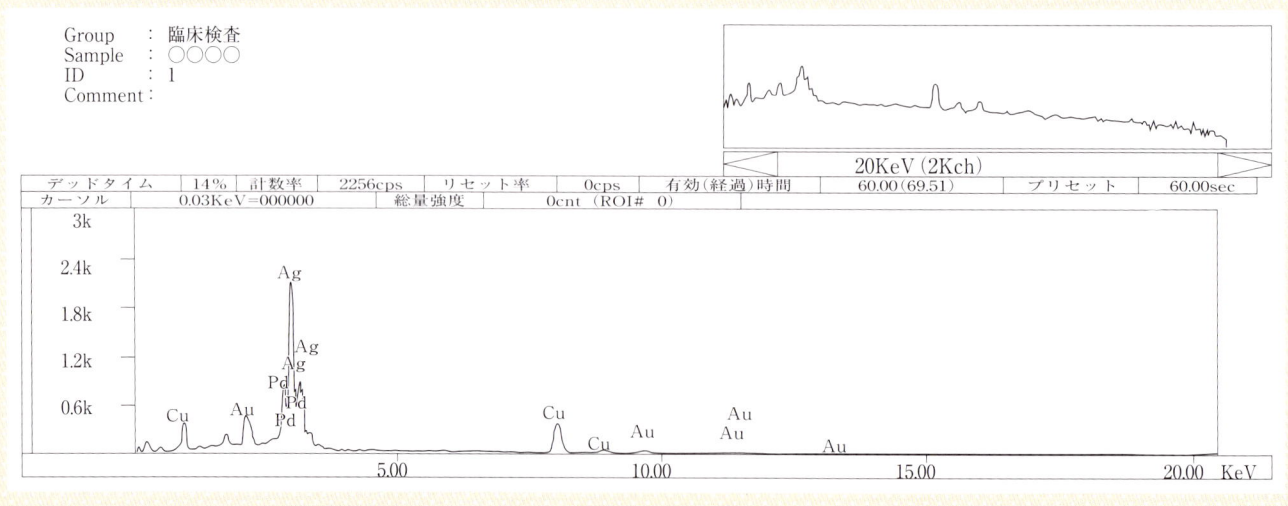

図C 金属同定の図（XMA）

口腔扁平苔癬に対する治療

根本的な治療法はなく，対症療法にとどまらざるをえない．ステロイド剤の局所療法がよく用いられている．最近はステロイド剤の種々の剤型が考えられており，使用方法としては軟膏の塗布，器具を用いた噴霧，錠剤やシート状薬剤の貼付などがある．重症の場合には，ステロイドあるいはビタミンAの全身投与を用いることがあるが，副作用を考慮し，慎重に行うべきである．また患者の全身状態を考慮してビタミン剤，抗アレルギー剤，抗炎症剤，精神安定剤，肝庇護剤などが使用される．

Lichenoid drug reaction が強く考えられるものには，投薬を行っている主治医と相談して薬剤の変更を依頼するか，可能であれば中止してもらう．また検査の結果，歯科用金属にアレルギーがあることが判明した場合には，十分に説明を行い，患者の同意を得た後，使用している原因となった金属の除去を行い，ほかの材料に置き換える．古くより医用材料として種々の金属が使用されてきており，近年ではチタンがその生体親和性の面で主流を占めるようになった．しかし，そのチタンであってもきわめてまれであるが，アレルギーが出現する可能性がある．使用に際してはそのときの対応を考えてのぞむべきである．

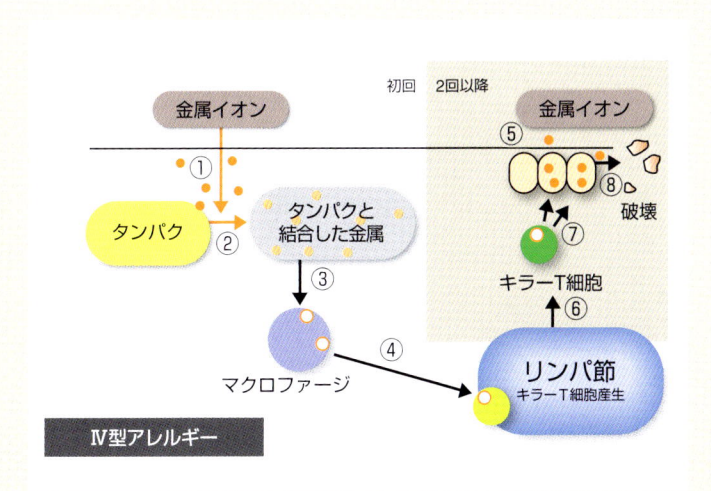

図D Ⅳ型アレルギー発症のメカニズムを示すイラスト
① 一度目の感作
② ハプテン（タンパクと結合した金属）の形成
③ マクロファージによる抗原提示
④ リンパ節におけるキラーT細胞の産生

⑤ 二度目の感作
⑥ キラーT細胞の反応
⑦ 感作細胞の攻撃
⑧ 感作細胞の破壊

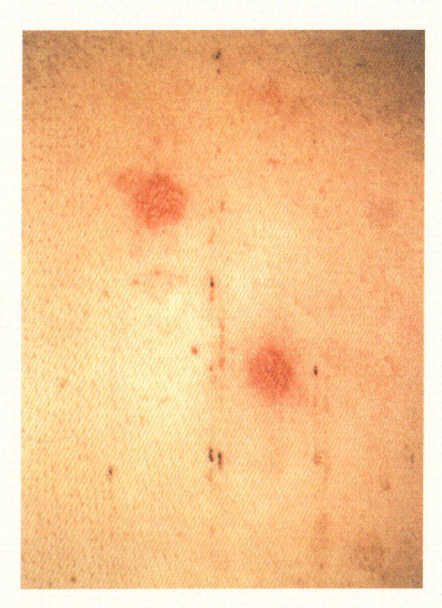

図E 金属アレルギーのパッチテストで陽性を示した患者さんの背中．左図の反応が起きている

上皮分化（角化）異常を示すその他の白色病変と関連病変

非腫瘍性病変

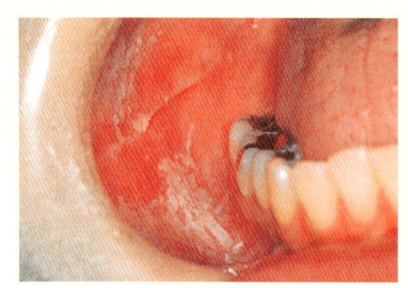

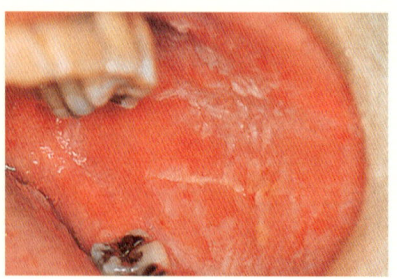

図1，2 白色海綿状母斑（ケラチン病）
両側頬粘膜のほか，口蓋，舌縁部，口底部にも白斑が認められた．患者の妹の口腔粘膜にも広範な白斑を認めた．ケラチン（K4，K13）の遺伝子異常といわれている（上皮肥厚，錯角化亢進）

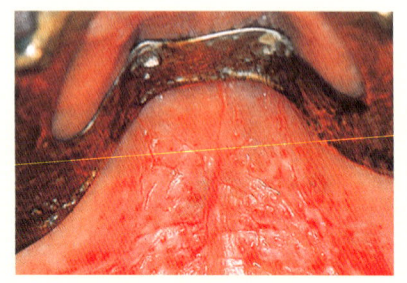

図3 ニコチン性口内炎
白色の変化は著明ではない（上皮肥厚，角化亢進）

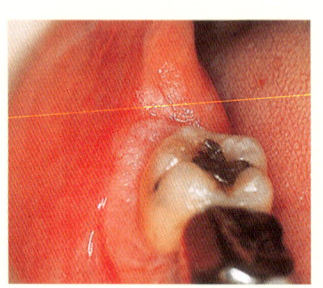

図4 摩擦性（外傷性）白色病変
対合する 8| による粘膜変化．8| 抜歯により白色病変は消失した（上皮肥厚，角化亢進）

白板症と鑑別を要する非腫瘍性病変

白色病変の代表的なものに白板症があるが，白板症と鑑別を要するような非腫瘍性の角化病変には，白色海綿状母斑，白色水腫，ニコチン性口内炎などがある．

白色海綿状母斑は遺伝性の疾患で，両側頬粘膜に海綿状の白色病変が出現する．口蓋，歯肉，舌側縁，舌下面，口底部など，口腔粘膜に広範に出現し，年齢とともに著明になり，消失することはない．良性のもので処置の必要はないといわれている（**図1，2**）．

白色水腫は，両側の頬粘膜や口唇粘膜に出現し，特に臼歯部咬合線上粘膜面に著明であることが多い．粘膜の表面が薄膜状を呈し，喫煙者に出現しやすいといわれている（49頁図C参照）．

ニコチン性口内炎（ニコチン性白色角化症）は，口蓋粘膜に症状を現す．口蓋粘膜が灰褐色を呈し，小唾液腺である口蓋腺の開口部に点状発赤部がみられる（**図3**）．進行すると粘膜はより白色を帯び，丘疹状変化がみられる．舌に生じることもある．禁煙することにより軽快する．タバコによる熱，化学物質の刺激によるものと考えられている．

これらの病変以外でも，明らかに外傷性の刺激による上皮の反応性白色病変で，原因を取り除くことにより消失するような**摩擦性白色病変**（**図4**）には白板症の診断を用いないようになってきている．

腫瘍性病変

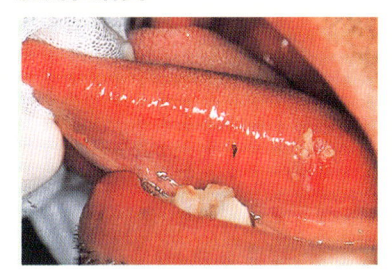

図5 乳頭腫

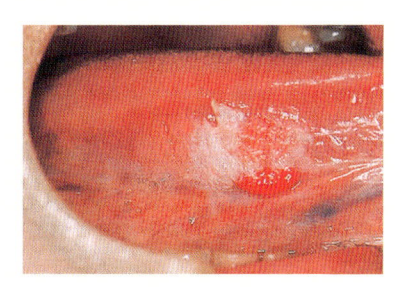

図6 疣贅癌

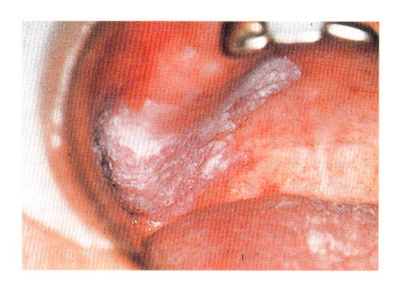

図7 扁平上皮癌（浸潤癌：白板型）

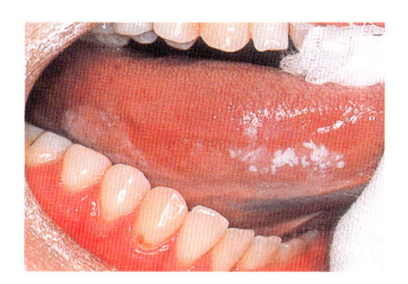

図8 不均一型（斑紋型）の白板症 中等度の上皮異形成がみられた

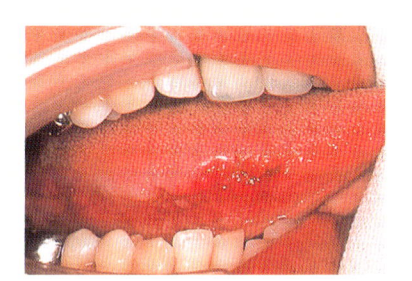

図9 紅板症（紅色肥厚症） 病理学的に悪性化は認められなかった

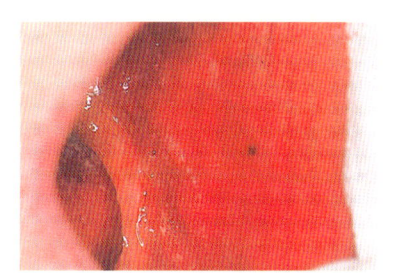

図10 紅板症と臨床診断したが，病理学的には早期浸潤癌の診断であった

白板症と鑑別を要する腫瘍性病変

白色を呈する腫瘍性病変には，乳頭腫や臨床視診型で乳頭型あるいは白板型を示すような癌腫がある．

乳頭腫は，パピローマウイルスとの関連が注目されており，比較的発生頻度の高い腫瘍で，舌や口蓋に発生しやすい．境界は比較的明瞭で，周囲粘膜より突出して発育する．顆粒をちりばめたように比較的規則的な凹凸を示すか，あるいは毛が生えたような所見を呈する．通常，小さなものが多く，大きさも急速に変化することはない．切除を行って病理検査をする必要がある（**図5**）．

乳頭腫と類似し，病変が広範囲であったり，形態が不整なものに対しては，悪性腫瘍の疑いをもつべきである．疣贅癌，乳頭あるいは白板型の浸潤型との鑑別が必要である．**疣贅癌**は扁平上皮癌の亜型で外向性に乳頭状の発育を示すが，深部への浸潤や転移をきたすことは少ない（**図6**）．

一方，**図7**のごとき浸潤癌は早期に適切な治療が行われないと予後不良である（**図7**）

前癌病変

前癌病変には，白板症と紅板症がある．**白板症**では，多くの場合，種々の程度の上皮異形成を認めることが多く，高度の異形成を認めるものはかぎりなく癌腫に近い．特に臨床的には，白斑と紅斑が混在する斑紋型（**図8**）や疣状に隆起する結節型などの不均一型に属する白板症が癌化しやすいといわれている．

※**紅板症（紅色肥厚症）**は，"臨床的にも病理組織学的にも他の疾患に分類されない紅斑または紅板"とされている（**図9**）．白板症より発生頻度はまれであるが，上皮異形成性を認めることがきわめて多く，悪性化の頻度は白板症より高い（**図10**）．

白色病変を理解するために

　白色病変はチャートに示してきたごとく，その原因は上皮分化異常（角化異常），または微生物感染および免疫関与疾患に分けられる．詳細はそれぞれの項目を参照していただくことにして，ここでは典型的なものをイラストに示し，簡単な説明を加える．

上皮分化異常（角化異常）

過角化症（Hyperkeratosis）：角質形成が増強されたものである．そのため角質層が異常に厚くなる．

錯角化症（Parakeratosis）：角質形成過程の異常で，有棘細胞層からただちに角質を生ずる．そのため顆粒細胞を欠き角質層には核が残存している．

上皮肥厚症（Epithelial thickning）：角質のみならず，有棘細胞層が肥厚する場合をいう．

　白板症（Leukoplakie）：臨床的名称で，WHOでは摩擦によって除去できない白色病変で，他のいかなる診断可能な疾患にも分類できないものとある．

乳頭腫（Papilloma）：上皮が腫瘍性に増殖したもので，肉眼的に乳頭状，または樹枝状の発育を示す．組織学的にはわずかな血管結合組織の軸をもち，外築性に上皮が増殖する．Papilloma virusとの関連が注目されている．

紅色肥厚症／紅板症（Erythroplasia）：臨床的名称で，口腔粘膜の鮮紅色ビロード様を呈する斑状病変の総称．細胞学的には放置すると悪性化する傾向があるといわれる．しかし，最も注意を要するものは，白色と紅色が混存するような場合である．

異角化症（Dyskeratosis）：棘細胞層における単一細胞内角化現症あるいは細胞集団の上皮内，または上皮下の角化をいう．

上皮異形成（Epithelial dysplasia）：上皮内に細胞異型（個々の細胞変化）と，構造異型（上皮層全体の変化）を伴うものの総称名で，mild, modelate, severeに分けられる．Severeは限りなく癌に近い．

上皮内癌（Carcinoma in situ）：上皮層全層にわたり異型細胞（癌細胞）が増殖しているが，基底膜は越えず上皮層内に限局している．

　早期浸潤癌（Early invasive carcinoma）：癌細胞が基底膜を越え，まさに浸潤が開始した初期の癌．

白色病変を理解するためのチャート

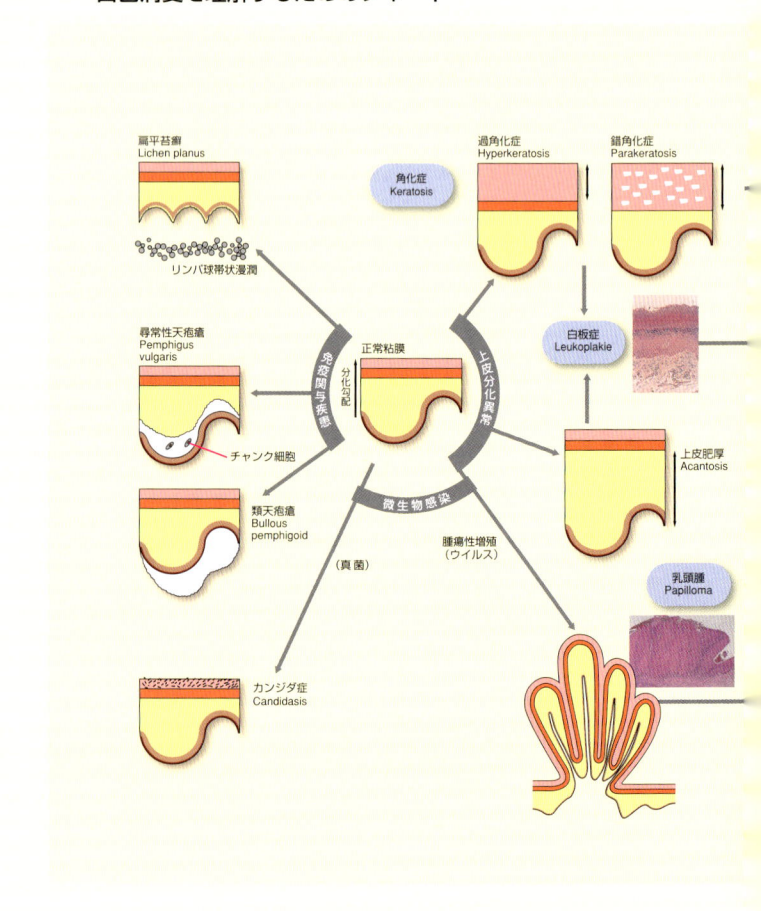

扁平上皮癌／浸潤癌（Squamous cell carcinoma）：癌細胞は結合組織内に深く浸潤増殖し，高分化のものでは中心部に角質球（癌真珠：異角化に相当）を形成する．

疣贅癌（Verrucous carcinoma）：扁平上皮癌の亜型で，外向性に乳頭様の増殖を示すが，深部への浸潤や転移をきたすことは少ない．

微生物感染

カンジダ症（Candidasis）：通常，*Candida albicans* が粘膜表層に侵入増殖するが，深部まで侵入した場合には潰瘍を形成し，肉芽腫をつくることもある．

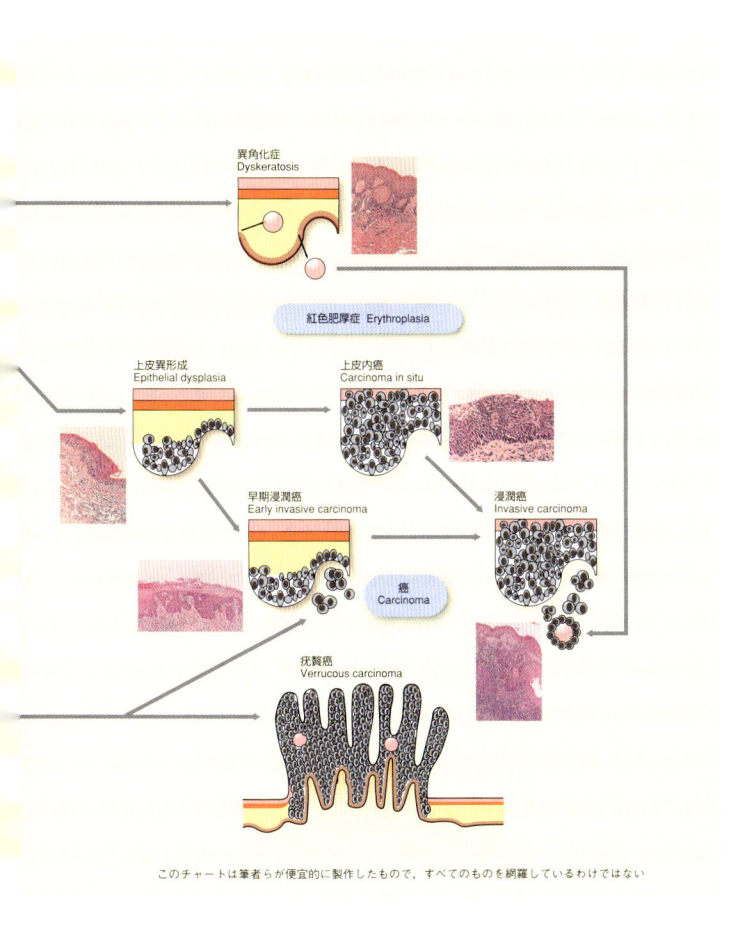

免疫関与疾患

扁平苔癬（Lichen planus）：病変の主体は上皮下の帯状のリンパ球浸潤（Tリンパ球）である．

尋常性天疱瘡（Pemphigus vulgaris）：棘細胞融解により上皮内水疱が形成される．基底部の水疱壁には基底細胞が残存し，水疱内には剥離した上皮細胞（チャンク細胞）が浮遊する．

類天疱瘡（Bullous pemphigoid）：上皮の基底細胞層と粘膜固有層とが離開し，上皮下水疱が形成される．

白色病変の鑑別診断

白板症・乳頭腫・錯角化と異角化・上皮異型・上皮内癌，早期浸潤癌，浸潤癌は，いずれも白色に見える病変で，最終診断は病理にゆだねることになる．

組織診（生検）

病理診断は最終診断とよばれ，直接病変部組織を切除して検索するため，確実に多くの情報が得られる．特に単なる炎症なのか腫瘍なのか？白色を呈する病変であれば良性か悪性か？等々の判断はその後の治療や予後に大きな影響を与える．

このチャートは筆者らが便宜的に製作したもので，すべてのものを網羅しているわけではない

Column 3

口蓋皺襞と神経受容体,そして総義歯

　口蓋皺襞(**図1上左**□**内**)には,多くの圧・触覚を司るメルケル細胞が存在している(**図1上右**).このメルケル細胞はCK20という抗体で免疫組織化学染色を行うと基底細胞層にきれいに染まってくる(**図1上右**).この口蓋皺襞は,加齢に伴い萎縮消失することも知られている(**図1下左**).総義歯は,義歯床で口蓋皺襞を覆うことになり,圧・触覚に何らかの影響を及ぼすことが懸念される(**図1下右**).事実,蛍光染色の**図2**のように実験的に口蓋皺襞を義歯で圧迫すると,メルケル細胞の配列は乱れ消失していくことになる.矢印がメルケル細胞である.

　摂食嚥下では,まず認知期(視神経,嗅神経,聴神経)があり捕食し,準備期を経て口腔期(口腔嚥下期,咽頭への送り込み)へ移行する.この口腔期では,舌が口蓋(前歯の裏:口蓋皺襞)に押し付けられ下顎が固定され,食塊を咽頭に送り込む時期である.その後は,咽頭期で嚥下反射が起こる.

　つまり,口蓋皺襞に存在するメルケル細胞を義歯床で覆うことは,摂食嚥下の口腔期に何らかの影響を与え,咽頭期の嚥下反応に異常な状態を起こし,誤嚥などにつながる可能性も否定できない.

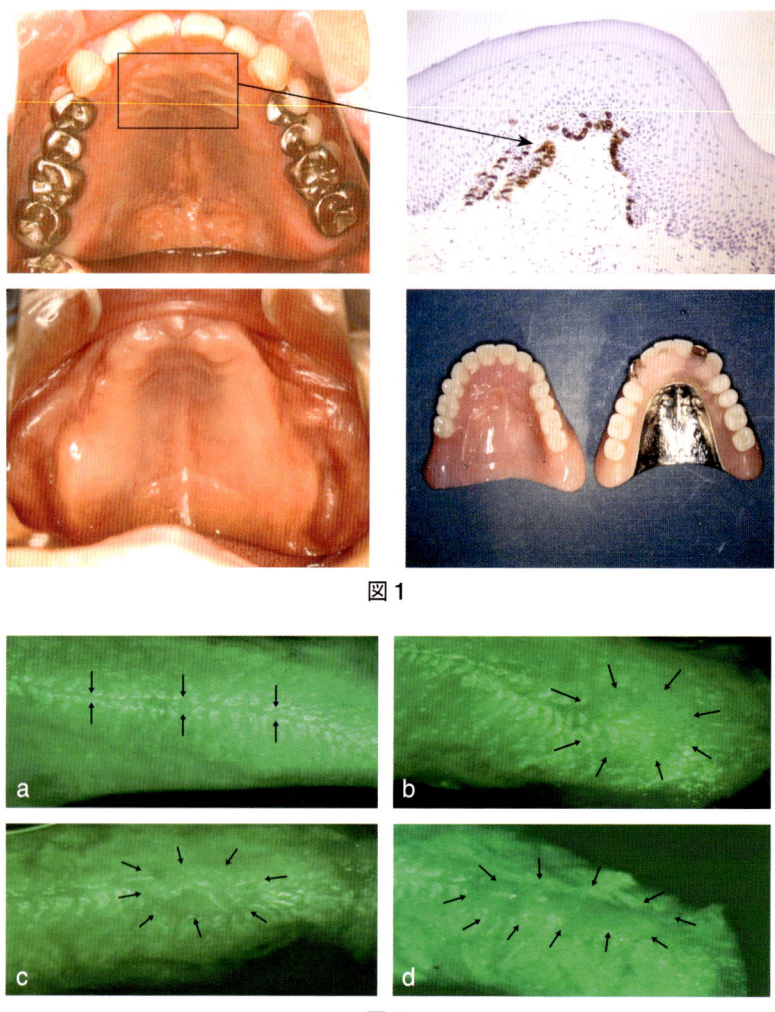

図1

図2

ACT 4
水疱形成性病变

ACT 4

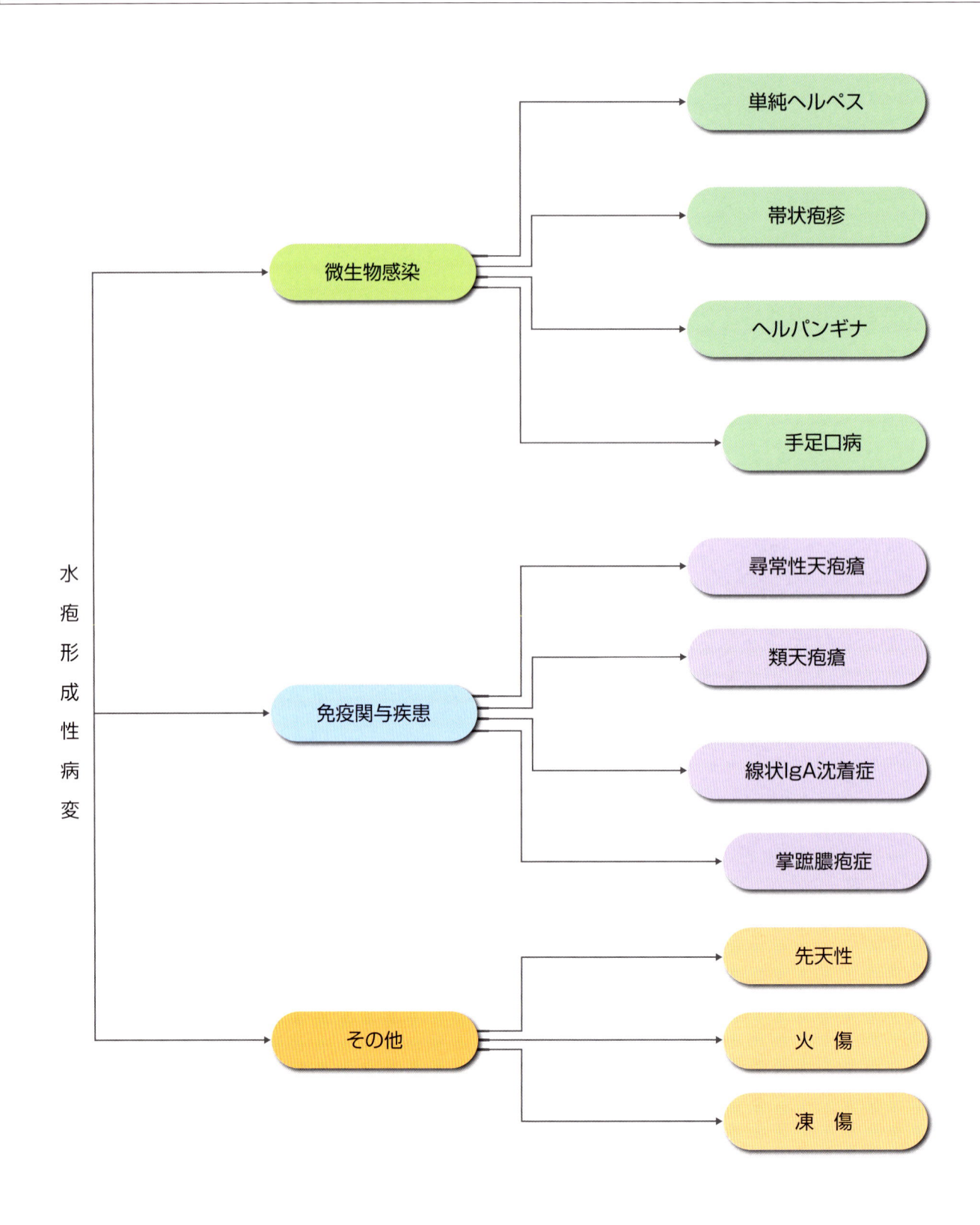

水疱形成性病変
- 微生物感染
  - 単純ヘルペス
  - 帯状疱疹
  - ヘルパンギナ
  - 手足口病
- 免疫関与疾患
  - 尋常性天疱瘡
  - 類天疱瘡
  - 線状IgA沈着症
  - 掌蹠膿疱症
- その他
  - 先天性
  - 火傷
  - 凍傷

このチャートは筆者らが便宜的に製作したもので，すべてのものを網羅しているわけではない

症例7

主訴：下唇，オトガイ部の水疱
年齢：38歳
性別：女性
現症：右側下唇オトガイ部および口腔粘膜に小水疱が多発していた．皮膚の水疱は一部自壊し，びらん状を呈していた．また，右側下顎歯肉，頰粘膜の一部も小水疱が自壊したと思われるびらん性口内炎が確認された．症状発現部位は接触痛が強く，神経痛様の疼痛を伴っており，所属リンパ節の圧痛も著明であった．

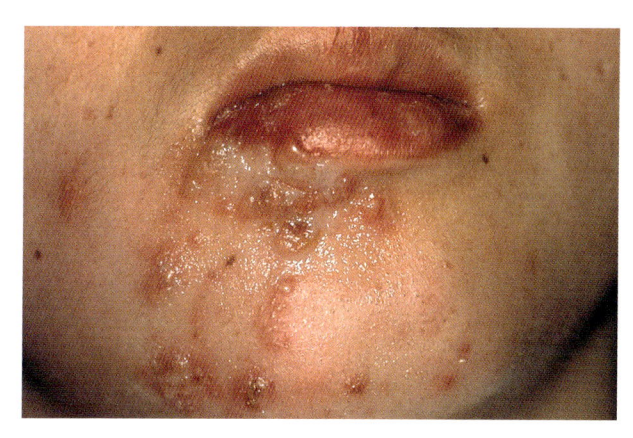

5日前より右側下唇やオトガイ部にピリピリした疼痛を自覚したが，放置した．3日前より小水疱が出現し，疼痛も著明となったため紹介され来院した．基礎疾患として糖尿病があり，現在投薬を受けている．また，仕事上の関係で1週間前よりかなり不規則な生活であった．

症例8

主訴：口腔粘膜の疼痛および出血
年齢：62歳
性別：女性
現症：舌，頰，口唇，口蓋および歯肉などの口腔粘膜全体に大小不同の乳白色を呈する偽膜様物が付着したびらん，潰瘍面がみられ，接触痛が強く，易出血性であった．また周辺粘膜上皮は擦過により容易に剥離し，剥離後には出血を伴うびらん面がみられた．さらに腹部皮膚に水疱が認められた．

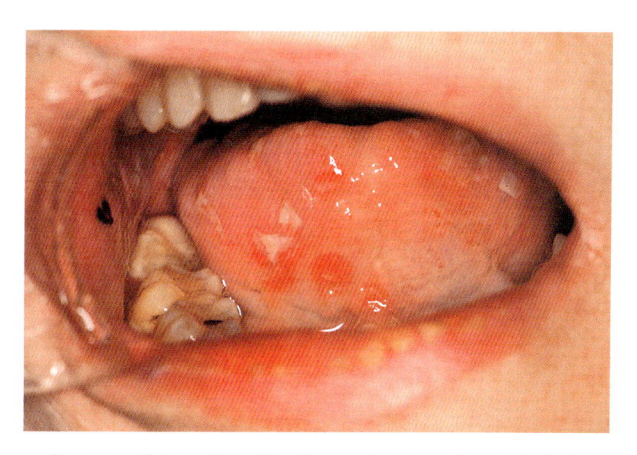

約1カ月前に口腔粘膜に種々の大きさの水疱が出現した後，口腔内に出血および疼痛を自覚した．それ以来，摂食時に疼痛が激しく十分に食事をすることができなくなった．そこで歯科に受診し，含嗽剤および抗菌剤の投与を受けたが，症状が改善しないため来院した．

ACT 4

帯状疱疹

問題症例7は，下顔面片側性に集簇した水疱がみられた．下唇，オトガイ部には下顎神経の末梢枝であるオトガイ神経が分布していることから，下顎神経領域に発症した帯状疱疹と診断した．

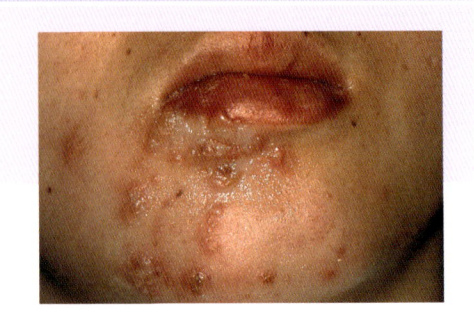

問題の理解

　水疱とは，皮膚や粘膜の上皮内あるいは上皮直下に限局性の離開が生じ，そこに液状成分が貯留した状態である．したがって，口腔内では外来刺激を受けやすいため容易に破綻する．水疱を主徴とする口腔粘膜疾患にはウイルス性，自己免疫性および先天性のものがある．ウイルス性のものではヘルペスウイルス，ピコルナウイルスおよびパラミクソウイルスの感染症がよく知られている（**表1**）．

　ヘルペスウイルス感染症では初感染と再感染（回帰発症）がある．問題症例7の帯状疱疹の原因ウイルスは水痘・帯状疱疹ウイルスで，小児期に水痘

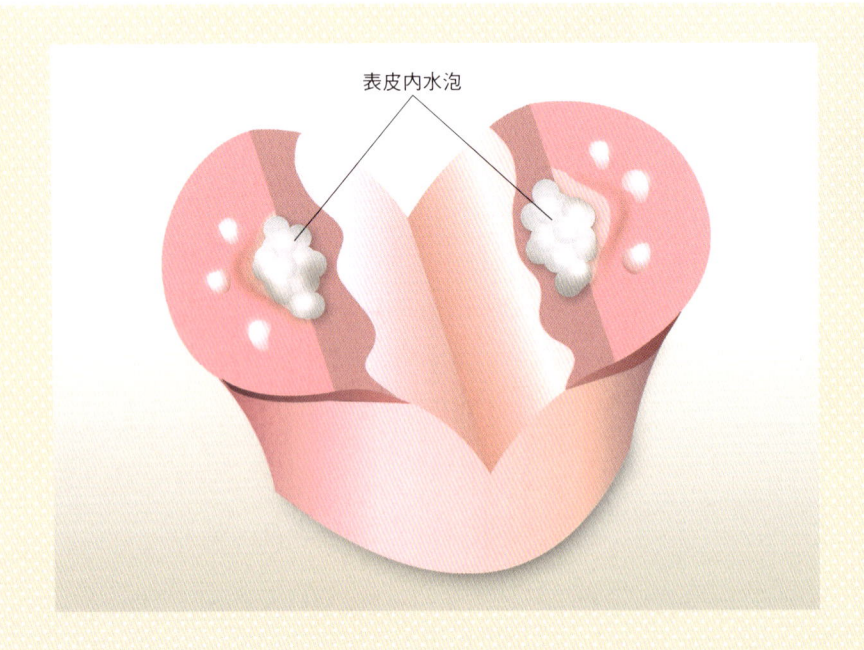

表皮内水泡

　左図は，問題症例7の病変部の生検をイラスト化したものである．
　表皮細胞の細胞内水腫の結果，細胞壁が破れて網状を呈する．

図 2 上顎神経領域（口蓋部）に発症した帯状疱疹

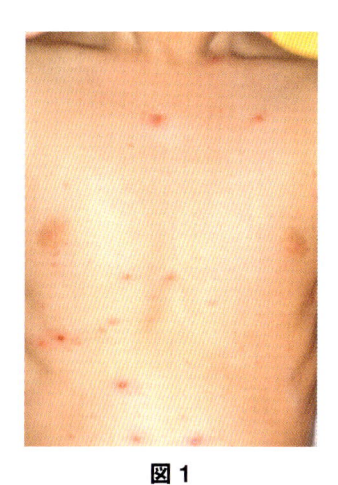

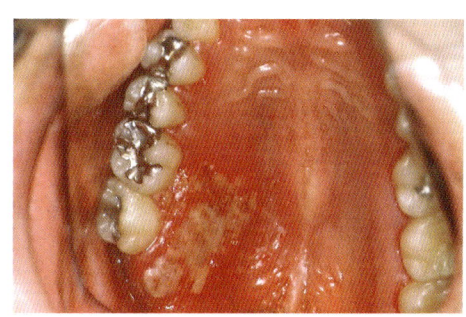

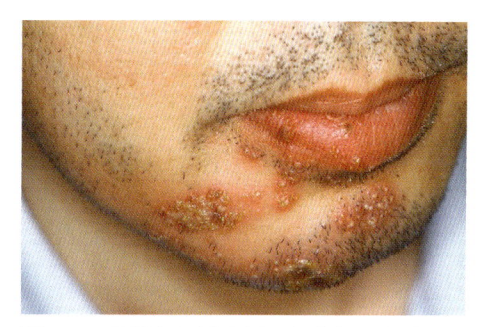

図 3 下顎神経領域（オトガイ部）に発症した帯状疱疹

図 1

（**図 1**）に罹患（初感染）すると，ウイルスは神経細胞に親和性のため体内の神経節に潜伏する．後年において，過労，老化，外傷，悪性腫瘍，免疫抑制剤や抗癌剤の投与，放射線治療などで免疫力が低下した際，三叉神経，肋間神経，座骨神経などの神経支配領域に一致した皮膚・粘膜に発症（回帰発症）する．小水疱が帯状に出現するので帯状疱疹といわれ，疱疹後に神経痛を後遺することがある．顎顔面領域では三叉神経領域に発症することが多い（**図 2，3**）が，顔面神経領域に現れることもある．顔面神経の膝神経節に症状が出現すると耳部の水疱，罹患側の顔面神経麻痺，耳鳴り，難聴，めまいなどの内耳障害を生じる．Ramsay Hunt 症候群といわれる．

表 1 ウイルス性水疱形成性病変と原因ウイルス

科	属	種	病名
ヘルペスウイルス		単純疱疹ウイルス	単純疱疹，疱疹性歯肉口内炎（図 4〜6）
		水痘・帯状疱疹ウイルス	水痘，帯状疱疹（図 1〜3）
ピコルナウイルス	エンテロウイルス	コクサッキーウイルス A 群，多くは A4	ヘルパンギナ（図 7）
		コクサッキーウイルス A16 あるいはエンテロウイルス 71	手足口病（図 8）
パラミクソウイルス		麻疹ウイルス	麻疹（コプリック斑）

ACT 4

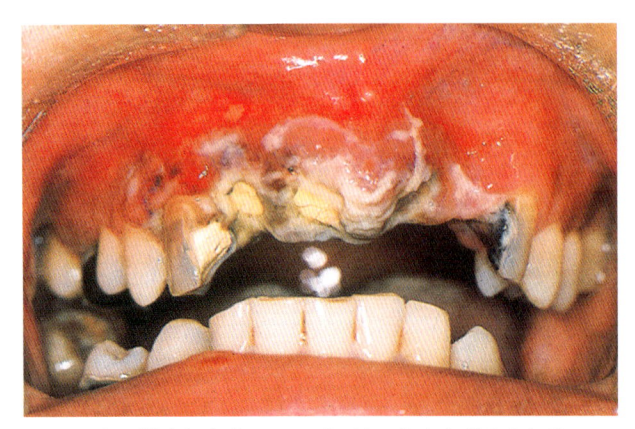

図4 上顎前歯部歯肉にヘルペス性の歯肉炎がみられる．疱疹性歯肉口内炎，39歳，男性

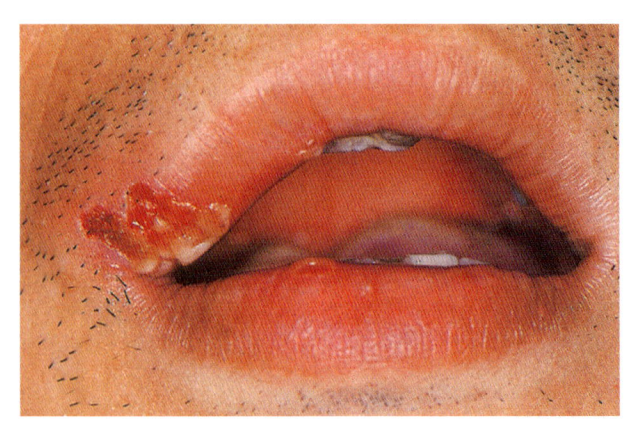

図5 図4の症例の右側上唇および周囲皮膚にヘルペス性のびらん，潰瘍がみられた

　同じヘルペス性の疾患ではあるが，単純疱疹の原因は単純疱疹ウイルスである．単純疱疹ウイルスのなかにはHSV-1とHSV-2があり，HSV-1は口腔，HSV-2は性器に発症する．通常，初感染は小児期に起こり，症状は軽度のことが多いが，重症例もみられる．小児期の発症と比べればきわめて少ないが，成人における初感染では重症となることが多い．重症型は疱疹（ヘルペス）性歯肉口内炎である．症状としては発熱や全身倦怠感がみられ，舌，口蓋，歯肉など広範囲に水疱が多数出現し，びらんあるいは潰瘍の状態を呈する（図4）．また，口唇およびその周囲にもびらんや水疱形成を示すことが多い（図5）．びらんや潰瘍は薄い小水疱が破れたために生じたものである．歯肉

ヘルペス

　ヘルペス疾患は，主に2種類のヘルペスウイルス（単純ヘルペスウイルスおよび帯状疱疹ウイルス）によって引き起こされる．ヘルペス（疱疹）とは「皮膚や粘膜に小水疱が多数でき集まった状態」で，他のウイルス性疾患と異なるのは，一度感染し症状がなくなった後も神経節のなかにじっと潜み，生き延びそして，抵抗力が低下すると潜伏ウイルスが神経節から出てきて増殖し，再発を繰り返すことである．ヘルペス性歯肉口内炎は単純ヘルペスウイルスによる初感染で，一般には不顕性であるが数パーセントで症状がみられる．初期症状は唇の違和感あるいは刺激感として自覚され，その半日後，同部に発赤と腫脹がみられ数日で小水疱が形成される．発赤と腫脹が強い時期が最もウイルスの増殖が活発で，また水疱が破れたときが最も感染しやすい．ときに自発痛，接触痛が強くなり，飲み込むこと，話すことも困難となり，ときに顎下リンパ節も腫大する．

　帯状疱疹は初感染あるいは水疱瘡罹患後潜伏し，成人になって出現する．三叉神経が支配する領域に一致した顔面皮膚に発疹が多発し，広い範囲に発赤と小水疱ができる．必ず右あるいは左だけにブロック状に発生し，全身に広がることはないが，かなりの痛みを伴い重症の場合もある．

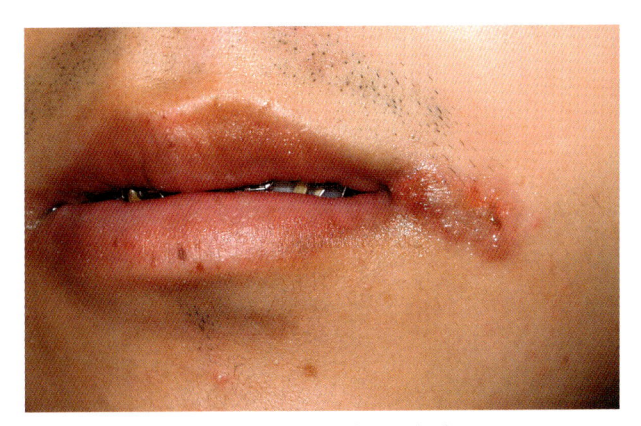

図6 口唇疱疹（ヘルペス）
顎変形症手術直後に発症した

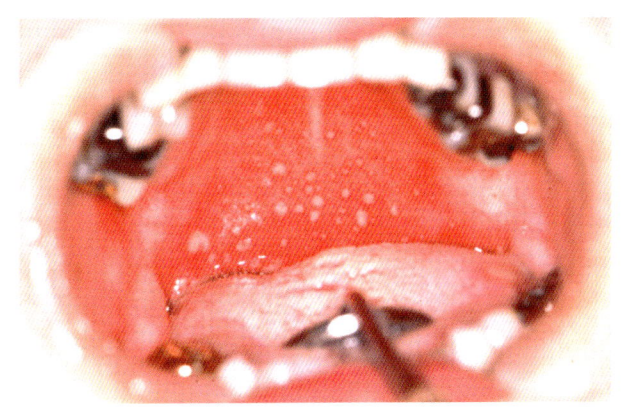

図7 ヘルパンギナ
軟口蓋を中心に口峡咽頭部に発赤および多数の小水疱を形成する．小児に多く，夏季に流行する．発熱や食欲の減退を伴う

腫脹，出血，強い口臭，唾液分泌亢進，頸部リンパ節の腫脹や疼痛などを伴う．回帰発症は熱性疾患や日焼けなど身体的ストレスを受けた後にみられ，この場合は歯肉炎がみられず，口唇や口角部に疱疹が出現することが多い（**図6**）．

他のウイルス性水疱形成性病変にはヘルパンギナ（**図7**），手足口病（**図8**），麻疹などがあり，いずれも小児期に好発する．ヘルパンギナや手足口病は夏期に流行する．

性器ヘルペス

単純ヘルペスウイルス herpes simplex virus（HSV）1型または2型の感染症で，性感染症の重要な疾患の一つである．免疫力が低下していると再発し，20～30代の女性に最も多く，複数の相手との性交渉が一因である．口唇ヘルペスに感染した人とのオーラルセックス（口唇性器間接触）により，また性器ヘルペスの人とのオーラルセックスによって，口腔およびのどの粘膜に感染することも少なくない．

感染後，感染部位の末梢神経から進入して，腰仙髄神経節に潜伏し，潜伏感染した単純ヘルペスウイルスは何らかの誘因によって再活性化し，神経を通って粘膜や皮膚に達し，その部位に病変を形成する．そのため再発がよくみられ，臨床的には初感染初発型，再活性化による再発型，免疫抑制状態時，潜伏ウイルスにより初めて病変が生じる非初感染性初発型（誘発型）に分類される．

感染後2～10日から軽いかゆみを感じ，次第に痛みが増し，男性では亀頭，陰茎，陰嚢部，肛門周囲に小水疱がみられ，腫脹が認められる．その後，小水疱はびらんになり，不規則な形となる．さらに，リンパ節の腫脹，排尿時の痛みや排尿困難を伴う．潰瘍は2～6週間で自然治癒するが，ごくまれに項部硬直，羞明，頭痛を伴う無菌性髄膜炎やウイルス血症を生じ，全身感染を起こすことがある．再発型の場合は，男性では亀頭を除く陰茎部に好発し，限局的で一般には症状は軽く，4日～2週間で治癒する．女性では性器皮膚粘膜に感染すると，知覚神経を伝って仙髄神経節に至り，ここで潜伏感染する．初感染の場合，70％は症状がなく，症状が出る場合には強い症状が出ることが多く，再発型では症状は一般的には軽い．感染源と考えられる約70％の性行為パートナーが無症状であるといわれている．

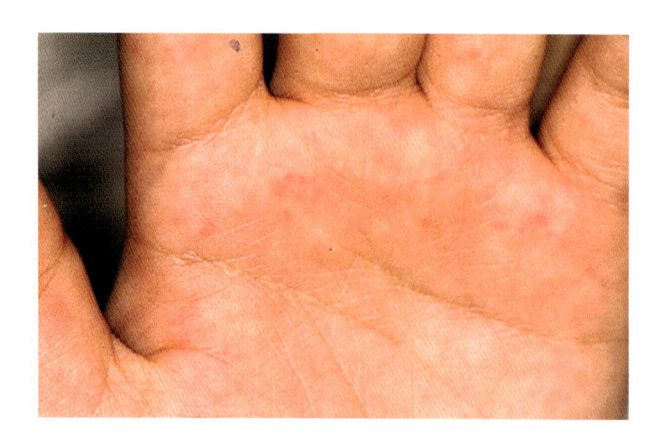

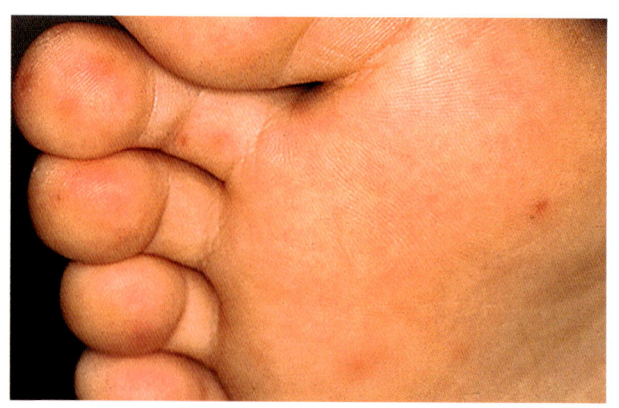

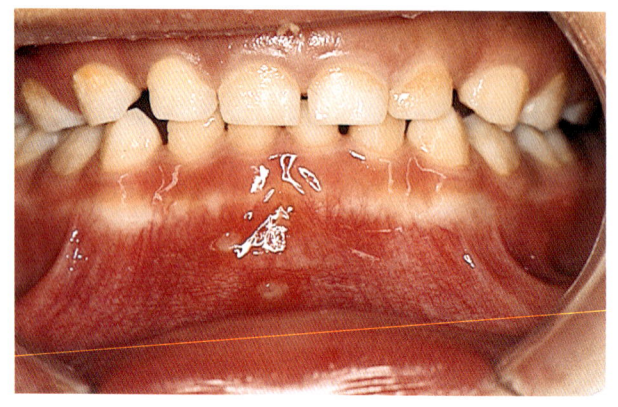

図8 手足口病
口腔粘膜，手，足に発疹と小水疱を形成する．小児に多く，夏季に発症する．発熱を伴う

帯状疱疹（Varicell-zoster virus）

　水痘・帯状疱疹ウイルスによって起こり，通常，初感染まれに2回発症，また年齢が上がるほど発症率が上がる．帯状疱疹に何度もかかる場合は膠原病や糖尿病，悪性腫瘍など免疫力に影響を与える疾患を患っている可能性があり，また，皮膚症状が治まった後も強い痛みが3カ月以上続く場合，帯状疱疹後神経痛が疑われる．帯状疱疹にかかった場合，まだ水疱瘡に罹患してない人に，水疱瘡を感染させる可能性もある．

ヘルペス性水疱形成性病変に対する治療

治療は安静，水分・栄養の補給（必要あれば点滴）を行い，体力の向上をはかる．重症例には全身療法として抗ウイルス剤（アシクロビル，ビタラビン，塩酸バラシクロビル）の投与を行う．経口薬および注射薬がある．また患部に対しては，局所療法として前述した抗ウィルス剤の軟膏やクリームを用いる．帯状疱疹後神経痛に対しては，その予防あるいは疼痛出現初期に星状神経節ブロックが行われる．疼痛が著明な場合には，プレガバリン（リリカ®）あるいはワクシニアウイルス接種家兎炎症皮膚抽出液含有製剤（ノイロトロピン®）などが用いられる．

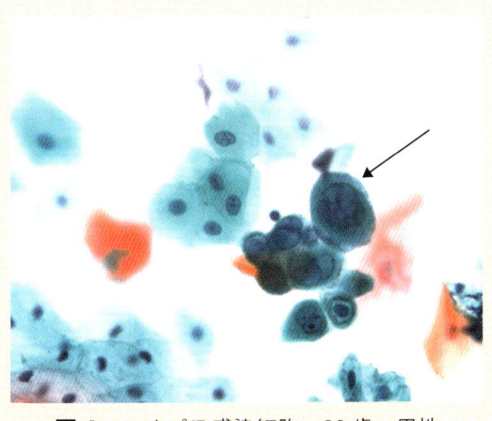

図A ヘルペス感染細胞．88歳，男性

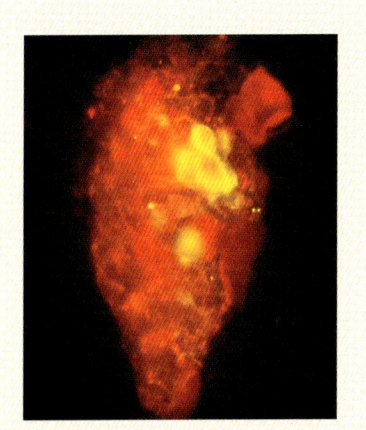

図B ヘルペスウイルス感染細胞の蛍光抗体法陽性写真

診 断

単純ヘルペスも帯状疱疹も臨床症状（初めての潰瘍性または水疱性病変）によりある程度診断可能だが，確定あるいは鑑別のためには病変部からの細胞診断（**図A**）やヘルペスウイルス抗原検出（**図B**），あるいは血中抗体測定によってなされる．ヘルペスウイルス検出の検査は，ギムザ染色による顕微鏡検査，特異抗体によるウイルス抗原の検出（蛍光抗体法），ウイルス遺伝子検出，ウイルス分離によって行われる．

尋常性天疱瘡

問題症例8は水疱形成を主徴とする自己免疫性口腔粘膜疾患の代表的なもので，特徴的な臨床所見および検査所見から尋常性天疱瘡と診断した．

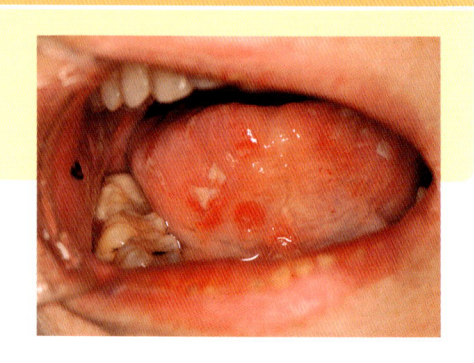

問題の理解

尋常性天疱瘡は上皮細胞の膜表面に存在する細胞接着蛋白（デスモグレイン）に対する自己抗体（IgG）が産生され，細胞接着を障害して発症する．上皮層における細胞間橋の変性により有棘細胞層の融解（棘融解）が起こり，上皮内に水疱を形成するもので，自己免疫疾患と考えられている．

臨床的には，口腔粘膜や皮膚に水疱が突然出現する．本症には，水疱やびらんが口腔粘膜と皮膚に出現する粘膜皮膚型（**図1**）と，口腔粘膜のみに出現する粘膜優位型（**図2**）がある．粘膜皮膚型ではまず口腔粘膜に透明な水疱が出現することが多く，ついで皮膚に発症する．口腔粘膜の水疱は壁が薄く表在性で，しかも摂食時に刺激を受けやすいため破綻しやすく，口腔内に水疱を認める時期はほとんどない．

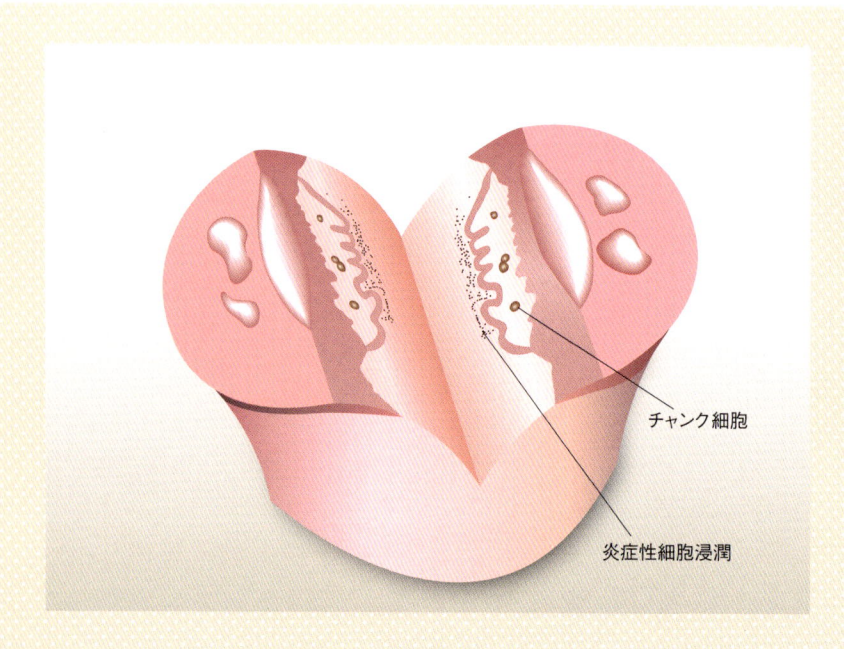

左図は，問題症例8の病変部の生検をイラスト化したものである．

尋常性天疱瘡では上皮基底層の上部で棘融解が起こり，裂隙の形成（上皮内水疱）がみられる．裂隙中には結合を失った上皮細胞（チャンク細胞）が浮遊する．

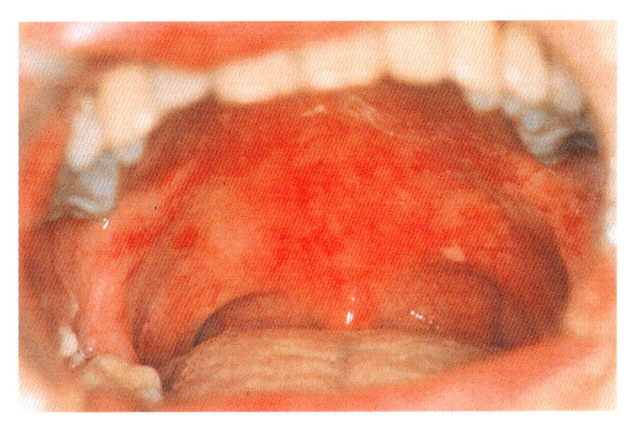

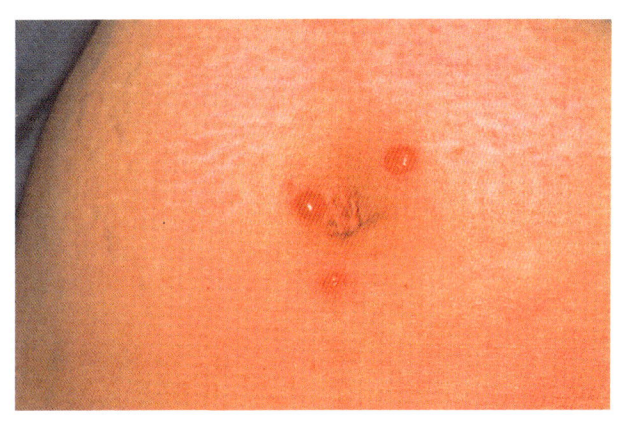

図1 尋常性天疱瘡（粘膜皮膚型）．問題症例8では，口腔内および皮膚に症状が発現した．抗デスモグレイン抗体1,3ともに陽性であった

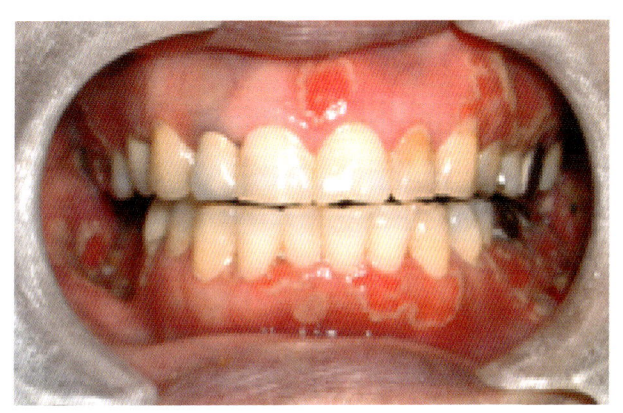

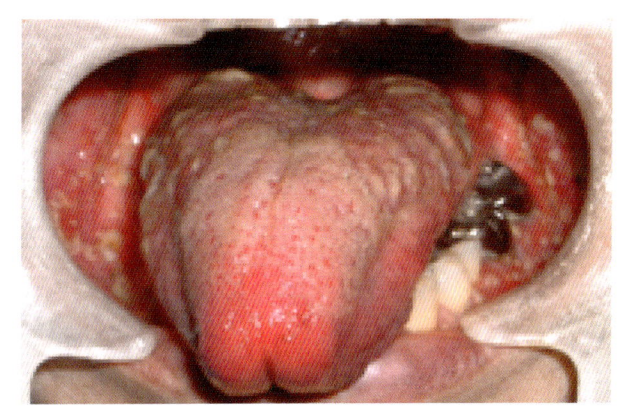

図2 尋常性天疱瘡（粘膜優位型）．坑デスモグレイン抗体3のみが高値で，皮膚には症状はみられず，口腔粘膜にのみ症状が出現していた

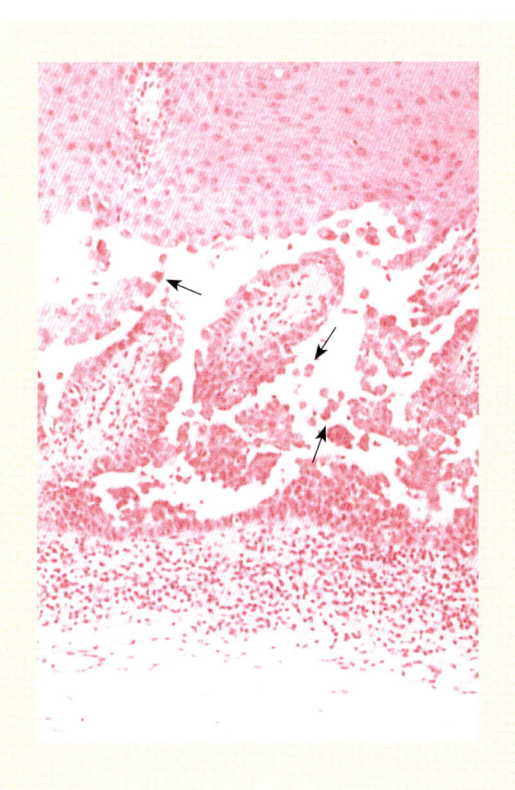

　尋常性天疱瘡の早期の変化としては，棘細胞層の細胞間水腫と細胞間橋の消失が起こり，その結果裂隙が形成される．そして，擦過により容易に剥離する（ニコルスキー現象）．しかし，基底細胞と基底膜との結合は比較的よく保たれ，基底膜には異常は認められないのが通常である．上皮内の水疱腔には結合を失った上皮細胞が単独または数個集合して浮遊している（チャンク細胞：矢印）．上皮下の結合組織には軽度から中等度の炎症性細胞浸潤がみられる．

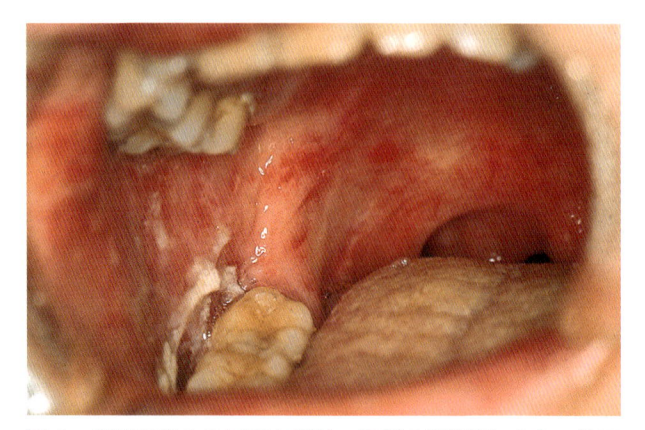

図3 問題症例8の口腔内所見．両側の頬粘膜に白色の壊死上皮あるいは線維素性の偽膜が認められる

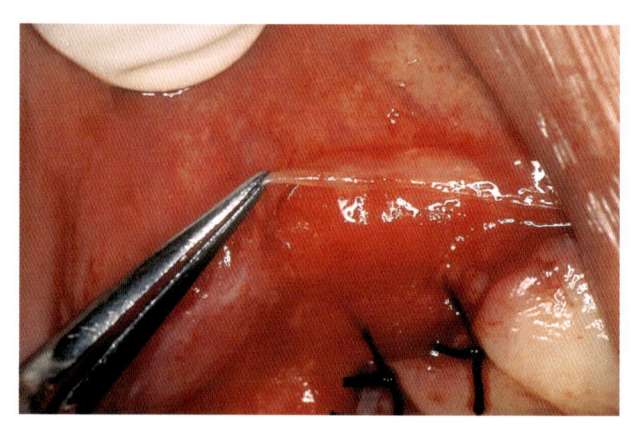

図4 尋常性天疱瘡におけるニコルスキー現象
病変部周囲の正常に見えた粘膜は鑷子で容易に剥離できた

　通常，水疱が破綻した後，びらん性あるいは潰瘍性の口内炎をきたし，疼痛のため食事することが困難になり来院する．白色の壊死上皮，あるいは線維素性の偽膜が上皮欠損部に付着することもある（**図1～3**）．

　天疱瘡のなかには，皮膚の脂漏性皮膚炎様症状や顔面にエリテマトーデス様紅斑がみられる紅斑性天疱瘡，尋常性天疱瘡の亜型で，びらん面から乳頭状に粘膜上皮が増殖する増殖性天疱瘡，紅斑性天疱瘡の亜型で，皮膚の落屑が葉状に剥離する落葉性天疱瘡などがあるが，紅斑性あるいは落葉性天疱瘡は，通常口腔内症状を伴わない．最も口腔に発症することが多いのが尋常性天疱瘡である．

　尋常性天疱瘡では病変部周囲の正常に見える粘膜が擦過により容易に剥離

天疱瘡の本体

　天疱瘡のなかで最も多い尋常性天疱瘡では，上皮細胞間にIgGが沈着し，血清中に天疱瘡抗体が証明されるために，上皮間結合物質の構成成分に対する自己免疫疾患と考えられる（**図A**）．

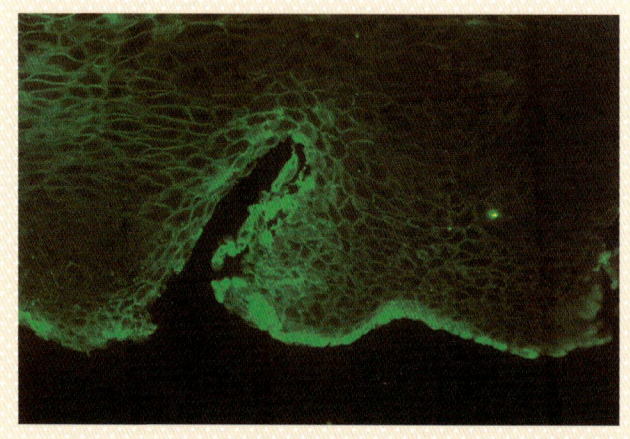

図A

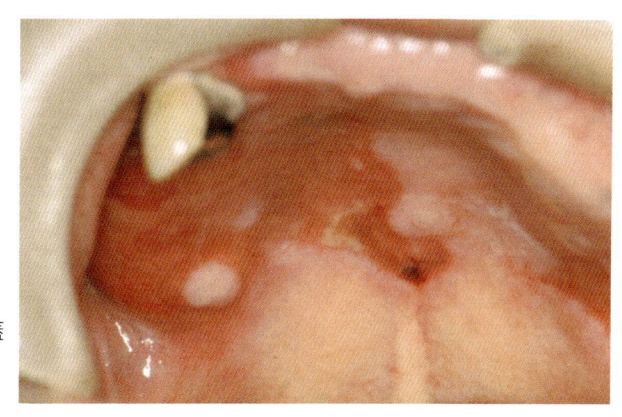

図5 線状IgA水疱症．全身の皮膚とともに口腔粘膜（口蓋粘膜）にも症状が出現した（都立大塚病院口腔科）

でき（ニコルスキー現象）（**図4**），また剝離した組織を染色すると，棘融解が確認できる（チャンク試験）．これらが臨床診断に役立つが，確定診断には病理組織検査を行う．また蛍光抗体法を用い，局所における本症特有な物質や免疫反応の証明，血中における天疱瘡抗体（抗デスモグレイン抗体1, 3）の証明を行う．粘膜皮膚型は抗デスモグレイン1と3の両方が，粘膜優位型では抗デスモグレイン3が高値となる（**図1, 2**）．

　天疱瘡に類似した臨床所見を示す疾患に類天疱瘡がある．類天疱瘡は天疱瘡と異なり上皮下に水疱を形成する疾患で，これも自己免疫疾患である．類天疱瘡には水疱性類天疱瘡と粘膜（瘢痕性）類天疱瘡などがあるが，口腔に症状を現しやすいのは粘膜類天疱瘡で，内臓がんを合併することがある．水疱性類天疱瘡は高齢者に多く，そのうち20％程度が口腔内症状を伴う．診断は病理学的検査，局所の免疫反応の証明や，血液中よりヘミデスモゾームの

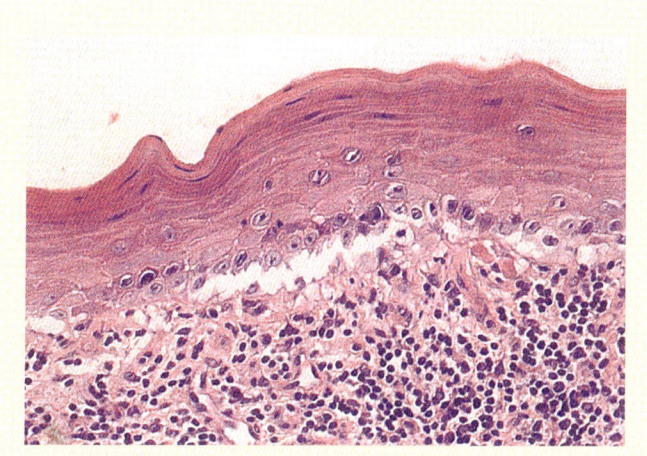

図B

良性粘膜類天疱瘡

　口腔では良性粘膜類天疱瘡が圧倒的に多く，病理組織学的に，水疱は上皮と結合組織の境界部に形成され，上皮全体が水疱により押し上げられた形で，基底膜が破壊されている状態である（**図B**）．尋常性天疱瘡のように上皮の棘融解はみられない．水疱下の結合組織には，好中球，リンパ球，形質細胞，マクロファージの顕著な浸潤があり，基底層にはIgG, IgAならびにC3の沈着がみられる．

構成蛋白に対する抗体である抗基底膜抗体（BP180抗体，BP230抗体）の検出を行う．粘膜天疱瘡の場合はBP180抗体またはラミニン332に対する自己抗体を検出する．

口腔内の上皮下に水疱を形成する自己免疫疾患には，水疱性および粘膜類天疱瘡のほかに，線状IgA水疱症（**図5**）や後天性表皮水疱症がある．

線状IgA水疱症には，10歳未満の小児に多い小児型と40歳代以上に発症することが多い成人型があり，症状としては全身に強い掻痒を伴いながら，皮膚や粘膜に紅斑および水疱が出現する．蛍光抗体法により，基底膜部にIgAの線状沈着がみられるのが特徴である．

また後天性表皮水疱症は，上皮と上皮下組織を結合する線維の構成分子であるコラーゲンに対する自己抗体が産生され，水疱を形成する．機械的刺激が加わった部位の皮膚や粘膜に水疱や潰瘍が生じ，治癒後に瘢痕を残すことが多いとされている．蛍光抗体法により，基底膜部に線状のIgGの沈着と患者血清を用いた免疫ブロット法でⅦ型コラーゲンに対する自己抗体を認める．

自己免疫性水疱形成性病変に対する治療

一般にステロイド剤による治療が選択される．またメソトレキサート，アザチオプリンなどの免疫抑制剤が投与されることもある．長期のステロイド療法が選択されることが多いため，細菌感染をきたしやすく必要に応じて抗菌剤を使用する．口腔内ではカンジダ症の発症にも注意する．また口内炎様症状の出現により食事摂取が困難となり，しかも食事などの刺激で治癒が容易に妨げられるので，栄養の管理，特に栄養補給法には十分に注意をする必要がある．

天疱瘡は普通，前駆症状なく，健康な皮膚にいろいろな大きさの水ぶくれ水疱をつくる．大きなびらんをつくるタイプの尋常性天疱瘡では，口腔内も侵されることが多いが，小さな水疱ができて落ち葉のような落葉状天疱瘡では，口腔粘膜は侵されないほうが多い．副腎皮質ホルモン薬の登場により死亡率は劇的に改善されたが，今でも死亡率は尋常性では5～10%あるといわれる．

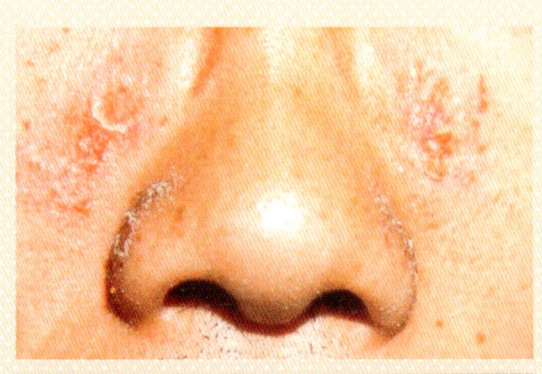

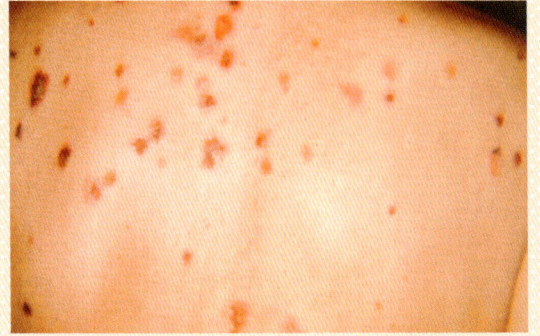

先天性（遺伝性）の水疱形成性病変

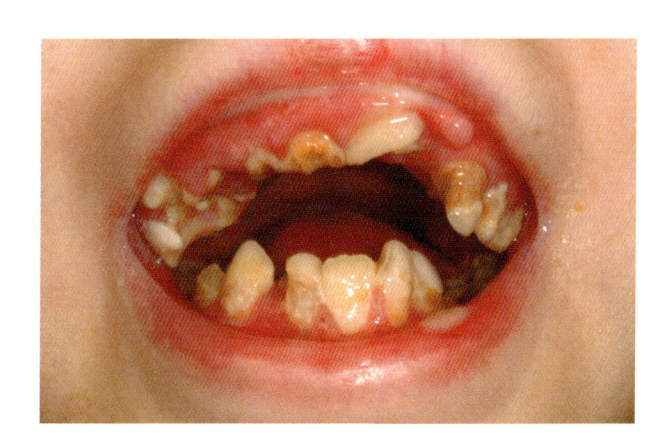

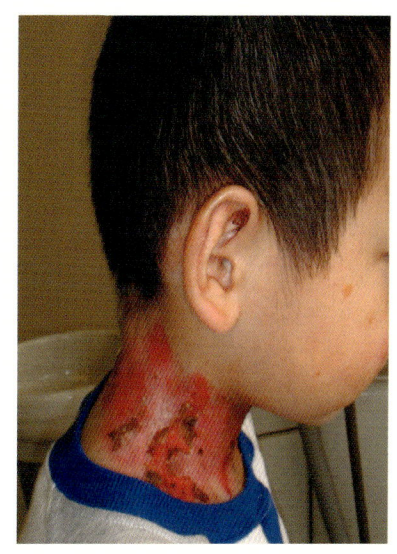

図1 先天性表皮水疱症（単純型）

先天性表皮水疱症

　自己免疫疾患の後天性表皮水疱症とは異なり，先天性の水疱形成疾患である先天性表皮水疱症は，単純型，接合部型および栄養障害型の3型に分けられる．単純型はトノフィラメント（ケラチン；基底層のK5，K14），接合部型はヘミデスモゾーム（ラミニン5など），栄養障害型は上皮・粘膜下組織の結合線維のコラーゲン（Ⅶ型コラーゲン）が異常で，それぞれ刺激を受けた部位の皮内（上皮内），皮膚・皮下接合部（上皮・粘膜下接合部），皮下（粘膜下）に水疱，びらん形成を繰り返す常染色体による遺伝性疾患である．単純型では常染色体優性遺伝を示すものが多い．舌強直症や開口障害があるため，口腔内清掃が困難で齲蝕歯が多い．歯の形成不全や萌出不全も認められる．治療は対症療法のみである（**図1**）．

薬疹

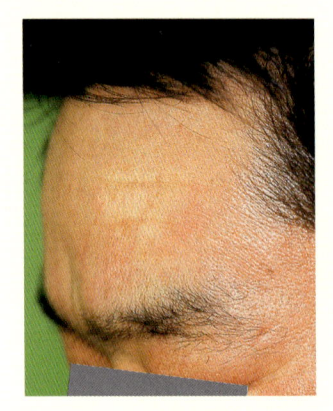

図1　蕁麻疹型

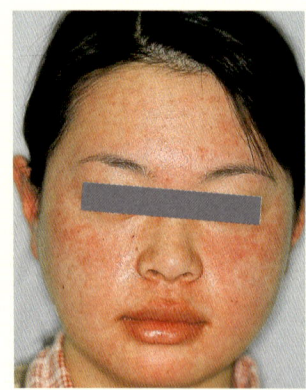

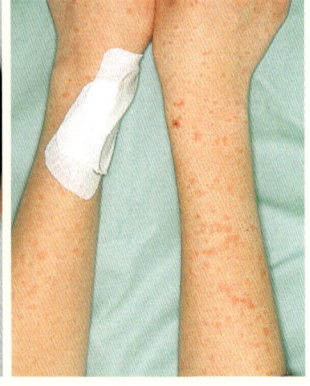

図2　播種状紅斑丘疹型

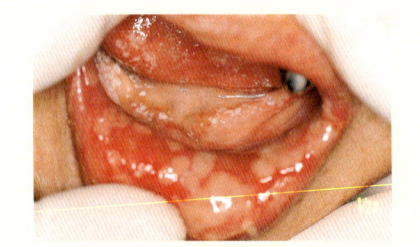

図3　多形滲出性紅斑

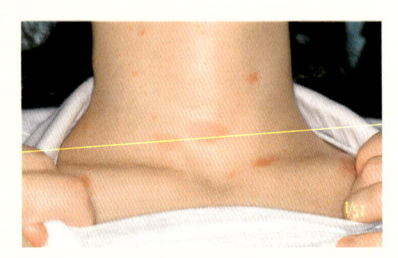

図4　固定薬疹

　薬疹とは，薬剤やその代謝物により粘膜や皮膚に発疹を示すものをいう．種々の発疹型があり，Ⅰ型からⅣ型アレルギーによるアレルギー性のものと，過剰投与，蓄積作用，副作用などによる非アレルギー性のものに分類される．

蕁麻疹型

　薬剤投与後短時間（数分から数時間）のうちに，一過性の強い搔痒と膨疹が発現する（図1）．口腔粘膜には浮腫性腫脹として出現し，気道粘膜の浮腫が著明になった場合には呼吸障害をきたす．多くはⅠ型アレルギー反応によって引き起こされ，アナフィラキシーショックへ進展することもある．ショックをきたす場合には数分から数十分でその症状が出現する．ペニシリン系やセフェム系抗菌剤，鎮痛剤，消毒剤などが原因薬剤としてあげられる．蕁麻疹型の薬疹には非アレルギー性機序によるものも少なくない．

播種状紅斑丘疹型

　薬疹のなかで最も多くみられる臨床型である．麻疹や風疹のように全身に粟粒状から貨幣大の点状紅斑が左右対称性に発現する（図2）．薬疹としては最も一般的な型といわれている．

多形紅斑型

　皮膚に中心部が標的状または虹彩状を呈する環状紅斑が多発する．主にⅢ型アレルギー反応が関与し，症状により軽症と重症がある．口腔粘膜は多形滲出性紅斑として出現することが多い（図3）．

固定薬疹型

　特定の薬剤を投与するたび皮膚，口腔のほぼ同一部位に境界明瞭な円形紅斑や浮腫性紅斑が発現し，発症ごとに重症化する．発疹消退後茶褐色の色素沈着を示すことが多い．発生機序は表皮ケラチノサイトとリンパ球の相互作用によるといわれている（図4）．

光線過敏症型

　薬剤内服後に皮膚露光部に限局して紅斑を生じる．光毒性反応と光アレルギー反応の二つが発生機

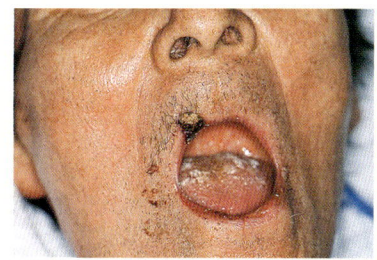

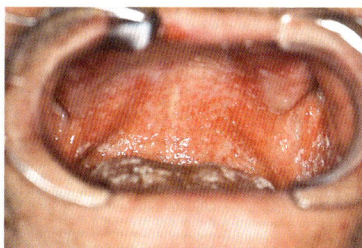

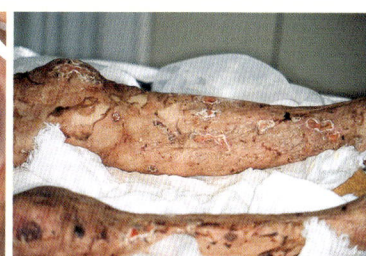

図5 TEN型

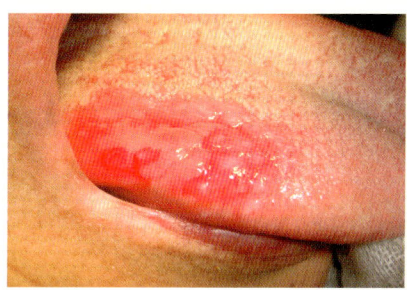

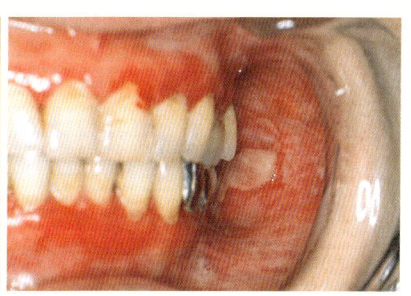

図6 苔癬型

序としてあげられ，日焼け様紅斑を起こす．

皮膚粘膜眼症候群型（mucocutaneous ocular syndrome：MCOS型）

固定薬疹や多形紅斑が重症化し，滲出傾向が強く眼球結膜，口腔，外陰部の粘膜に及んだもので，Stevens-Johnson症候群，重症型多形滲出性紅斑とほぼ同義である．

Stevens-Johnson症候群とは薬物，ウイルス，自己免疫疾患などが原因で皮膚，眼，口腔および陰部に紅斑，丘疹，水疱，潰瘍などの症状が出現したもの．薬物が原因とはかぎらない．

中毒性表皮壊死症型（toxic epidermal necrolysis：TEN型）

薬剤内服後1～3週間で全身に紅斑が出現，通常1日ほどの間に水疱とびらん症状を呈し疼痛も著明になる．水疱は容易に剥離するようになり（ニコルスキー現象），口腔，結膜，消化管，気管等も粘膜症状を起こしていることが多く，急速に全身状態が悪化し死亡率も10～70％と高い（**図5**）．

苔癬型

薬剤投与後1カ月以上経過してから発症することが多く，なかには数年以上経過して発症する場合もある．口腔内に発症したものは口腔扁平苔癬と同様に粘膜のレース状白色病変，びらんを生じ，病理組織学的にも扁平苔癬との鑑別がつかない（**図6**）．WHO分類のlichenoid drug reactionに該当するものと考えられる．

その他の型

軽症型としては水疱型，湿疹型，色素沈着型，紫斑型，乾癬型などがある．重症型には紅皮症型，膿疱型，SLE（全身性エリテマトーデス）型などがある．

ACT 4

Column 4

泡と疱，そしてヤマイダレ

　泡とは，液体または固体がそのなかに空気などの気体を含んで丸くなったものをいいます（**図左**）．医学的にいう水疱は，表皮または表皮直下に形成される空洞のことをいい，なかには漿液やリンパ液を含んでいます（**図右**）．臨床的に，エンドウ豆位の大きさまでは小が付き，小疱とよばれます．

　水疱のように泡と違い使われる「ヤマイダレ」の語源は，上の部分がヒトを，そして左側のダレはベッドを表し，ヒトがベッドに寝ている状態，つまり病気を表す言葉に使われる．疱，病，疾，痔，疣，治療など，あげればきりがなく，疱は病的な泡と理解できる．

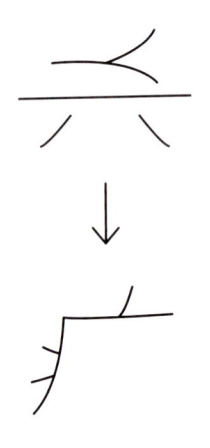

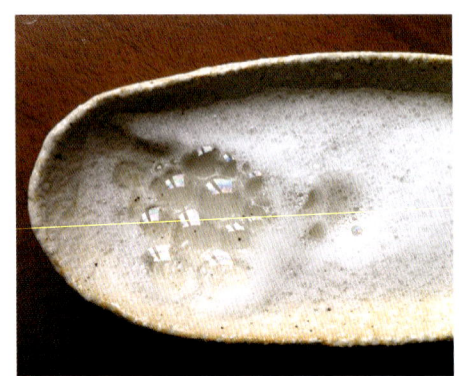

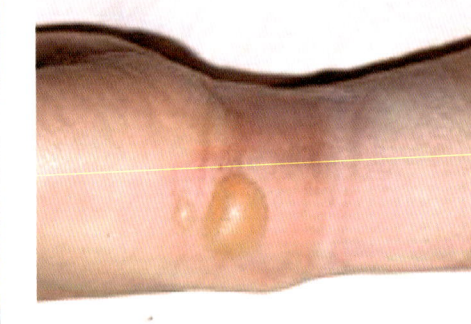

洗剤による泡　　　　　　　　　火傷による疱

ACT 5
隆起（腫瘤）性病変

ACT 5

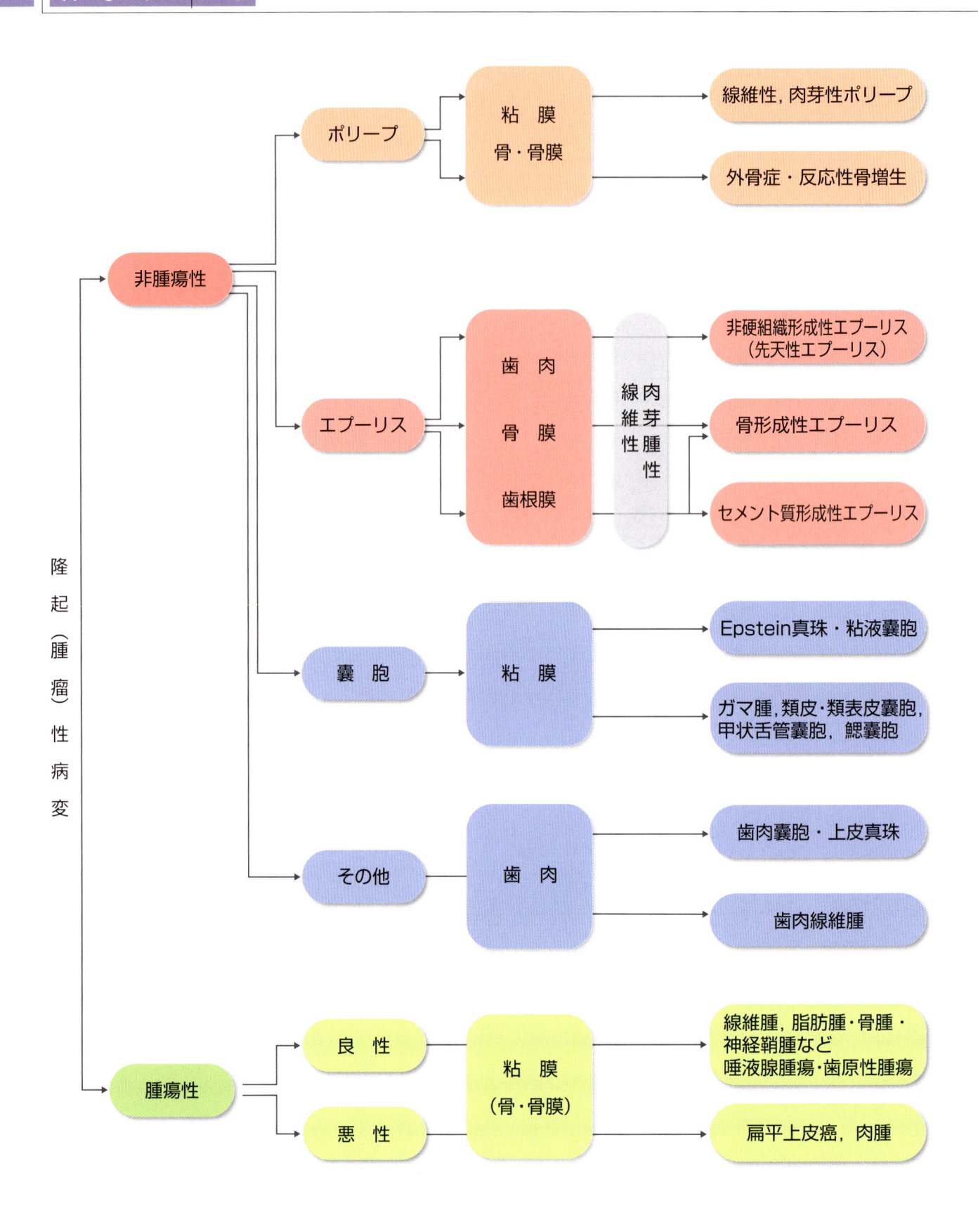

```
                              ┌─→ 粘膜 ──────┬─→ 線維性，肉芽性ポリープ
              ┌─→ ポリープ ──→│ 骨・骨膜      │
              │               └─→           └─→ 外骨症・反応性骨増生
              │
              │                              ┌─→ 非硬組織形成性エプーリス
              │               ┌─ 歯 肉 ──┐  │   （先天性エプーリス）
     ┌─ 非腫瘍性 ─→ エプーリス ─→│ 骨 膜   │線維性 ─→ 骨形成性エプーリス
     │        │               └─ 歯根膜 ─┘肉芽腫性
隆    │        │                              └─→ セメント質形成性エプーリス
起    │        │
（    │        │               ┌─→ Epstein真珠・粘液嚢胞
腫    │        ├─→ 嚢 胞 ──→ 粘 膜 ─┤
瘤    │        │               └─→ ガマ腫，類皮・類表皮嚢胞，
）    │        │                   甲状舌管嚢胞，鰓嚢胞
性    │        │
病    │        │               ┌─→ 歯肉嚢胞・上皮真珠
変    │        └─→ その他 ──→ 歯 肉 ─┤
     │                        └─→ 歯肉線維腫
     │
     │        ┌─→ 良 性 ──┐             ┌─→ 線維腫，脂肪腫・骨腫・
     └─ 腫瘍性 │            ├─→ 粘 膜    │   神経鞘腫など
              │            │  （骨・骨膜）│   唾液腺腫瘍・歯原性腫瘍
              └─→ 悪 性 ──┘             └─→ 扁平上皮癌，肉腫
```

このチャートは筆者らが便宜的に製作したもので，すべてのものを網羅しているわけではない

症例 9

主訴：舌の腫瘤
年齢：26歳
性別：男性
現症：左側舌縁部に直径約 7mm の境界明瞭な弾性硬の腫瘤を認めた．被覆粘膜は正常で，周囲粘膜にも問題となるような所見はみられなかった．全身的にも特に異常はなかった．

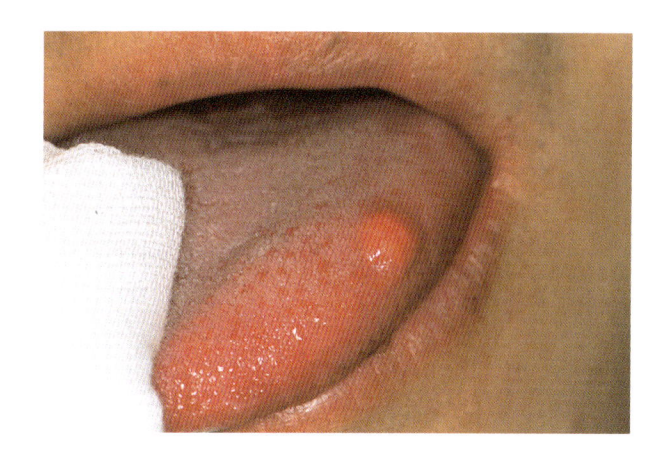

　約1年前より腫瘤に気づいていたが，他に自覚症状がなかったため放置していた．治療のため受診した歯科医院で切除をすすめられたため来院した．

症例 10

主訴：7|部腫瘤
年齢：48歳
性別：女性
現症：補綴処置をした 7| 部頰側に小指頭大の隆起した腫瘤を認めた．腫瘤は周囲歯肉と同様な色を呈し，有茎性であった．また表面は比較的平滑で，弾性硬であった．

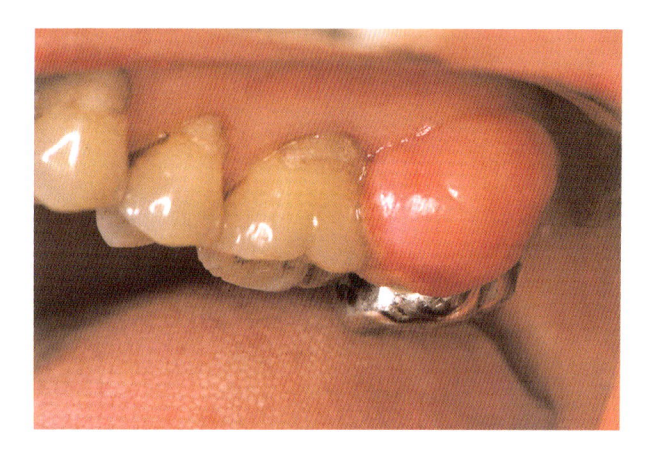

　4年前，7| の齲蝕治療を行い，補綴物を装着した．3年前より 7| の頰側に小さな腫瘤があるのを自覚していたが，疼痛がないため放置していた．しかし徐々に腫瘤が拡大してきたため，不安になり来院した．

ACT 5

症例 11

主訴：口蓋部膨隆
年齢：35歳
性別：女性
現症：右側大臼歯部に相当する硬口蓋部に膨隆を認めた．膨隆は弾性硬，凹凸はなく，比較的平滑であった．また周囲との境界は明瞭で，表面粘膜も健常様であったが，一部に外傷痕がみられた．

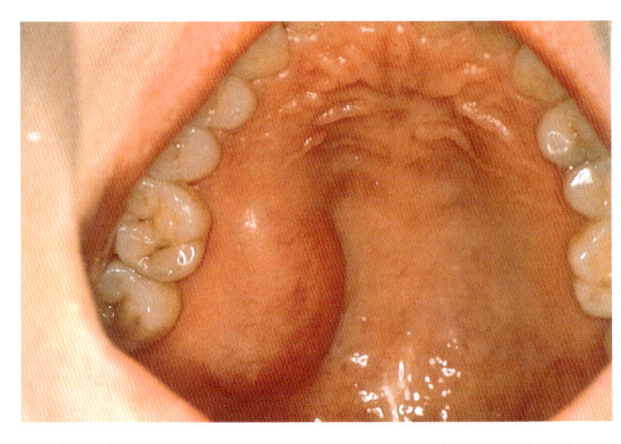

数年前より腫瘤を自覚していたが，疼痛がないため放置していた．徐々に大きくなり，食事時に膨隆部に傷が付きやすくなったため，来院した．

症例 12

主訴：口蓋部腫瘤
年齢：24歳
性別：女性
現症：右側上顎切歯から犬歯に相当する右側口蓋部に半球状に隆起した比較的境界明瞭な腫瘤が認められた．腫瘤は弾性軟で，きわめて薄い粘膜に包まれ暗赤色を呈する中心部と，正常口蓋粘膜によって被覆された辺縁部とからなっており，中心部には一部潰瘍が形成されていた．右側上顎中切歯および側切歯はわずかに口蓋側へ傾斜し，軽度の動揺がみられたが，歯髄感受性検査の結果はいずれの歯も正常であった．全身的および血液所見には全く異常は認められず，X線所見では左側上顎中切歯から右側上顎犬歯にかけての歯槽骨に単房性の境界明瞭なX線透過像がみられた．歯根の吸収は認められなかった．

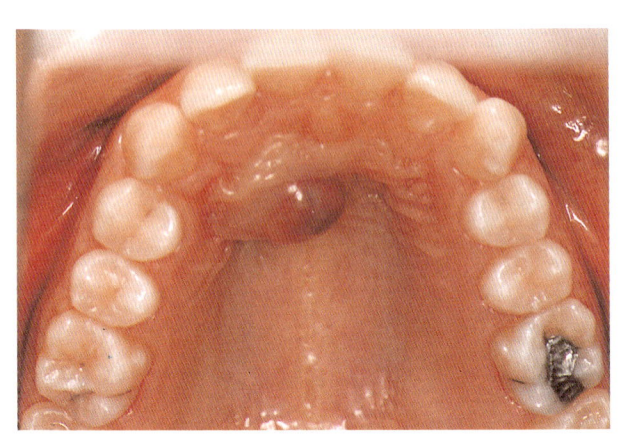

3年前より口蓋部腫瘤を自覚していたが，放置していた．最近，腫瘤が増大してきたため不安になり，来院した．

症例 13

主訴：口底部腫脹
年齢：44 歳
性別：男性
現症：起床時に呼吸苦はないものの摂食障害および発音障害を認めた．口底部の腫脹は著明で，開口時に舌は後方へ圧排され，腫脹部は弾性軟，波動は認めず，触診により軟泥様感が確認できた．

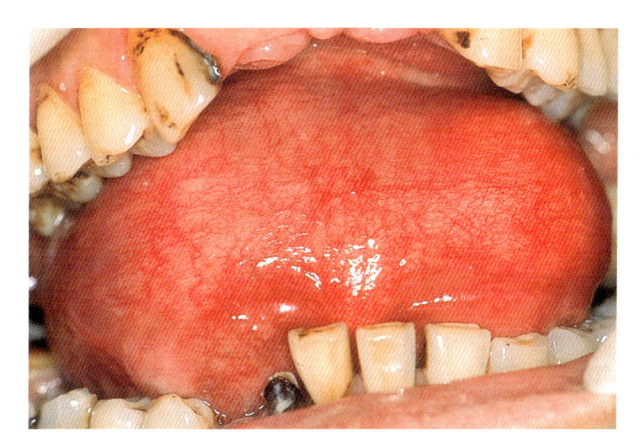

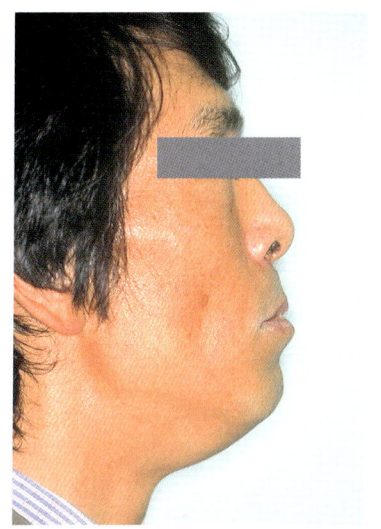

　6 カ月前より口底部からオトガイ下部の腫脹を自覚していたが，放置していた．ときどき口腔内に茶褐色の液体の流出を認めた．最近になり，睡眠時に無呼吸時間が長くなったとのことで，同居人が本人を連れて来院した．

線維腫

問題症例 9 は良性腫瘍の臨床診断の下に腫瘍摘出手術を行った．病理組織検査結果は線維腫であった．口腔内に線維腫様病変が発生することは多いが，真の線維腫であることは比較的まれである．

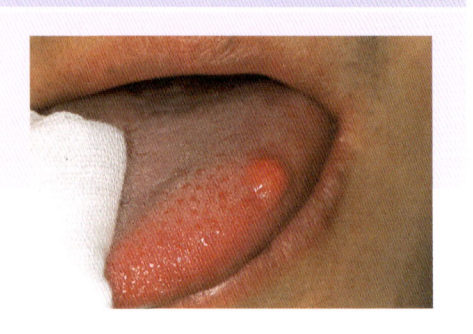

問題の理解

顎口腔領域に現れる病変，特に口腔粘膜の表在性病変では，多くの場合直視できるため，その状態を詳しく観察することができる．これは，臨床診断をするうえできわめて重要である．

病変は周囲組織との高さの違いにより，平坦な病変，陥凹を示す病変，および隆起病変の3つに分けられる．

一般に平坦な病変には色素斑，紫斑，白斑および紅斑を示すような斑状病変などが，陥凹を示す病変にはびらん，潰瘍など組織欠損を認める病変が，さらに隆起性病変には丘疹，ポリープ，腫脹，結節，腫瘤，水疱および囊胞

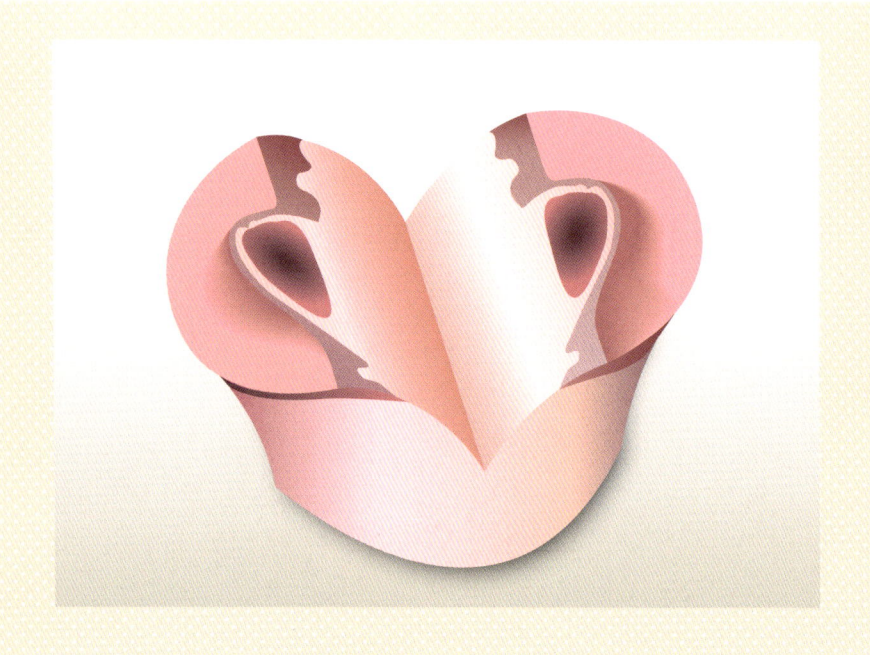

左図は，今回問題となった病変部の生検をイラスト化したものである．

線維腫は良性の非上皮性腫瘍で，線維芽細胞の腫瘍性増殖と考えることができる．

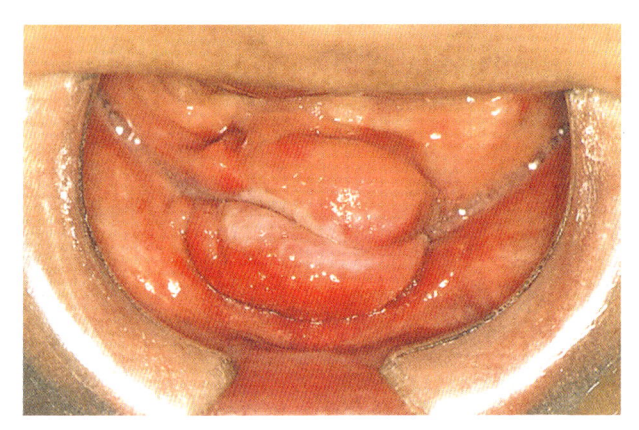

図1 義歯性線維腫
歯槽堤の唇舌側に認められた義歯性線維腫．53歳，女性

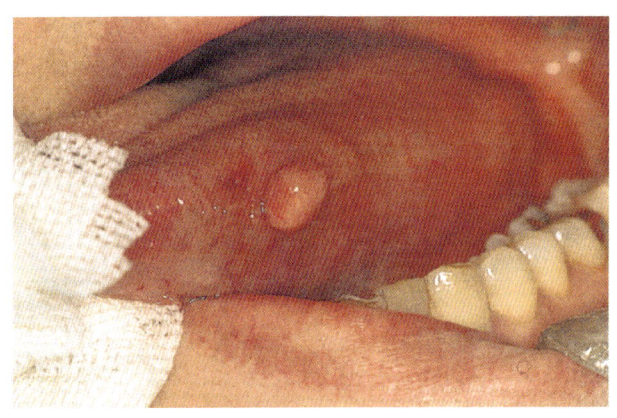

図2 左舌縁部に生じた線維性ポリープ（刺激性線維腫）
ポリープ前方部に刺激をうかがわせる外傷痕が認められる．59歳，女性

などの形態を示すものがある．

　問題症例9のような隆起性病変のなかの腫瘤形成性疾患は，腫瘍や腫瘍類似疾患である場合が多く，形態はもちろん腫瘍表面の状態，色，潰瘍および周囲硬結の有無などを詳細に観察しておくべきである．最も注意しなければならないのは悪性腫瘍で，病変の周囲に硬結を触知できるが，疣状癌などでは周囲に硬結をみないものもあるので，最終的に疑わしい場合は病理検査が必要となる．

　問題症例9はその臨床所見より良性腫瘍が疑われた．摘出後の病理検査結

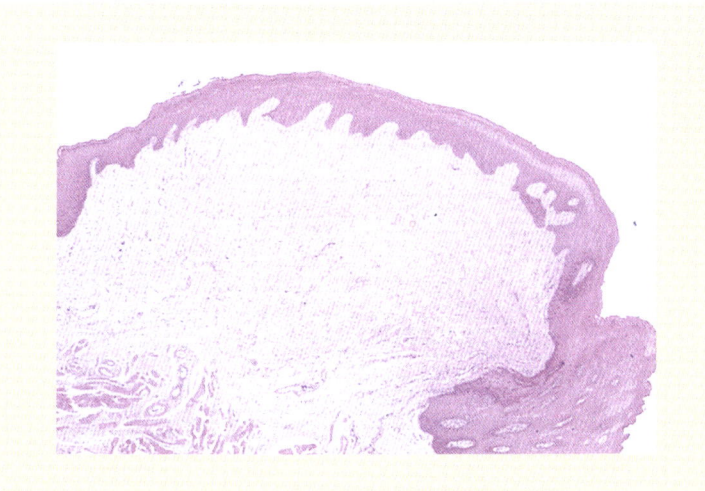

　真の線維腫はまれであるが，非上皮性腫瘍の場合は，その腫瘍の内容が何であるかによって決まる．基本的には線維芽細胞と膠原線維からなる増殖物を線維腫という．したがって，中に脂肪細胞が混ざれば線維脂肪腫というし，脂肪細胞が大半を占めれば脂肪腫ということになる．

ACT 5

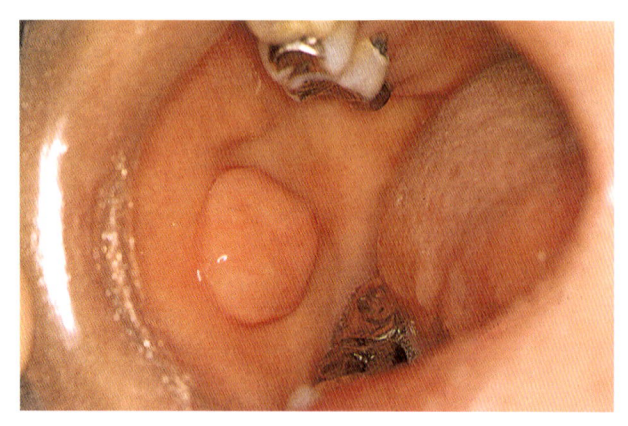

図3 37歳，女性．右側頬粘膜の咬合線上に生じた線維性ポリープ（刺激性線維腫）

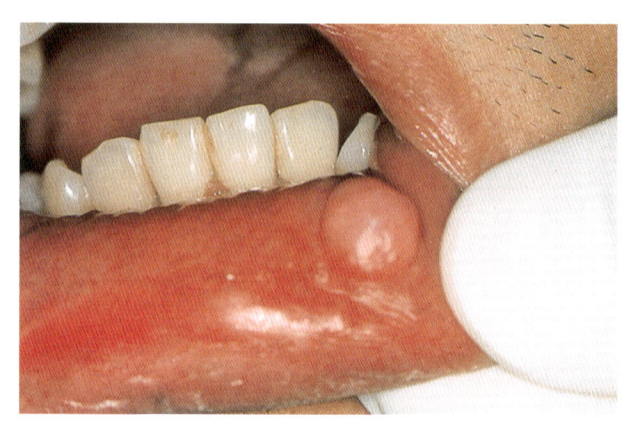

図4 23歳，男性．上顎犬歯の刺激で生じた線維性ポリープ（刺激性線維腫）

果は線維腫であった．口腔領域に線維性の病変が発生することは多いが，それが真の線維腫であることはまれで，その多くは反応性増殖物が占める．臨床においては，反応性のものを含めて線維性組織の増殖からなる腫瘍様病変を線維腫とよぶことが多いが，明らかに慢性の機械的刺激，あるいは不適合義歯による反応性増殖物と診断した場合には刺激性線維腫や義歯性線維腫（図1）というように，真の腫瘍とは区別すべきである．義歯性線維腫も刺激性線維腫の一つと考えられるが，刺激源が義歯で，特徴的であるためこの名称がある．

特に舌，頬粘膜あるいは下唇では，咬合時における歯の刺激が加わりやす

上皮とは

生体は，外胚葉，中胚葉，内胚葉が分化し，各種器官が作られる．外胚葉からは被覆上皮および腺上皮が分化発生する．内胚葉から分化する消化管および呼吸器も上皮の性格を失うことはない．

しかし，中胚葉は上皮の性格を失う．つまり，上皮とは身体の外表面，ならびにその内部に存在する体腔の内面を覆う組織をいう．

口から肛門の煙突掃除

上皮は必ず手で触ることができる．つまり，体表面はもちろん，ミクロの人間になれば胃をはじめとする消化管，肝臓・胆嚢・膵臓などの消化器，肺などの呼吸器，腎臓・膀胱など泌尿器，皮膚付属器の毛，皮脂腺，汗腺など，どこでも触ることができることになるから，それらの組織はすべて上皮性の組織ということになる．口から肛門までは外界で，落語にある"口から手ぬぐいを入れて肛門から出して良く洗う"という話は嘘のようで可能な事実なのである．

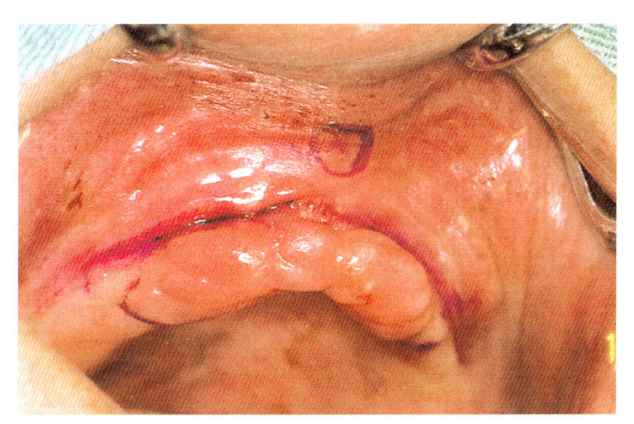

図5 50歳，女性．上顎の義歯性線維腫．ピオクタニンによる印記部を切除した．上方の小円形の印記部は前鼻棘を示す．この症例では前鼻棘も切除した

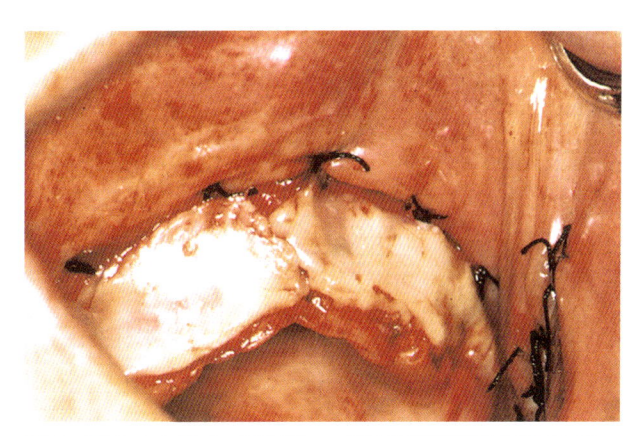

図6 図5の症例で，切除後に，相対的歯槽堤形成術である口腔前庭形成術を行った（頰粘膜移植）

いわゆる刺激性線維腫である線維性ポリープのような有茎性の非腫瘍性増殖物を認めることが多い（**図2〜4**）．

真の線維腫では摘出術が行われる．刺激性線維腫では外科的切除の他に刺激源を除去するか，刺激が少なくなるような工夫が必要である．義歯性線維腫も刺激性線維腫の一つで，不適合義歯の使用により生じたものであるため，切除後には使用していた義歯を調整する．しかし，義歯性線維腫が認められるような症例では歯槽堤の萎縮があり，切除により歯肉頰（唇）移行部および歯肉口底移行部が浅化をきたし，義歯の維持安定性がきわめて不良となる．

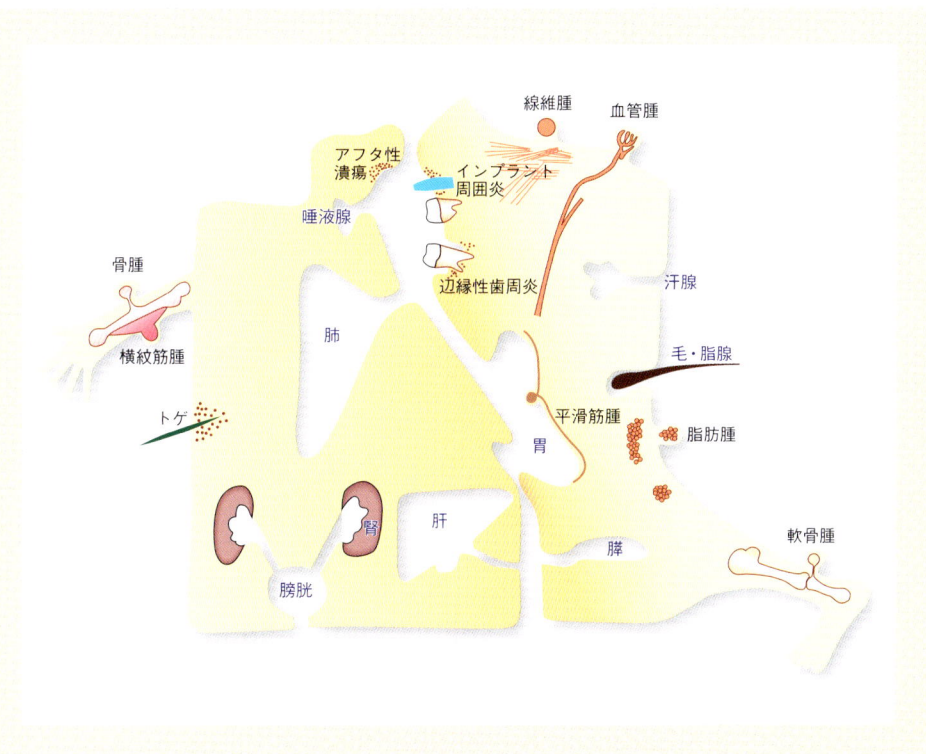

いわゆる線維腫に対する治療

上皮は生体の外部と内部を分けるもので，上皮の欠損は中胚葉の露出，炎症を意味する

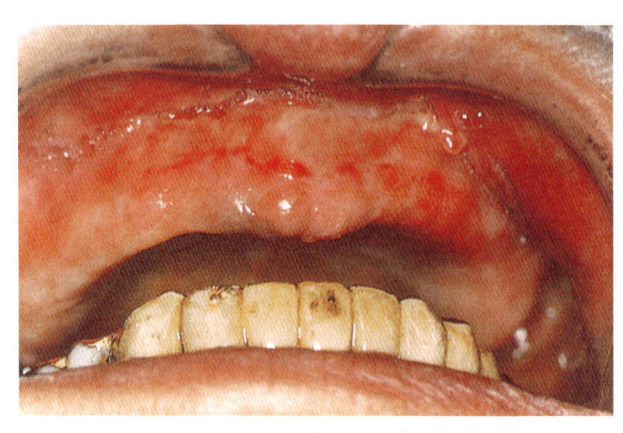

図7 図5の症例の術後写真

そのため相対的あるいは絶対的歯槽堤形成術が必要となることが多い．相対的歯槽堤形成術とは歯槽頂部の絶対的高径に変化を与えない術式で，歯肉頰（唇）移行部あるいは歯肉口底移行部を歯槽頂から遠ざけて相対的に高い歯槽頂を形成するものである（**図5〜7**）．これに対して絶対的歯槽堤形成術は歯槽堤の絶対的高径を高める術式で，骨移植をすることが多い．

上皮の欠損・中胚葉の露出は炎症を意味する

上皮の機能は，内部環境である中胚葉などを守ることゆえ，上皮の欠損はびらん，または潰瘍とよばれ，中胚葉に炎症性変化が起こる危険性をもたらす．齲蝕は，エナメル質という外胚葉の欠損により象牙質や歯髄が露出するので，これは歯の潰瘍と考えられる．辺縁性歯周炎にしても中胚葉由来の歯根が露出するわけだから，これは潰瘍と考えられる．また，トゲが皮膚上皮を貫き炎症をもたらすとすればインプラントも同じ範疇に入る．そんなところにプラークがたまればひとたまりもないのはいうまでもない．

非上皮とは

上皮以外はすべて非上皮ということになる．逆にいうと上皮を介してのみ触れるものともいえる．非上皮には線維，脂肪，血管，リンパ管，骨，軟骨などがあるが，今回問題となった非上皮性の腫瘍の場合には，上皮で覆われたその内容物が何かによって，すなわち，何が腫瘍性に増殖したかによって線維腫，脂肪腫，骨腫…となる．

ただし病理学において，造血器や神経系は特殊な組織として扱う場合が多い．

歯肉肥大

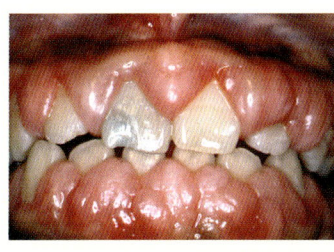

図1 ヒダントイン（フェニトイン）歯肉増殖症

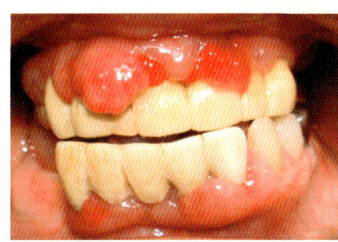

図2 ニフェジピン歯肉増殖症

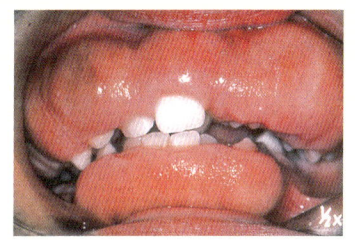

図3 歯肉線維腫症
16歳，男性．12歳時に歯肉切除術を受けていた．また兄妹も同様に歯肉肥大をきたしていた

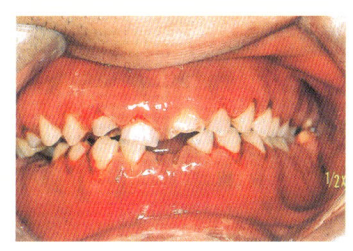

図4 慢性辺縁性歯周炎の歯肉腫脹

歯肉肥大を示す疾患に，薬物誘発性のものと先天性のものがある．薬物性のものでは，抗痙攣剤によるヒダントイン（フェニトイン）（図1）や降圧剤のニフェジピン（図2）あるいは免疫抑制剤のシクロスポリンAによる歯肉増殖症がよく知られている．先天性のものには歯肉線維腫症（図3）がある．

ともに膠原線維の増殖が著しい疾患で，薬物性の歯肉増殖症は，薬剤の服用により線維の増殖性変化をきたすが，歯肉に炎症がなければ薬剤を服用していても歯肉増殖をきたさないといわれている．

一方，歯肉線維腫症は遺伝的要因（常染色体優性遺伝）をもつもので，歯肉象皮病ともいわれている．薬物性歯肉増殖症に比較して歯肉の増殖が著明で，幼児期に病変の発現がみられ，歯肉肥大により歯がみえなくなることも多い．口唇の閉鎖も不能なことがあり，さらに身体他部に障害が合併することもある．

また歯肉肥大というよりは歯肉の腫脹を示す疾患の代表的なものに慢性辺縁性歯周炎がある．炎症性の歯肉の腫脹が認められる（図4）．

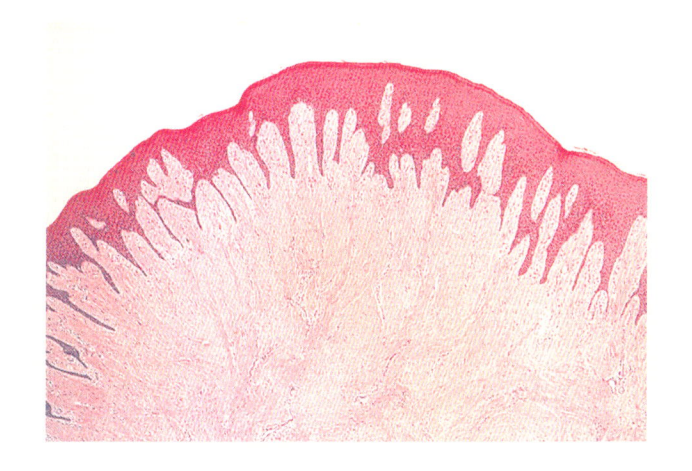

歯肉線維腫症
（Fibromatosis gingivae）

病変の本体は腫瘍ではなく，一種の発育異常と考えられる．突発性，遺伝性，歯肉象皮病などの名前もあるが，病理組織像は，線維芽細胞に乏しい緻密な膠原線維の増殖よりなり，血管は少なく，硬性線維腫のような像を呈する（左図）．場所によっては硝子化が著明でケロイド状に見える．上皮突起は一般に細長く延長していることが多い．

エプーリス

問題症例 10 は補綴物の装着された 7| 周囲の歯頸部に茎部をもつ限局性腫瘤で，経過が長く，初診時よりエプーリスを疑った．摘出後，病理検査を行ったところ線維性エプーリスとの結果であった．

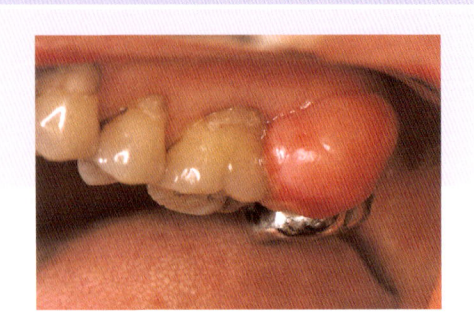

問題の理解

歯肉に腫瘤を出現させる疾患の多くは，腫瘍および腫瘍類似疾患である．

腫瘍では，歯肉あるいは顎骨に由来する腫瘍が，腫瘍類似疾患ではエプーリス，義歯性線維腫あるいは外骨症などのことが多い．

これら疾患のなかで最も注意しなければならないのは悪性腫瘍で，歯科医として早期発見に努め，適切な専門医療施設に紹介すべき責務がある．悪性腫瘍といえば潰瘍形成という印象が強いが，歯肉は口腔のなかでも咀嚼に伴う外傷をきわめて受けやすい部位で，良性の病変であってもびらんや潰瘍を形成することがあり，悪性病変と紛らわしいことがある（**図1，2**）．

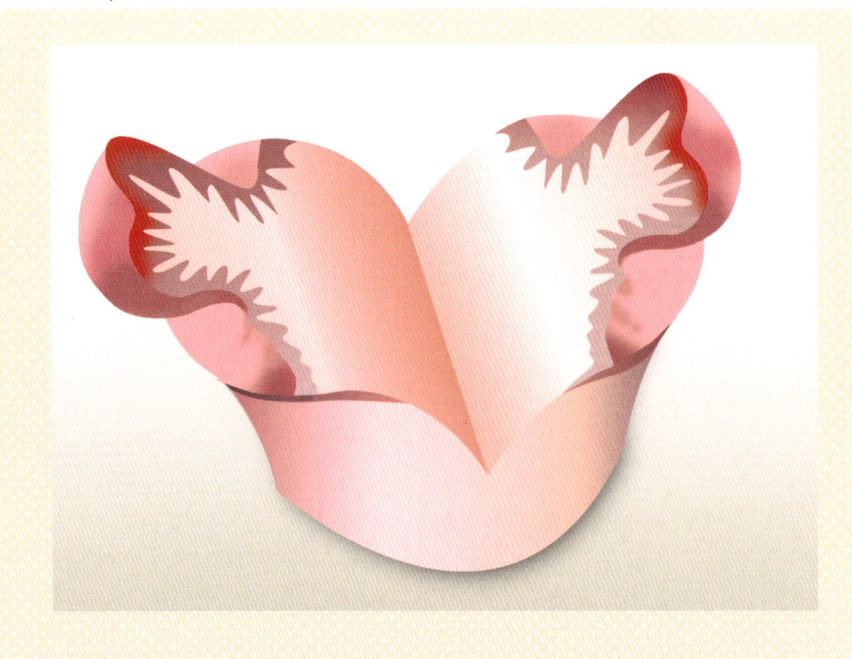

左図は，問題症例 10 の病変部の生検をイラスト化したものである．

通常，表面は重層扁平上皮により被覆され，内部には歯肉，歯根膜，骨膜由来の線維性組織が増殖している．

エプーリスは基本的に歯肉に生じた炎症性増殖物につけられた臨床的名称で，歯肉以外にできるものは線維性ポリープとよばれる．また，腫瘍性の増殖物はエプーリスとよばない．

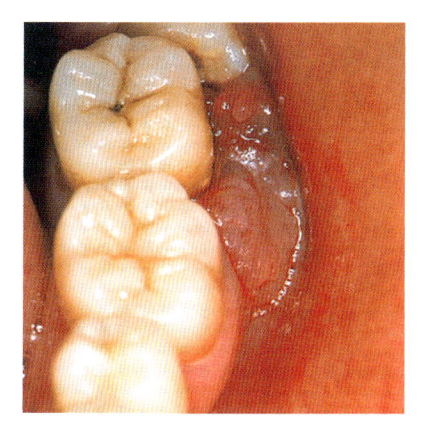

図1 悪性腫瘍のような臨床所見を示したエプーリス（肉芽腫性エプーリス）

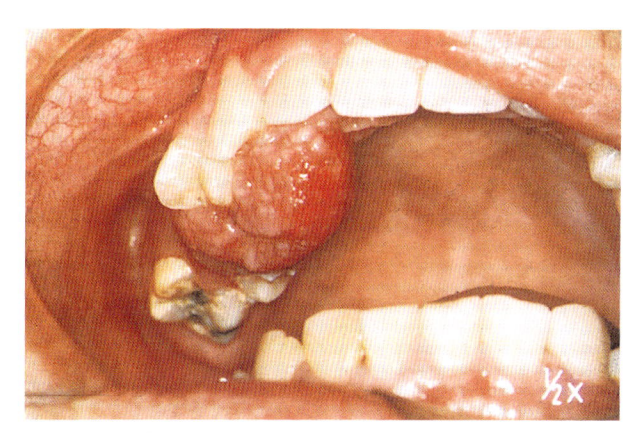

図2 悪性腫瘍のような臨床所見を示したエプーリス（線維性エプーリス）

一方，原発性あるいは転移性の悪性腫瘍がエプーリスのような良性病変と類似することがある（**図3, 4**）．病歴や診査により診断が困難な場合には生検を行い，病理組織学的検査を行っておく．

問題症例10は有茎性，限局性，補綴物の存在，経過などの臨床所見より，エプーリスが最も疑われた．

そもそもエプーリスとは「歯肉の上」という意味であり，歯肉に発生した良性の限局性腫瘤を総称したもので，真の腫瘍は除外される．したがって，その多くは種々の刺激に対する炎症性，あるいは反応性の増殖物である．

臨床的特徴としては，半球状ないしは卵円形の孤立した腫瘤のことが多い

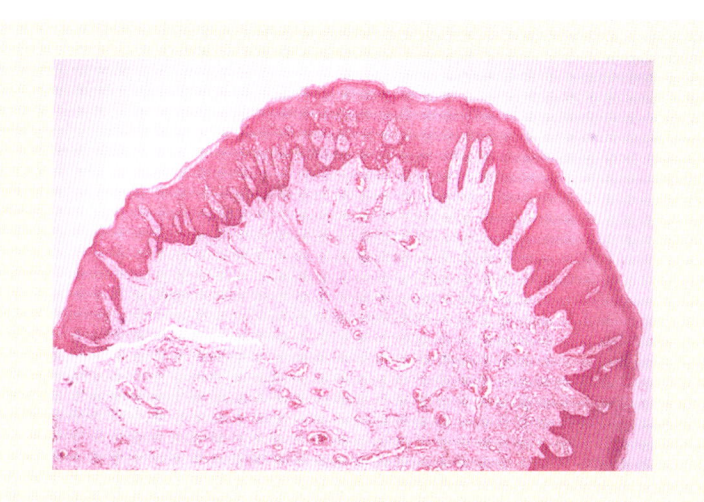

病理像としては，炎症の際に出現する肉芽組織が最終的に線維性組織になったものを線維性エプーリスと考える．内部は，わずかな毛細血管と炎症性細胞浸潤を伴う非腫瘍性の線維性結合組織からなる．もし，毛細血管や線維芽細胞に富む肉芽組織の時期（炎症初期）なら肉芽腫性エプーリスとよばれる．

ACT 5

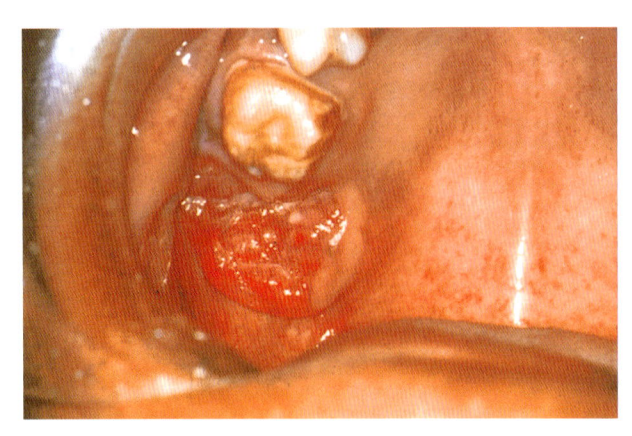

図3 扁平上皮癌．抜歯窩より腫瘍病変が出現し，エプーリスのような臨床所見を示した

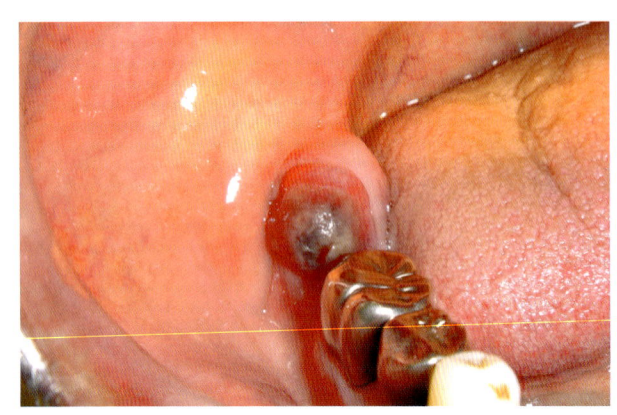

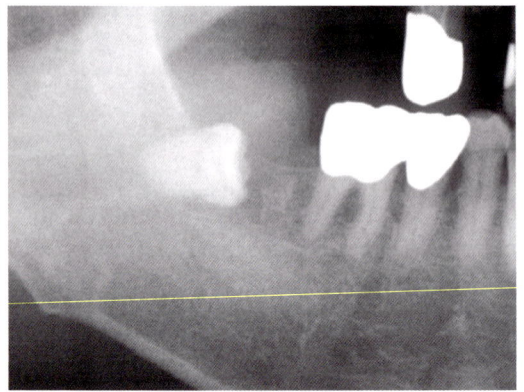

図4 悪性リンパ腫．腫瘍の下には智歯が存在し，エプーリスのような臨床所見を示した

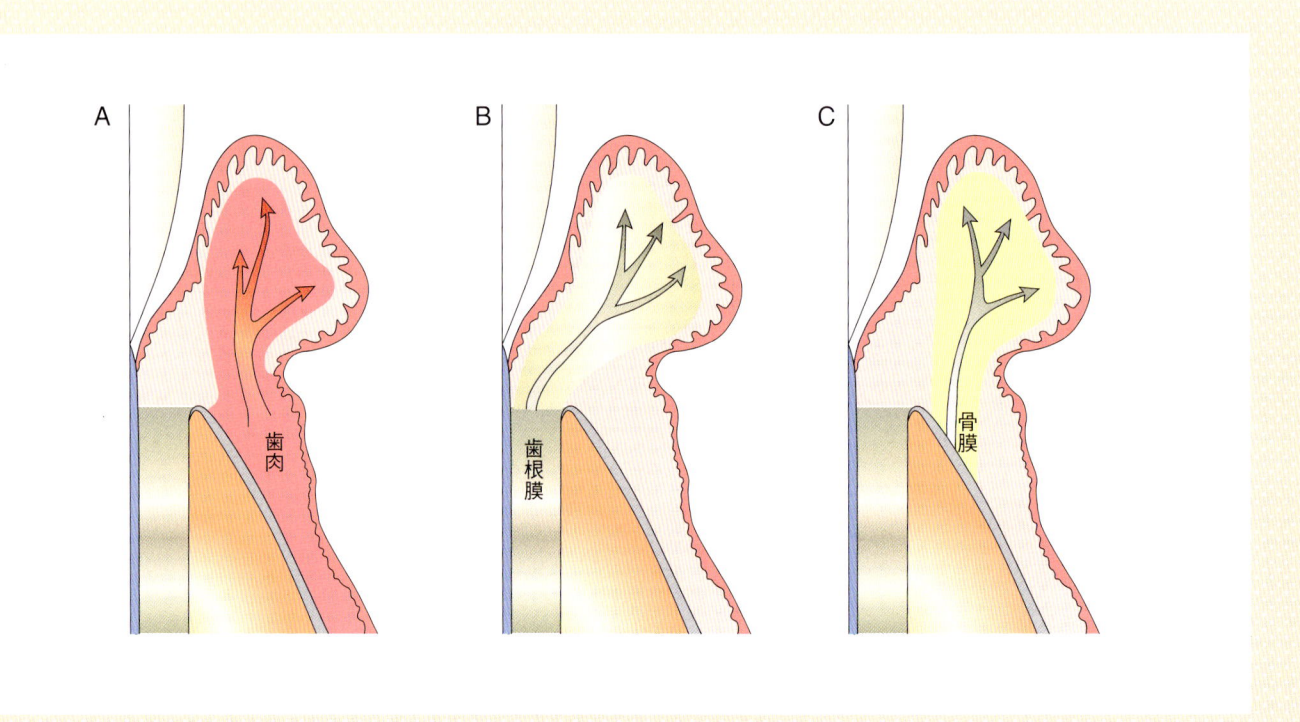

A　歯肉

B　歯根膜

C　骨膜

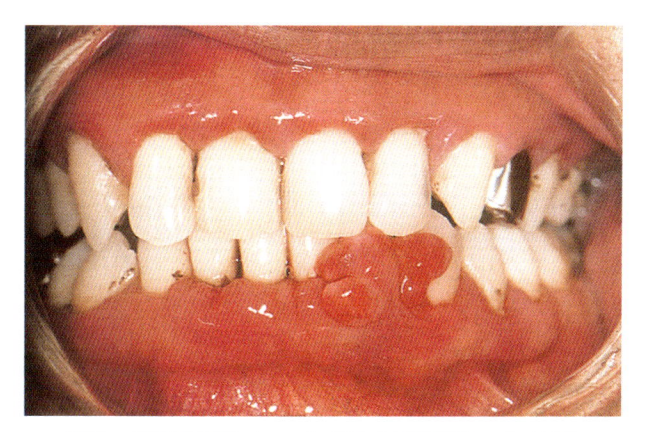

図5 分葉状を呈したエプーリス（肉芽腫性エプーリス）

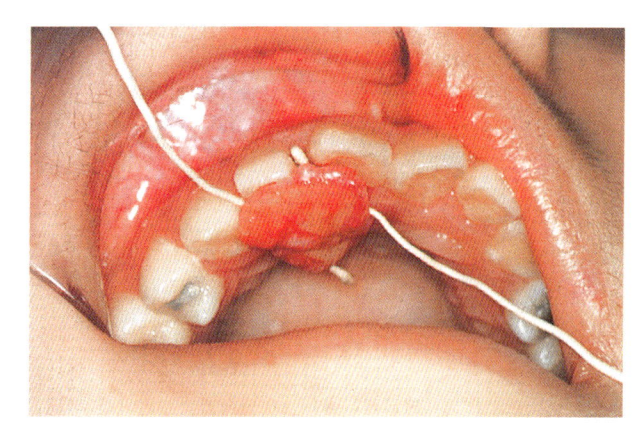

図6 上顎切歯部の口蓋側に発生したエプーリス．茎部を確認している

が，なかには結節状や分葉状（**図5**）を示すものがある．また一般に有茎性でこれが診断の参考となるが（**図6**），広基性のものもある．歯間乳頭部に発生しやすく，発育が緩慢でしかも小指頭大あるいは拇頭大ぐらいまでの大きさであることが多い．

病理組織学的には，その特徴より肉芽腫性（**図1, 5**），線維性（**図2**），血管腫性（**図8**），線維腫性，骨形成性（**図7**），巨細胞性エプーリスなどと診断される．このなかで，エプーリスとして最もよくみられるものは線維性および肉芽腫性エプーリスである．それぞれ硬度や色は一定でなく，肉芽腫性あるいは血管腫性エプーリスでは帯紅色で軟らかく，びらんや潰瘍をつくり，出血しやすい．線維性や線維腫性エプーリスは比較的硬く，歯肉の色に類似

エプーリスの発生母地を考える

エプーリスの発生母地は，通常，3カ所考えられる．
① 歯肉線維性結合組織（**図A**）
② 歯根膜組織（**図B**）
③ 骨膜組織（**図C**）

つまり，エプーリスは，炎症に伴い歯と歯周組織の間から発生増殖することを前提とするので，それ以外の粘膜に生ずる炎症性増殖物は，ポリープ（線維性）とよぶ．

	歯 肉	歯根膜	骨 膜
肉芽腫性エプーリス	○	○	○
線維性エプーリス	○	○	○
セメント質形成性線維性エプーリス		○	
骨形成性線維性エプーリス		○	○

発生母地とエプーリス本体との関係を示す
（○は発生の可能性を意味する）

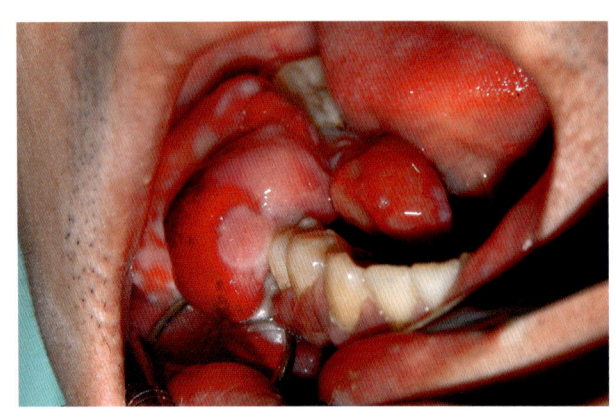

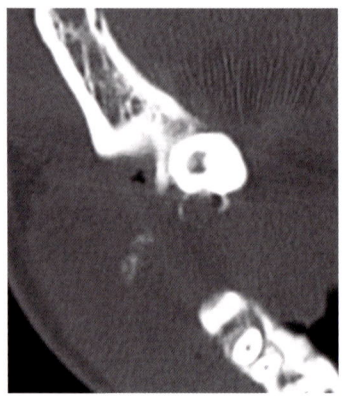

図7　分葉を示した巨大な骨形成性エプーリスとCT像
CT画像で骨形成がみられる（都立大塚病院口腔科）

し，骨形成性エプーリスではさらに硬度が増し，色も黄白色化する．

　他にエプーリスの名称を用いているものとしては，妊娠性エプーリスと先天性エプーリスがある．前者は妊娠腫ともよばれ，通常のエプーリスの成因に加えて，妊娠によるホルモンバランスの変化が発生に大きな役割を果たしていると考えられている．病理組織学的には血管腫性エプーリスに属するものが多い（**図8**）．

　一方，後者は先天性に，歯肉に良性の限局性腫瘤，すなわちエプーリス様の腫瘤がみられるもので，病理組織学的に通常のエプーリスとは異なり，顆粒細胞腫と同様な所見を呈するものが多い（**図9**）．

エプーリスの本体

　エプーリスは，炎症性組織の増殖物であるから，その時期により肉芽腫性か，線維性の2種類が基本である．そのなかに上述した発生母地の潜在能により，セメント質（**図D**）や骨を作る場合があり，その場合は化生性（ある分化した組織が他の分化した組織になること）の硬組織が作られたと考えるのが妥当である（腫瘍性のものではない）．

エプーリスは歯科特有の病名

　かつて，エプーリスは腫瘍性と炎症性，さらには先天性（**図E**）に区別されたが，基本的には炎症性のみをエプーリスと扱う傾向にあり，歯周病などとの関連も重要である．また，巨細胞性エプーリス，毛細血管拡張性エプーリスなど組織形による分類もみられたが，すべて亜型として考える傾向にある．

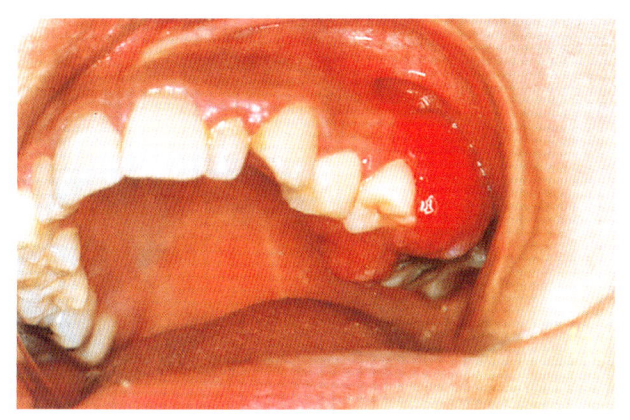

図8　妊娠性エプーリス（血管腫性エプーリス）

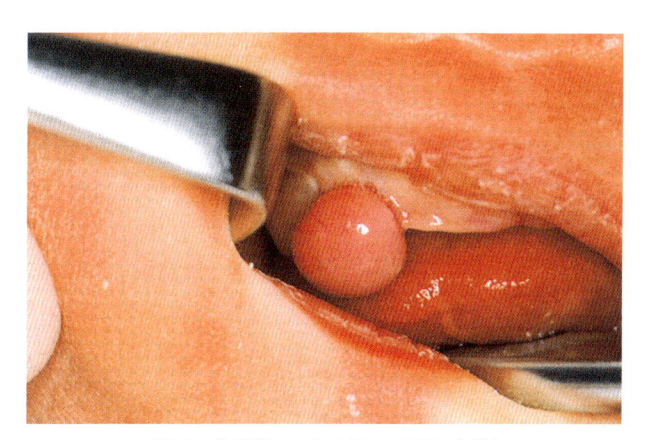

図9　先天性エプーリス．2週，男児

エプーリスに対する治療

　茎部を含めて外科的に切除するが，歯の動揺が著明であれば，抜歯を行ってから切除を行ったほうが茎部が十分に切除できる．骨植が良好で，茎部を十分に切除できれば歯を保存できるが，再発するようであれば抜歯とともに再び切除する．なお，原因となった不適合な補綴物や歯石は除去しなければ再発をきたしやすい．
　妊娠性エプーリスは，出産後，自然消退することが多いため，刺激となっているものを除去したうえで経過を観察する．消退しないようであれば同様に切除する．先天性エプーリスも経過とともに消退することがあるが，残存するようであればその基部より切除する．急ぐ必要はない．

図D　セメント質形成性線維性エプーリス
　　線維性組織のなかにセメント質様の小粒が散見される

図E　先天性エプーリス
　　本体は顆粒細胞の増殖である

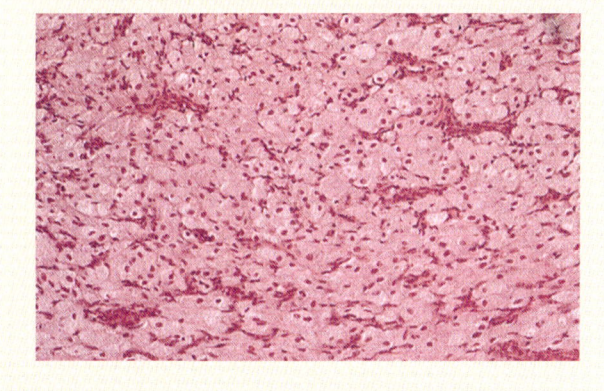

ACT 5

多形性腺腫

問題症例11は，唾液腺腫瘍の臨床診断の下に腫瘍切除術を行った．術前には穿刺吸引細胞診を行い，また，術中には迅速診断を行った．病理組織学的診断では多形性腺腫であった．唾液腺悪性腫瘍も同様な臨床症状を示すことがあるので，診断には注意を要する．

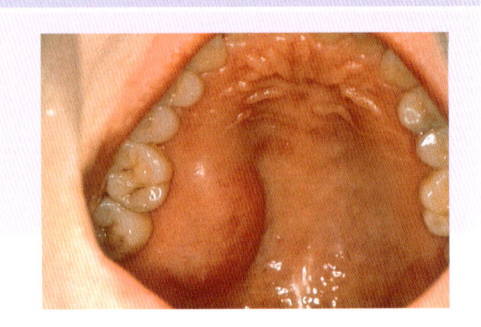

問題の理解

口蓋は，口腔の上壁をなし，硬口蓋と軟口蓋に分けられる．硬口蓋は上顎骨口蓋突起と口蓋骨の支持を受け，上方には上顎洞や鼻腔がある．硬口蓋の骨は部位により菲薄で，比較的容易に病変により吸収されるため口蓋部に症状を現す疾患の診断を進める場合には，口腔内病変にかぎらず，近接している上顎洞や鼻腔に発生した病変も念頭におかなければならない．

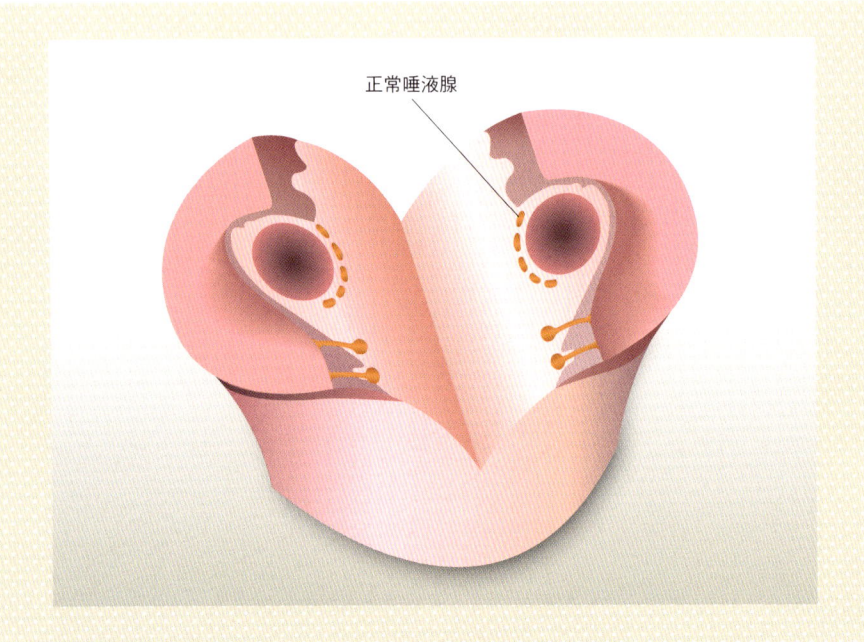

左図は，問題症例11の病変部の生検をイラスト化したものである．

通常，表面は重層扁平上皮により被覆され，内部には唾液腺から発生した良性の腫瘍が存在する．

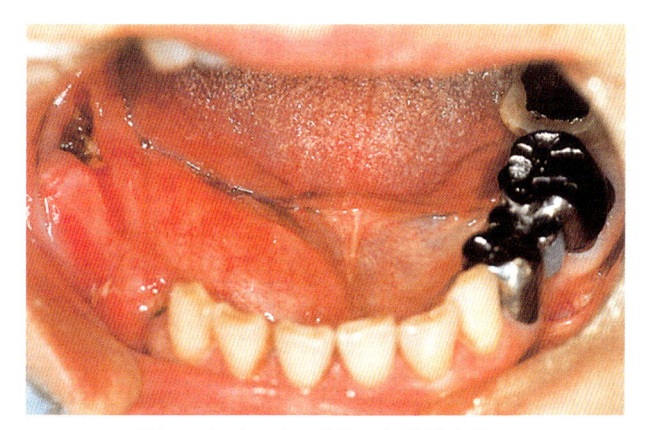

図1 右舌下腺に発生した腺様嚢胞癌

　問題症例11は硬口蓋部に境界明瞭な弾性硬の腫瘤を示し，X線検査を行ったところ，腫瘤に相当する口蓋の骨にのみ圧迫吸収像が認められた．その臨床的所見より，硬口蓋の骨組織より口腔粘膜側に局在する病変であることが推定され，口蓋に好発する唾液腺腫瘍であろうと診断した．

　唾液腺には，耳下腺，顎下腺，および舌下腺の3大唾液腺と，口腔内に広範に分布する各種小唾液腺がある．唾液腺腫瘍は，これらのうち耳下腺に発生することが最も多く，これに次いで小唾液腺あるいは顎下腺で，舌下腺にはまれであるが，舌下腺に発生した場合には悪性である可能性が高いといわれている（**図1**）．

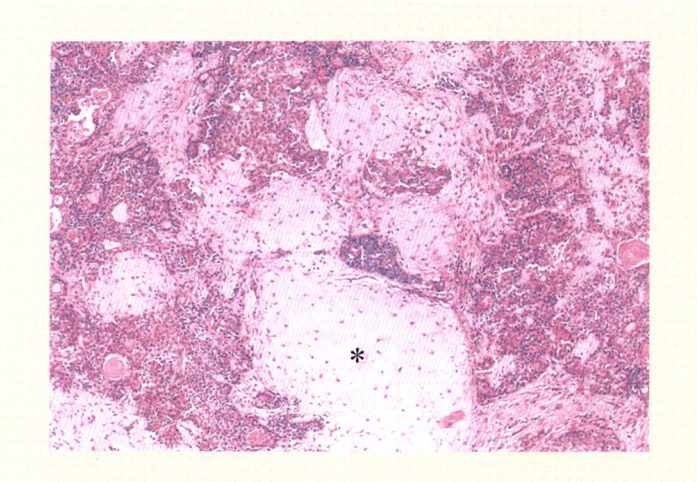

　多形性腺腫は唾液腺腫瘍のなかでも最も代表的なものである．

　本腫瘍の組織像は同じ腫瘍内，場合によってもきわめて多種多様像を示す．基本的には腺腔を形成する腺上皮系の細胞とその外周に位置する筋上皮細胞の2相性構造からなる．筋上皮系の細胞は自らの分泌物により生ずる粘液様または軟骨様基質（＊）へ解離し，特徴的な像をとるようになる．

ACT 5

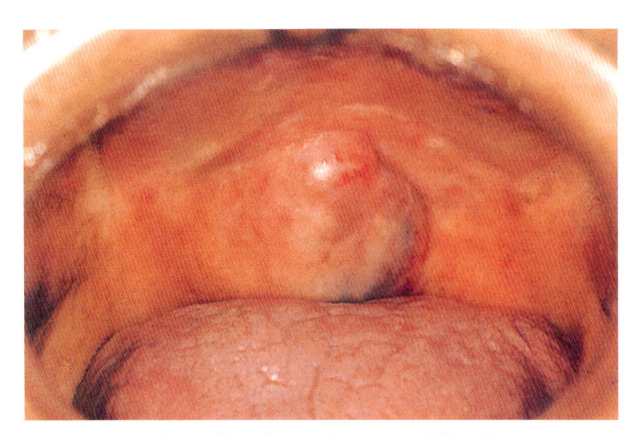

図2　軟口蓋に発生した多形性腺腫

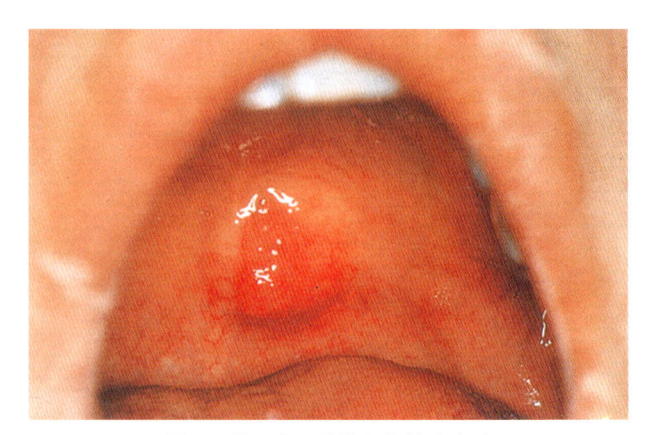

図3　軟口蓋に発生した粘表皮癌

　小唾液腺由来の唾液腺腫瘍は，硬口蓋から軟口蓋にかけて分布する口蓋腺由来のものが最も多く（図2，3），口唇，頬粘膜，舌，歯槽部（図4，5）などに発生することは比較的少ない．

　唾液腺腫瘍には，悪性腫瘍では，腺様嚢胞癌（図1），粘表皮癌（図3），腺房細胞癌，悪性多形性腺腫などが，良性腫瘍では，多形性腺腫，単形性腺腫（腺リンパ腫，好酸性腺腫）などがある．なかでも最も発生頻度の高いものは，良性では多形性腺腫，悪性では腺様嚢胞癌である．

　問題症例11は，病理診断の結果，多形性腺腫であった．一般に唾液腺腫瘍は多様な組織像を示し，良性と診断されても術後再発をきたす例があり，また長い経過中に悪性化をきたすことがあるので注意を要する．

唾液腺腫瘍の分類

腺腫
1）多形性腺腫（pleomorphic adenoma）
2）筋上皮腫（myoepithelioma）
3）基底細胞腺腫（basal cell adenoma）
4）ワルシン腫瘍・腺リンパ腫（Wharthin tumor; adenolymphoma）
5）オンコサイトーマ（oncocytoma）
6）細管状腺腫（canalicular adenoma）
7）脂腺腺腫（sebaceous adenoma）
8）導管乳頭腫（ductal papilloma）
9）嚢腺腫（cystadenoma）
　（1）乳頭状嚢腺腫（papillary cystadenoma）
　（2）粘液性嚢腺腫（mucinous cystadenoma）

腺癌
1）腺房細胞癌（acinic cell carcinoma）
2）粘表皮癌（mucoepidermoid carcinoma）
3）腺様嚢胞癌（adenoid cystic carcinoma）
4）多型低悪性腺癌（polymorphous low-grade adenocarcinoma）
5）上皮筋上皮性癌（epithelial-myoepithelial carcinoma）
6）基底細胞腺癌（basal cell adenocarcinoma）
7）脂腺癌（sebaceous adenocarcinoma）
8）乳頭状嚢腺癌（papillary cystadenocarcinoma）
9）粘液性腺癌（mucinous adenocarcinoma）
10）オンコサイト癌（oncocytic carcinoma）

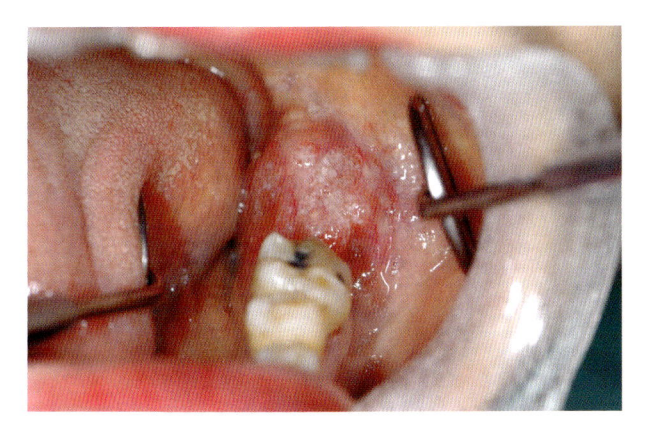

図4 小唾液腺から発生した腺癌（唾液腺腫瘍）
唾液腺由来の腺癌はきわめてまれである．本症例では下顎骨の吸収もみられた

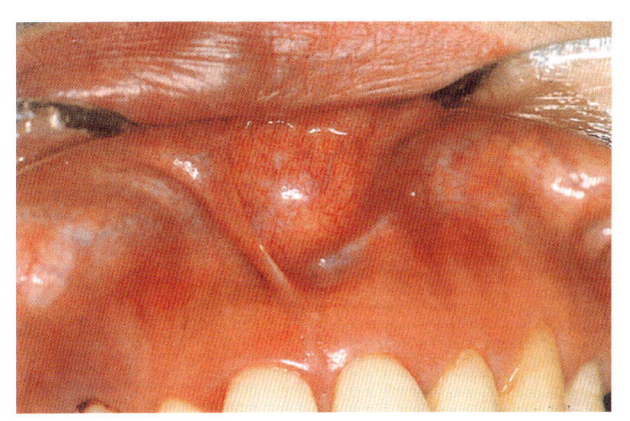

図5 上顎正中歯槽部に発生した多形性腺腫

　さらに，唾液腺腫瘍は悪性であっても緩徐な発育を示すことが多いため，臨床所見からだけでは良性腫瘍と誤診されることが少なくない．組織検査は，被膜を破り腫瘍を拡大させる可能性があるので安易にすべきではないといわれていたが，術前に悪性か良性かを診断することはきわめて重要である．したがって臨床所見ばかりでなく，唾液腺造影法，超音波診断法，CTスキャン，MRI，シンチグラムなどを応用して診断の参考としている．しかし，小唾液腺腫瘍ではこれら検査が不可能であったり，病変部が小さく画像の診断も困難であることが多い．近年では大唾液腺腫瘍，あるいは小唾液腺腫瘍の術前診断に穿刺吸引細胞診および組織診が積極的に行われるようになった（**図6**）．

11) 唾液管癌（salivary duct carcinoma）
12) 腺癌（adenocarcinoma）
13) 悪性筋上皮腫（malignant myoepithelialoma）
14) 多形性腺腫内癌（carcinoma in pleomorphic adenoma）
15) 扁平上皮癌（squamous cell carcinoma）
16) 小細胞癌（small cell carcinoma）
17) 未分化癌（undifferentiated carcinoma）
18) その他の癌腫

WHO分類（2017）での変更点：唾液腺腫瘍

Polymorphous low grade adenocarcinoma
→ Polymorphous adenocarcinoma［名称変更］

Secretory carcinoma［追加］
低悪性度の癌で，乳腺における，Secretory carcinoma（分泌癌）に類似．

ACT 5

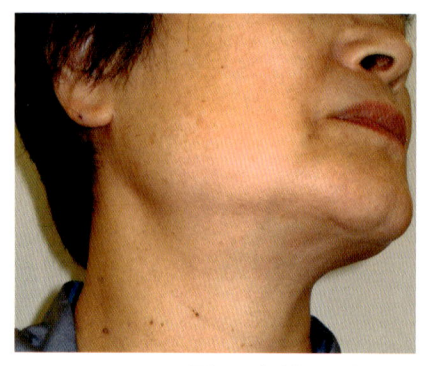

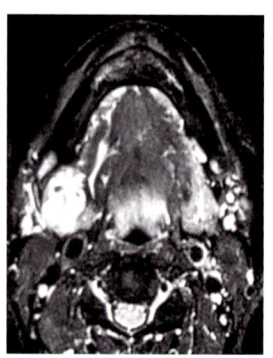

図6 右側顎下腺（腺様嚢胞癌）
右側顎下部に弾性硬の腫脹がみられた．また単純MR（T_2強調）画像で右顎下腺全体が不均一に撮像されている．穿刺細胞診を行い腺様嚢胞癌との診断であった

多形性腺腫に対する治療

一般に腫瘍被膜を残さないように腫瘍の摘出術が行われている．しかし，腫瘍と周囲組織が十分に被膜で境されていないことや，部分的に悪性化していることも報告されており，一部周囲健康組織を含めて切除することが無難である．小唾液腺腫瘍の好発部位である口蓋では，被覆粘膜とともに切除されることが多く，硬口蓋では腫瘍に接している部位の骨の削去も行われる．

腫瘍切除後の欠損には，硬口蓋では保護床が，軟口蓋では隣接粘膜弁が応用されている．

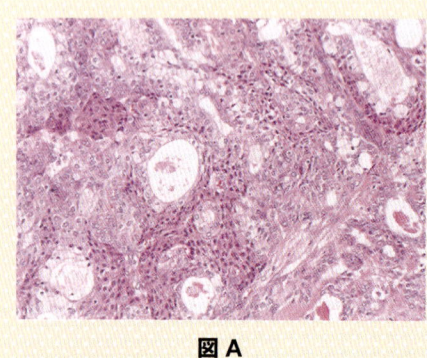

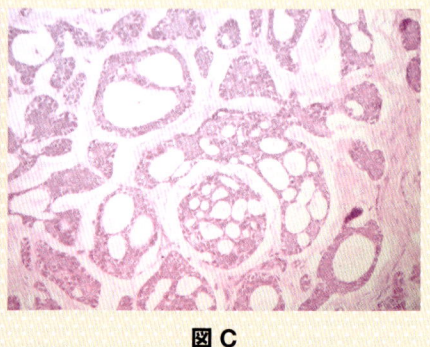

図A　　　　　**図B**　　　　　**図C**

唾液腺腫瘍

粘表皮癌（Mucoepidermoid carcinoma）
腫瘍実質が，扁平上皮，粘液産生性細胞，中間細胞（導管）からなる腫瘍（**図A**）．

腺リンパ腫（Wartin tumor）
嚢胞状の腺腔上皮組織とリンパ性組織からなる腫瘍（**図B**）．上皮組織は管腔に向かって乳頭状に増殖し，内側は高円柱状，外側は立方状または多角形の細胞からなる．上皮直下にはリンパ性組織の密な増殖がみられる．

腺様嚢胞癌（Adenoid cystic carcinoma）
篩状の特異な組織像を示す特徴があり，しばしば神経周囲への浸潤性増殖を示す（**図C**）．

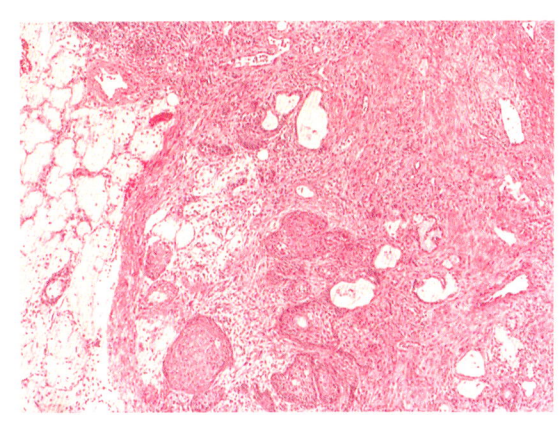

唾液腺壊死性化生

　唾液腺壊死性化生(necrotizing sialometeplasia)は，病理学的に唾液腺の一部の壊死と，隣接する腺組織に扁平上皮化生をきたす疾患で，臨床的には唾液腺の存在部に腫脹と潰瘍を形成する悪性腫瘍様病変として出現する（**図1**）．発症時には疼痛を伴うことが多い．唾液腺の存在部位にはどこにでも発生する可能性があるといわれているが，口蓋，特に硬口蓋に発生することがほとんどで，通常は片側性であるが，両側性に認められることもある．梗塞により血液供給が阻害され唾液腺組織が壊死するものと考えられている．発生頻度はきわめて少ない．

　本症で片側性の場合には，まず潰瘍をきたすため悪性腫瘍を考えるのが通常で，病理検査を行ってはじめて本症と診断されることが多い．本症の場合は自然治癒するので治療の必要はない（**図2**）．

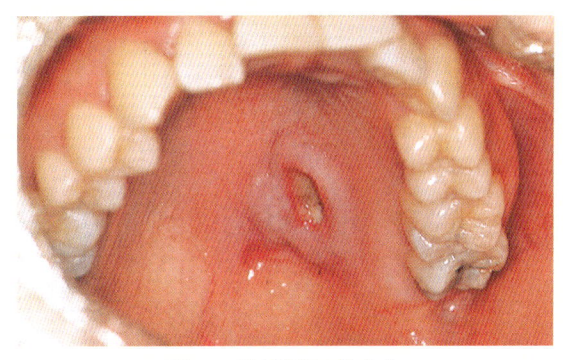

図1 唾液腺壊死性化生
疼痛出現2週間後，腫脹と潰瘍が認められる（都立大塚病院口腔科）

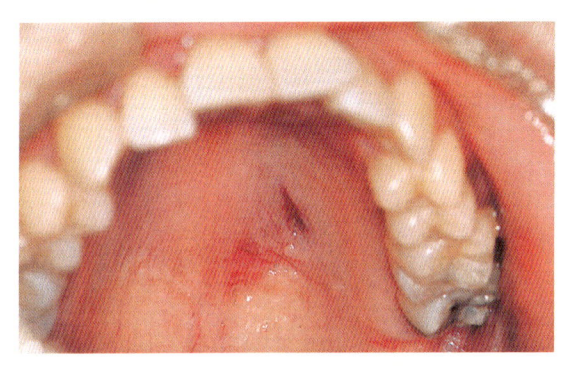

図2 図1症例の2週間後．自然治癒してきている

　本病変は，病理検査でも癌腫（扁平上皮癌や粘表皮癌など）と誤診することがあるが，その本体は血栓など血管の閉塞により生ずる局所の虚血の結果起こる反応性の病変である．病変部には扁平上皮化生を伴う導管と肉芽組織の増殖がみられ，その周辺部には炎症性細胞浸潤を伴う壊死に陥った腺房などが観察される（**図3**）．

図3 唾液腺壊死性化生

ACT 5

神経鞘腫

問題症例12は，臨床所見より腫瘍を疑い，病理組織検査を行った．結果は神経鞘腫であった．

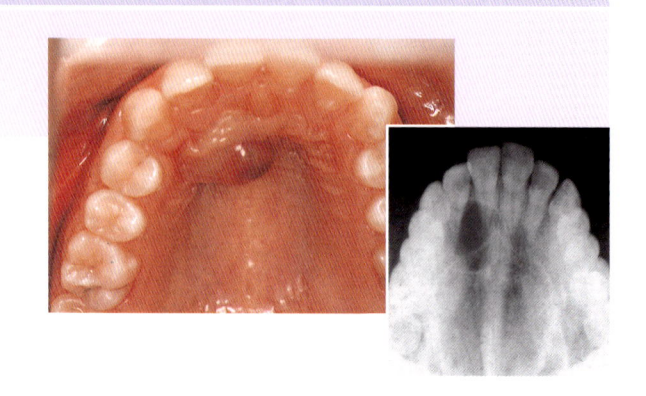

問題の理解

病変を診断する場合には，その部の解剖がどうなっているのか，それを構成する組織はいかなるものかを把握している必要がある．

口蓋の粘膜は，重層扁平上皮で裏装されており，硬口蓋後方部からは粘膜下組織が存在するが，硬口蓋前方部ではこれが欠け，粘膜固有層が直接骨膜に移行するため，粘膜の可動性はない．通常，小唾液腺である口蓋腺も粘膜下組織のないところには存在しない．硬口蓋の前方部の上顎骨口蓋突起正中縫合部には鼻口蓋管があり，血管神経束が走行している．

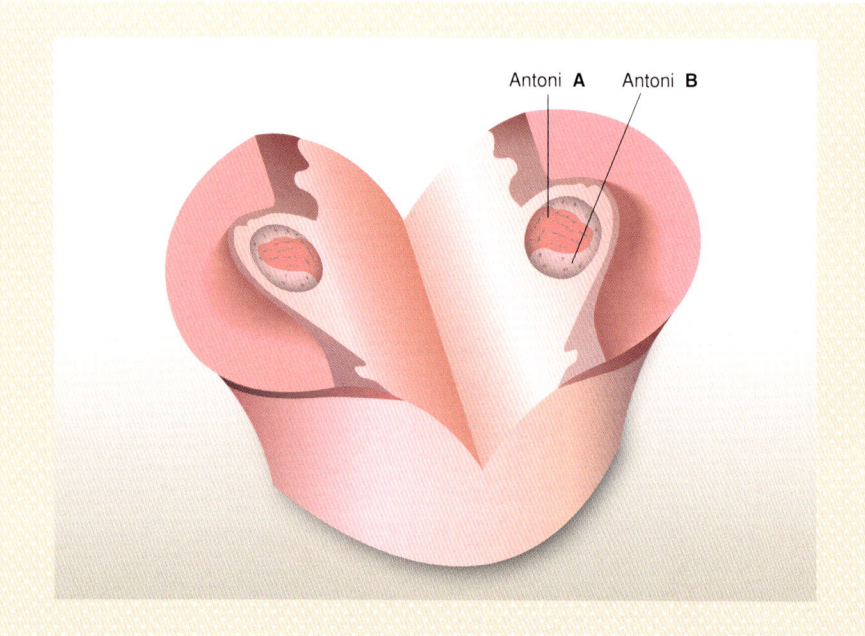

Antoni A　Antoni B

左図は，問題症例12の病変部の生検をイラスト化したものである．

通常，表面は重層扁平上皮により被覆され，腫瘍本体はシュワン細胞の増殖よりなる．

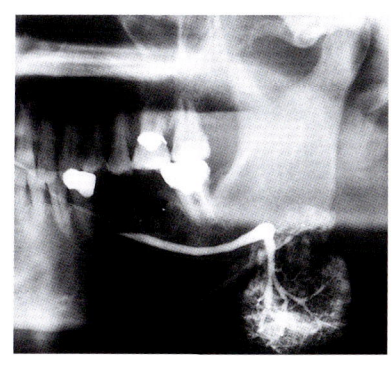

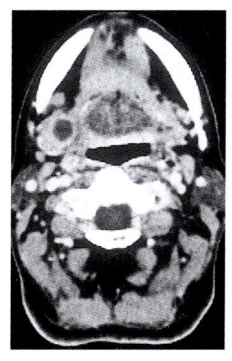

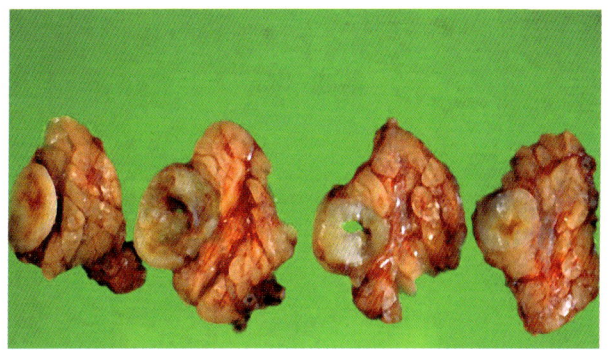

図1 顎下神経節付近に発生した神経鞘腫

唾液腺造影所見では，顎下腺内に境界明瞭で腺管を圧迫した陰影欠損が認められた．摘出物の割断標本では，腫瘍は顎下神経節に近接した顎下腺組織のなかに存在した

　問題症例12は，硬口蓋前方部のやや右側に病変が存在し，境界明瞭なX線骨透過像が認められた．また鼻口蓋管を包含していると思われた．そこで，良性腫瘍の臨床診断のもと，試験切除を行ったところ神経鞘腫の診断であった．

　顎口腔領域に発生する可能性のある神経組織由来の腫瘍としては，悪性では悪性神経鞘腫，神経芽細胞腫が，良性では神経鞘腫（**図1**），神経線維腫，外傷性神経腫（切断神経腫）（**図2**）などがあげられるが，神経鞘腫および神経線維腫以外の腫瘍はきわめてまれである．

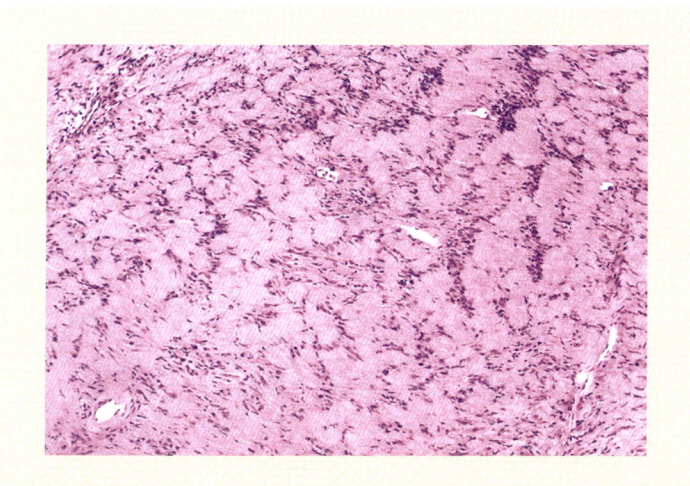

　病理像としては，柵状配列（横隊行進配列または観兵式配列）とよばれるように，腫瘍細胞が規則正しく並んでいる．神経鞘腫には典型的な柵状配列を示す Antoni A 型，粘液腫様を呈する Antoni B 型の両方があるが，実際には両者の混在型が多い．左図は Antoni A 型の典型的な組織像である．

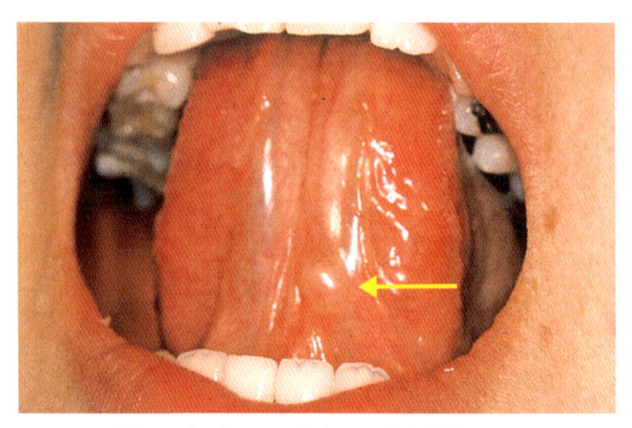

図2 左舌下面に発生した外傷性神経腫

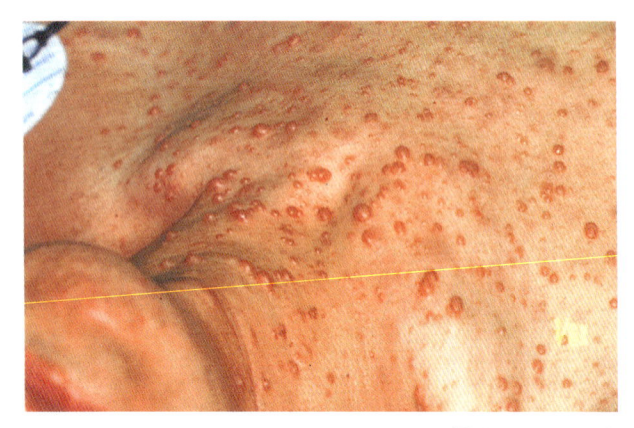

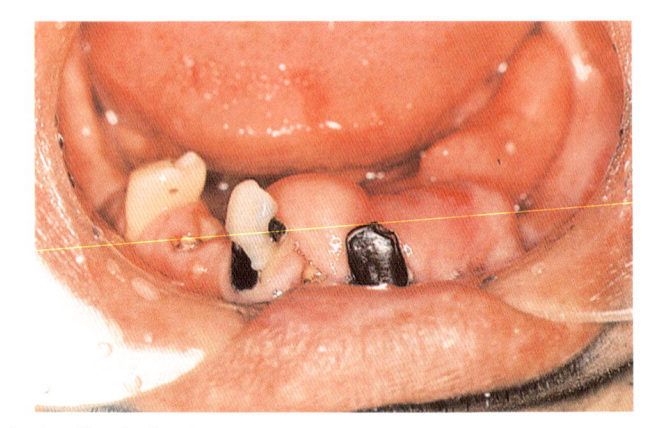

図3 フォン・レックリングハウゼン病
全身皮膚に左図のような神経線維腫がみられた．右図の口腔内所見では，歯肉および口底部に神経線維腫が多発していた

目立たぬ支配者の怒り

　軍国主義では，軍隊がその国を統制支配する．兵隊は整然と配列行進し，国の内外にその権力を示す（**図A**）．さて，われわれの身体の支配者は神経系であるが，その存在をあまり認識することはないし，見ることも容易ではない．組織学的には軸索と髄鞘からなる整然とした配線が身体を隈なく走り，統制をとっている（**図B**）．

　話題になっているような末梢神経由来の神経鞘腫は，身体を統制しているのは『俺達なんだぞ…』と横隊行進像を示すことによって，その存在を病理医にアピールしているようにみえる（**図C**）．

　ただし，統制をとっている以上，めったに悪性化することはないが…．

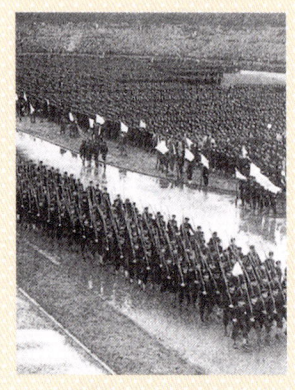

図A 学徒出陣

末梢神経再生が GTR の根源

　GTR（Guided Tissue Regeneration）は，失われた歯周組織を回復させる目的で，歯牙周囲に応用される．その原理は，バリア膜により歯根周囲にスペースを作り，歯肉などの非特異的な線維芽細胞を排除して歯根膜由来の細胞のみをスペース内に導くというものである．

　この根拠は1959年に，切断された神経の再生を試みる目的で，物理的に密封されたチューブのなかで神経を再生させるという実験に端を発する．その目的は，分断された身体の統制を周囲環境に邪魔されることなく再び回復させるというものであった．

神経鞘腫は神経の存在する全身のいずれの部位にも発生し，良性の軟部腫瘍のなかでは発生頻度の高い腫瘍で，特に頭頸部，四肢の皮下に発生し，口腔領域では舌に発生することが最も多いといわれている．本症例は，鼻口蓋神経に由来して発生したものと考えられた．一方，神経線維腫は神経鞘腫と比べると発生頻度は低く，しかも口腔内の発生はさらに少ないといわれている．

通常，これらの腫瘍は単発性に発生するが，フォン・レックリングハウゼン病（von Recklinghausen病，神経線維腫症）では皮膚や口腔に神経線維腫が多発する．また皮膚のメラニン沈着斑や中枢神経腫瘍などが症状として現れる．常染色体優性遺伝を示す（図3）．

良性の神経組織腫瘍に対する治療

摘出術，あるいは切除術が行われる．神経鞘腫は一般に被膜があり，剥離摘出が容易であるが，神経線維腫は被膜がなく，切除することが多い．また神経束と容易に剥離できる場合には神経束を保存することが可能であるが，剥離が困難な場合は神経線維を含めて切除せざるをえない．

外傷性神経腫は真の腫瘍ではなく，外傷後に生じた神経線維の腫瘍様の過剰な再生である．したがって切除を要するような外傷性神経腫では，神経を含めないと切除不可能である．

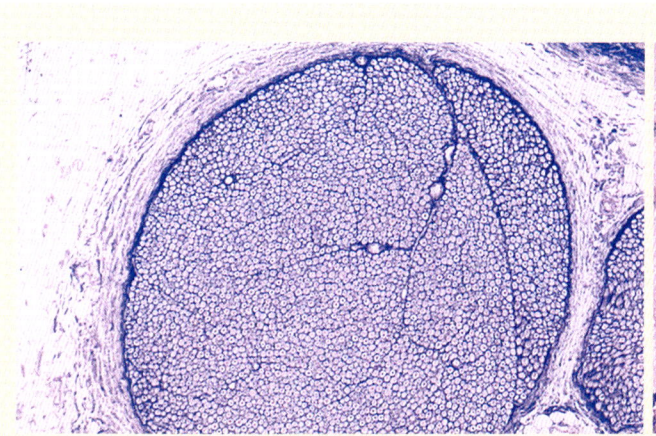

図B 下歯槽神経横断面
太い電話線の断面を思わせる

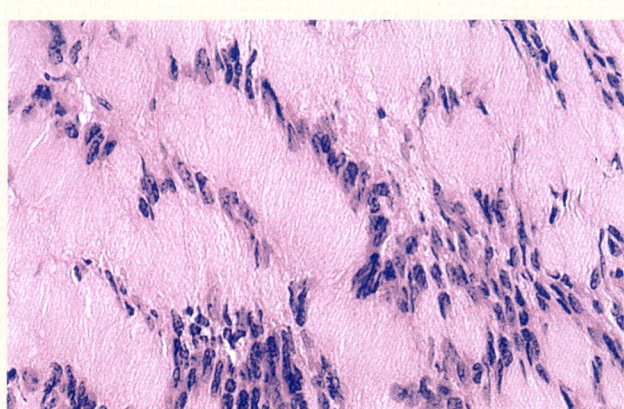

図C 神経鞘腫強拡大
横隊行進を思わせる

類表皮嚢胞

問題症例 13 においては，穿刺吸引により針内に粥状物を確認した．そこで類皮あるいは類表皮嚢胞との臨床診断の下に摘出手術を行った．病理組織検査結果は類表皮嚢胞であった．

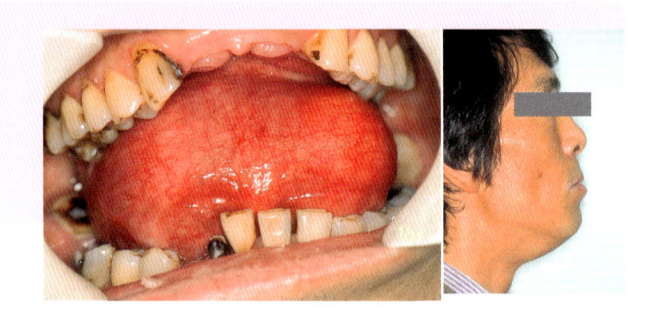

問題の理解

顎口腔領域に嚢胞性疾患がみられることは多い．硬組織ばかりでなく，口底部周囲の軟組織にも種々の嚢胞が発生する．口底部に発生する嚢胞には，粘液貯留嚢胞（ガマ腫），類皮あるいは類表皮嚢胞，甲状舌管嚢胞などがある．また下方の頸部にも甲状舌管嚢胞や鰓嚢胞が発生する．

軟組織に発生した嚢胞の診断は，その内容物が独特な所見を呈するため比較的容易である．問題症例 13 は，その臨床所見および検査により，類皮あるいは類表皮嚢胞であることが強く疑われた．また，近年では MR などの画像診断によって，さらに診断が容易になった（図1）．

類皮および類表皮嚢胞は，胎生期に外胚葉の嵌入によって発生する嚢胞で，口底部に発生したものは鰓弓の残遺上皮に起因するといわれている．嚢胞壁は皮膚類似構造をもち，裏装上皮の角化重層扁平上皮と結合組織で構成され

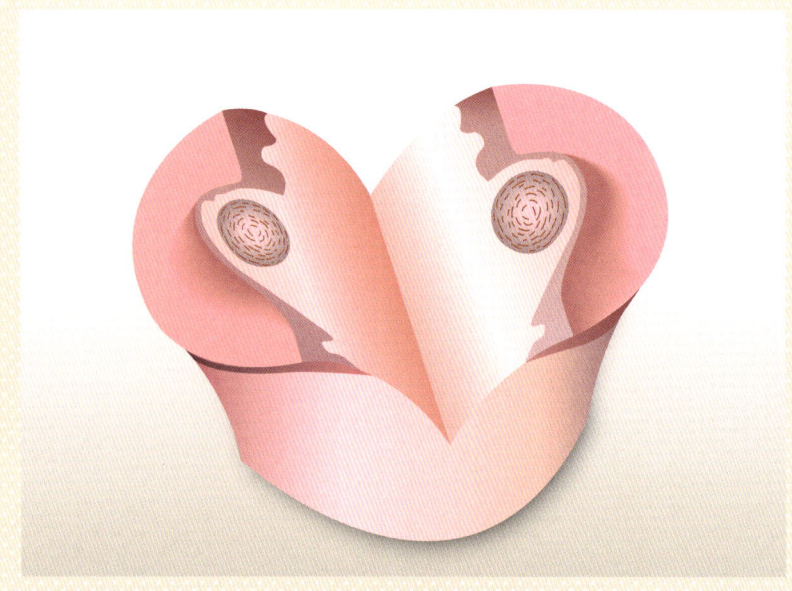

左図は，問題症例 13 の病変部の生検をイラスト化したものである．

通常，内腔は重層扁平上皮により裏装され，内部には種々の程度の角質物を入れている．

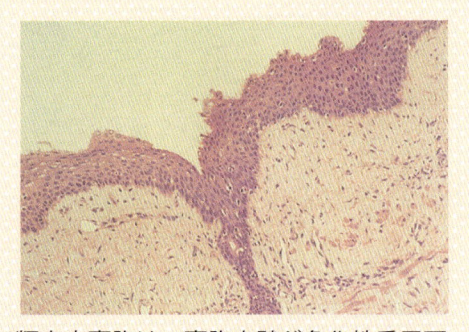

外胚葉の嵌入により生ずる嚢胞に嚢胞壁が皮膚様（表皮と皮膚付属器）からなるものを類皮嚢胞（Dermoid cyst）といい，単に表皮の裏装のみを有するものを類表皮嚢胞（Epidermoid cyst）という．

病理像として類表皮嚢胞は，嚢胞内壁が角化性重層扁平上皮により裏装され，内部には角質物を満たしている．通常，上皮の基底部は平坦で，嚢胞壁は線維性結合組織よりなる．

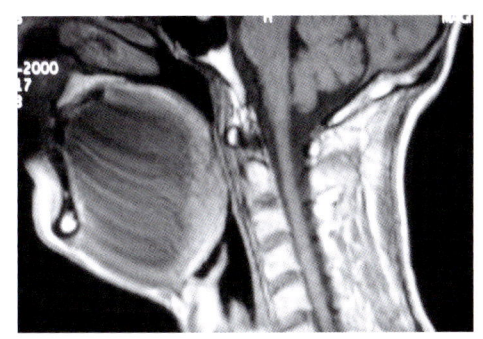

図1 問題症例13のMR像
口底部の膨隆性腫脹が著明で、舌は後方に圧迫されている。また、気道はほぼ閉塞した状態であった。睡眠時の無呼吸が納得できる画像である

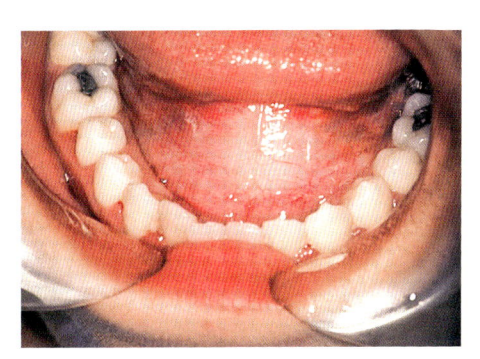

図2 舌下型類表皮囊胞

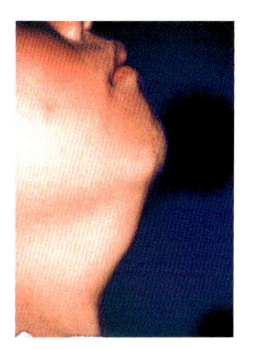

図3 オトガイ下型類表皮囊胞

る。さらに汗腺、皮脂腺、毛髪（毛包）などの皮膚付属器官の一部を伴うものを類皮囊胞（Dermoid cyst）、皮膚付属器官を伴わないものを類表皮囊胞（Epidermoid cyst）という。また、きわめてまれではあるが、歯、骨、筋肉などを含む、奇形囊胞（Teratoid cyst）が発生することがあるといわれている。これらの囊胞は顎口腔領域では口底部に好発し、顎舌骨筋の上方で舌下部に症状が出現する舌下型（**図2**）と、顎舌骨筋の下方でオトガイ下部に腫脹を示すオトガイ下型（**図3**）に分けられる。問題症例13は舌下型で、囊胞は顎舌骨筋の上方に存在し、顎舌骨筋は下方に圧排されていた。しかし、巨大な囊胞のためオトガイ下部の腫脹も認められた。

本囊胞では、両側性に拡大した舌下型の場合であってもガマ腫にみられるような舌小帯によるくびれは認められない。囊胞の内容物は黄白色の粥状物

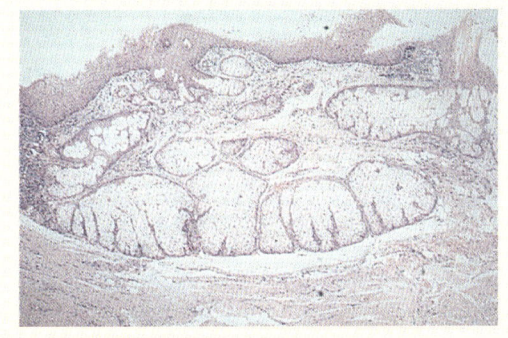

図A 類皮囊胞の組織像（HE染色）。重層扁平上皮に裏装された囊胞壁の一部に、本来皮膚にみられる皮脂腺が多数観察される

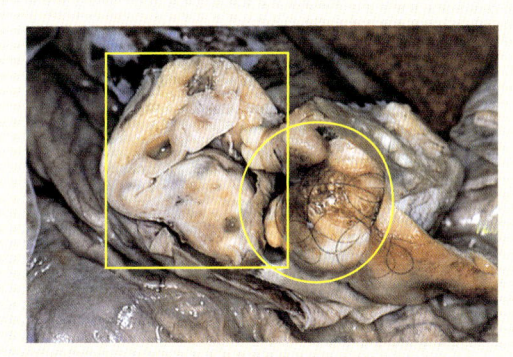

図B 卵巣のDermoid cyst. 皮膚様部分から毛髪が生えている。○：充実部，□：卵巣

類皮囊胞

類皮囊胞は、上皮の迷入、発育異常として理解できるが、類皮囊胞では皮膚付属器（皮脂腺、汗腺、毛髪など）を含む（**図A**）。さらに、卵巣に発生するようなものは囊胞性奇形腫（Cystic teratome）とよばれ、皮膚付属器の他に外胚葉由来の神経組織、中胚葉由来の骨、歯、筋肉、

血管がみられることも多い（**図B**）。

また、呼吸器系、胃腸系、甲状腺など、内胚葉由来組織を含むこともあるが、まれである。これらはいずれも個々の組織として分化していても、臓器としての形態をとることはまずない。

これらの腫瘍内にみられる歯、毛髪から移植・植毛の応用研究が待たれる？

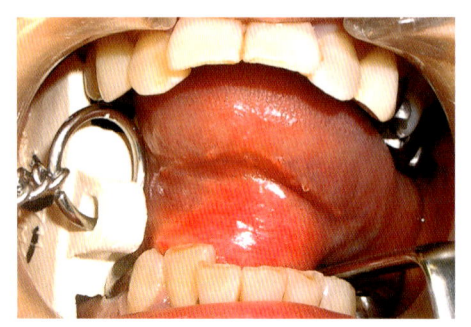

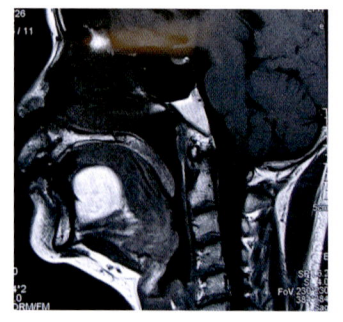

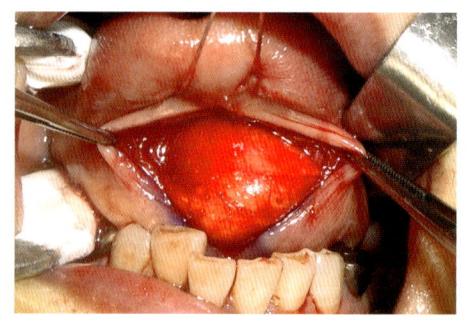

図4 舌下型類表皮嚢胞．MR像にて顎舌骨筋上に嚢胞が認められ，口腔内から病変を摘出した

で，穿刺吸引してもその内容を簡単に吸引できないことがある．内容を確認したい場合には，太めの注射針で持続的に吸引圧を加える必要がある．

類皮あるいは類表皮嚢胞に対する治療

摘出手術が選択される．顎舌骨筋上方の舌下型の類皮あるいは類表皮嚢胞に対しては，口腔粘膜の正中に切開を加え丁寧に剥離を行い，両側の顎下腺管を損傷しないように摘出を行う（**図4**）．オトガイ下型ではオトガイ下部の皮膚に横切開を加え，口底の顎二腹筋，オトガイ舌骨筋を圧排し，嚢胞壁を破綻させないようにして剥離摘出を行う．摘出は比較的容易である．

嚢胞とは，組織内に病的に形成された，通常液状成分をもち，液状成分周囲を固有の裏装上皮に覆われている球状の嚢状物をいう．嚢胞壁にある構造物により嚢胞の種類が決まる．たとえば，甲状舌管嚢胞では嚢胞壁に甲状腺組織が，鰓嚢胞では嚢胞壁にリンパ性組織がみられる．嚢胞は，大部分において害はなく放置しても大丈夫とされるが，面積が大きなものや周囲の臓器との癒着を伴うものなどは手術による摘出を必要とする．また癌に変化するものもあるとされる．

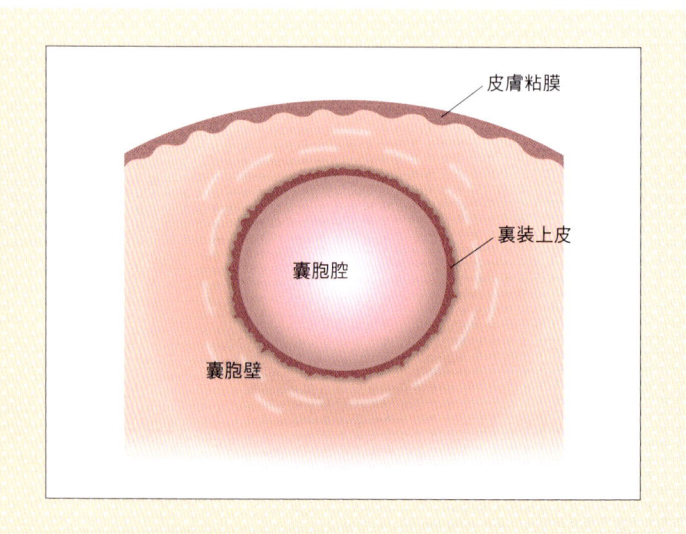

軟組織に発生するその他の囊胞

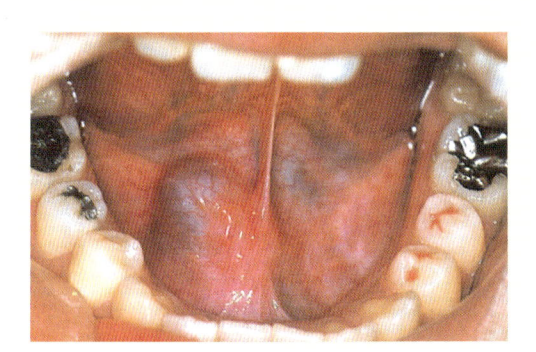

図1 右側舌下型ガマ腫

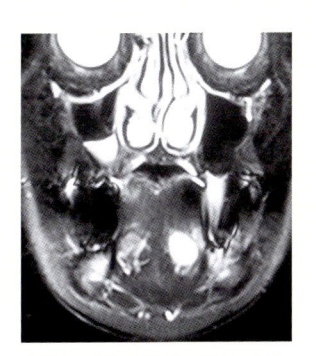

図2 舌下型ガマ腫のMR像（T₂強調）
顎舌骨筋の上方（舌下部）にのみ唾液が貯留している

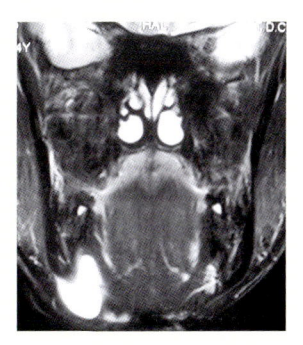

図3 顎下型ガマ腫のMR像（T₂強調）
顎舌骨筋の下方（顎下部）にのみ唾液が貯留している

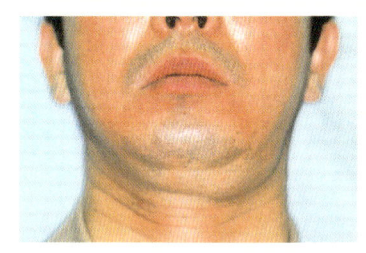

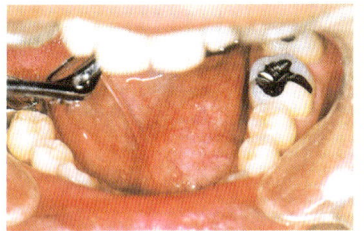

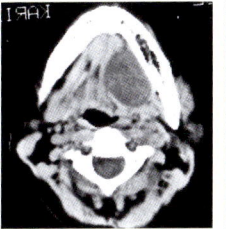

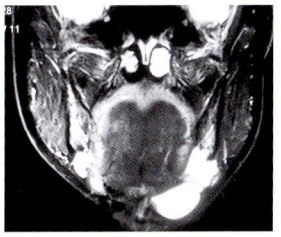

図4 左側の舌下顎下型ガマ腫の局所所見，口腔内所見，CT像およびMR画像
舌下部，顎下部に腫脹がみられ，CT画像にて舌骨上筋群は囊胞により健側に圧排されている．MR画像所見にて唾液が舌下部と顎下部に貯留している

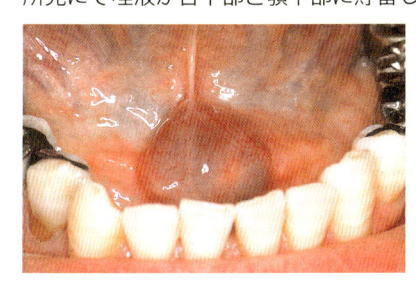

図5 正中を越えたガマ腫．舌小帯によりくびれを生じている

貯留囊胞

顎口腔領域の軟組織に発生する囊胞のうち，最も多いのは唾液腺が関与する貯留囊胞である．貯留囊胞とは，唾液腺腺体あるいは腺管に障害をきたし，分泌した唾液が貯留したものをいう．これには大唾液腺に由来し，口底の舌下あるいは顎下部に症状を発現するガマ腫や，小唾液腺に由来し，下唇粘膜に好発する粘液囊胞（粘液瘤）などがある．

1）ガマ腫

ガマ腫はRanula（ラテン語のカエル）とよばれ，その外見がガマガエルの咽頭囊に似ているため付けられたといわれている．ガマ腫は，唾液の貯留する部位が顎舌骨筋を境に，その上方にある舌下型（**図1,2**），下方にある顎下型（**図3**），上下にまたがる舌下顎下型（**図4**）に分けられる．口底側に拡大した舌下型のものは口底粘膜表面が緊張し，青紫色を呈することがある．通常片側性であるが，大きくなると正中を越えて反対側に及び，舌小帯によって正中にくびれが生じる（**図5**）．顎下型や舌下顎下型では顎下部の皮下深部に囊胞が存在し，診断が困難な場合がある．このような場合には穿刺吸引を行い，プチアリン検査で内容が唾液であることを確認する．

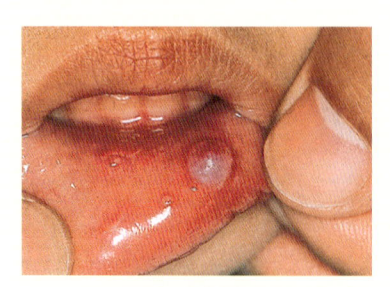

図6 粘液嚢胞
上顎犬歯が原因のものが最も多い

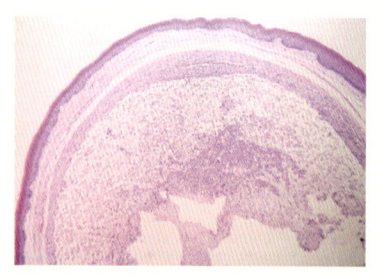

図7 粘液嚢胞の組織像（HE染色）．粘膜下組織内に粘液様貯留物がみられ，内部には好中球や泡沫細胞が浮遊している．明らかな裏装上皮はみられず，溢出型の粘液嚢胞である

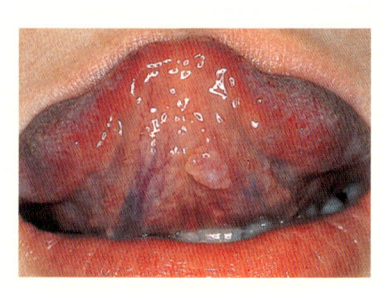

図8 Blandi-Nuhn嚢胞
下顎前歯が刺激となったと思われる

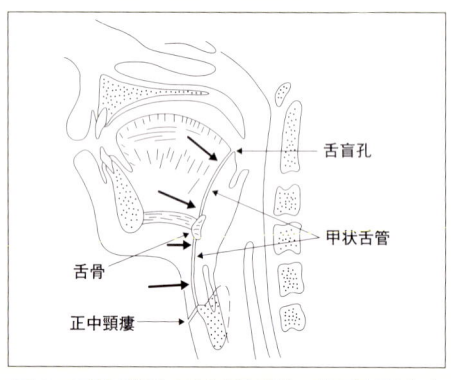

図9 甲状舌管と甲状舌管嚢胞の好発部位（➡）

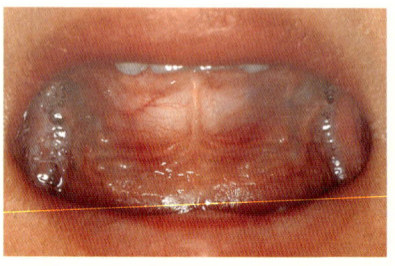

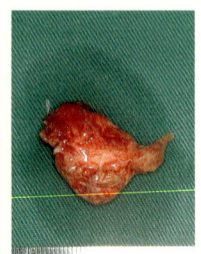

図10 舌下部に発生した甲状舌管嚢胞．1歳5カ月，女児．手術は口腔内アプローチにより行い，索状物を含めて摘出した

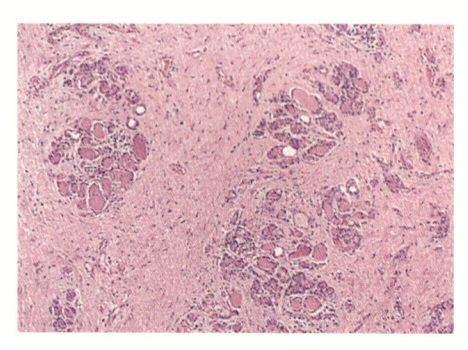

図11 甲状腺組織

2）粘液嚢胞（粘液瘤）

粘液嚢胞（粘液瘤）は唾液を内容液とする貯留嚢胞で，特に上顎の歯牙の刺激を受けやすい下唇に多い．外傷により小唾液腺の腺体や線管に障害をきたし，唾液の組織内流出や排出障害により貯留をきたす（図6，7）．舌尖部下面の本嚢胞は，Blandi-Nuhn嚢胞（図8）とよばれる．

甲状舌管嚢胞

甲状舌管嚢胞は胎生期の甲状舌管の残遺上皮に由来する嚢胞であり，舌盲孔から甲状腺にかけての口腔，頸部の正中に発生するため，正中頸嚢胞の別名がある．口腔内では舌や口底部に症状を発現する（図9，10）．嚢胞壁は扁平上皮あるいは線毛円柱上皮で裏装されており，迷入した甲状腺組織が認められる（図11）．またその内容は，粘液によって満たされている．

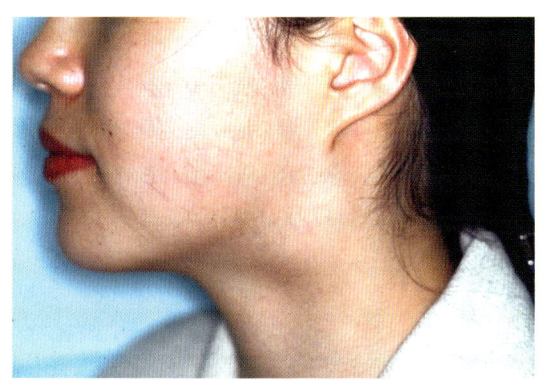

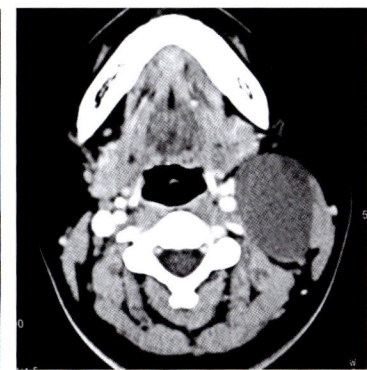

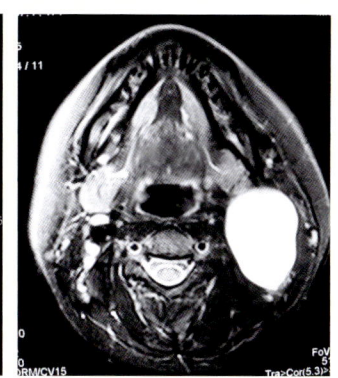

図12 左側側頸部に発生した鰓嚢胞．CT像およびMR画像で胸鎖乳突筋の内側，頸動静脈の外側に液体を貯留した嚢胞が確認できる

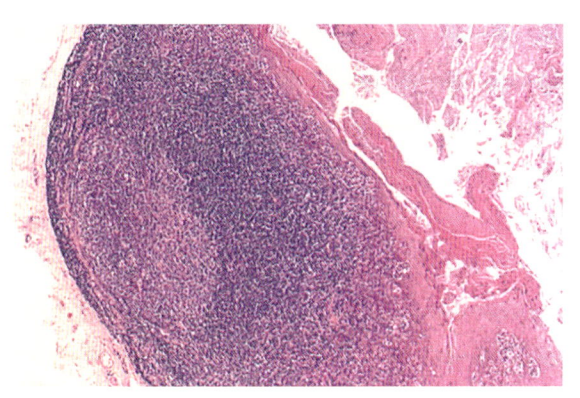

図13 リンパ節における腺組織

鰓嚢胞

正中頸嚢胞に対し，側頸嚢胞の別名がある鰓嚢胞（リンパ上皮性嚢胞）は，胎生期の鰓弓あるいは鰓裂に由来するもので，側頸部の胸鎖乳突筋前方から内方にかけて拡大する（**図12**）．ときに，鰓原性癌が発生する．

嚢胞壁の裏装上皮は一般に重層扁平上皮であるが，多列線毛上皮や立方上皮の場合もある．上皮の下層にはリンパ性組織がみられ，胚中心などをもつ場合も少なくない．組織学的所見から，リンパ節における腺組織などの封入説もある（**図13**）．

WHO分類（2017）での変更点：頸部嚢胞

Branchial cyst
→ Branchial cleft cyst ［名称変更］

Dermoid cystの嚢胞壁に内胚葉成分（消化管粘膜，呼吸器系粘膜，平滑筋など）を含むものをTeratoid systとした［追加］．

隆起を示すその他の病変

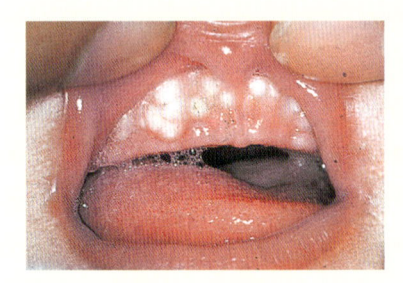

図1 上皮真珠

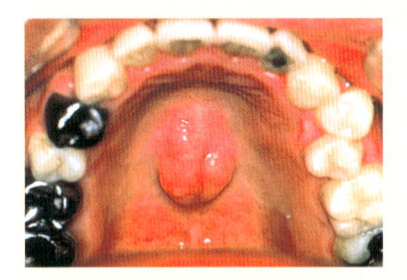

図2 大きな口蓋隆起（外骨症）

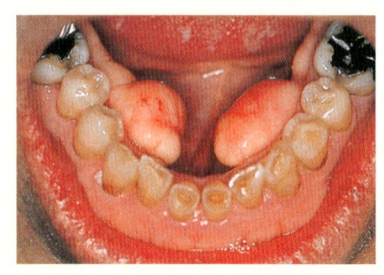

図3 大きな下顎隆起（外骨症）

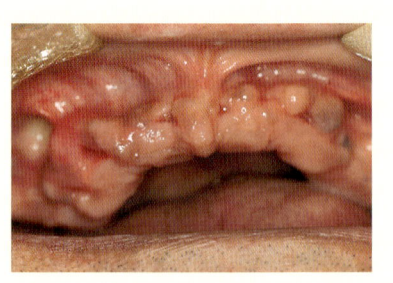

図4 上下顎の歯槽骨部に生じた骨隆起（外骨症）

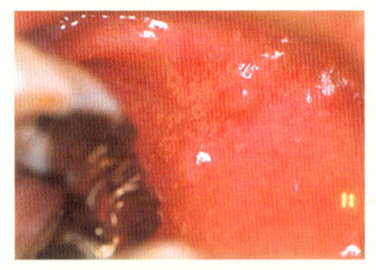

図5 フォーダイス斑

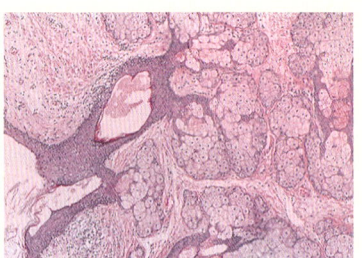

同, 組織像

上皮真珠（乳児期における歯肉囊胞）

　新生児期に歯肉に生じる数mm大までの白色を呈する半球状の小隆起で, 多発性である. 歯堤の上皮は歯胚形成後退縮するが, これが遺残して上皮巣として残存したもので, 上皮真珠（Serresの上皮真珠）とよばれる（図1）. またこの上皮巣から発生する小囊胞を歯肉囊胞といい, 上皮真珠が角質物質を含む囊胞の発生原因となる. なお, 正中口蓋縫線に一致する粘膜にも, 口蓋突起癒合に関連した遺残上皮から上皮真珠と同様な病変が生じる. これをEpstein真珠という.

外骨症

　骨の外側に発育異常ないし反応性に骨が形成された状態（非腫瘍性の骨増殖）で, 口蓋隆起（図2）, 下顎隆起（図3）あるいは上下顎の歯槽骨部の骨隆起（図4）がこれに該当する. 骨から有茎性に発育し, その基底部が広い場合もある. 骨のポリープ状病変である.

フォーダイス斑

　フォーダイス斑とよばれる頰粘膜の黄色い斑点は, 異所性の皮脂腺である（図5）.

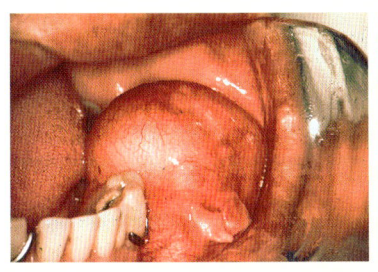

図6　左頬粘膜下に発生した脂肪腫　　脂肪腫の組織像

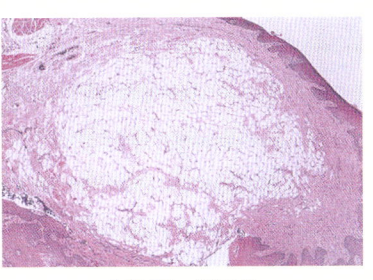

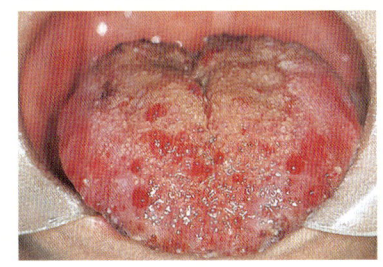

図7　舌リンパ管腫．巨大舌を呈していた　　リンパ管腫の組織像

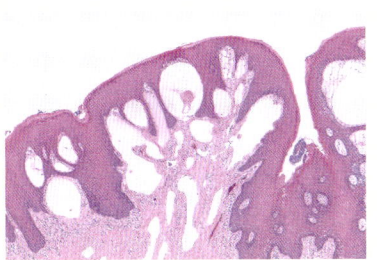

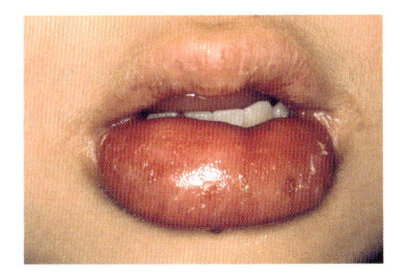

図8　接触性口唇炎　　　　　　　　　　　図9　疣贅性黄色腫

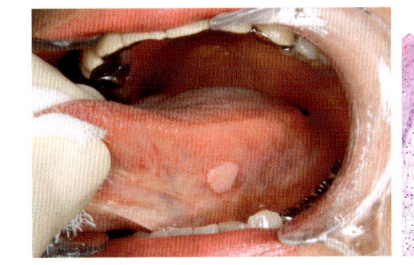

脂肪腫

　一般に粘膜下の軟組織に生ずることが多く，頬粘膜，口底，口唇，舌などに好発し，まれなものではない（**図6**）．臨床所見では，半球状あるいは分葉状の弾性軟な腫瘤で，粘膜直下に発生した場合には，粘膜を通して腫瘍の色である黄色を帯びる．

リンパ管腫

　リンパ管の増殖からなる腫瘍で，多くは幼児期からみられ，先天的組織異常と考えられている．

　本症が粘膜まで拡大している場合には，粘膜表面に半透明で，淡赤色あるいは暗紫色の小顆粒状の水疱様隆起が多数認められる（**図7**）．深部に存在すると，境界の不明瞭な軟らかい膨隆を呈する．発生部位により巨舌症，巨唇症をきたす原因となる．

接触性口唇炎

　接触性口唇炎は，アトピー性口唇炎との鑑別が必要で，口紅，乳液などの化粧品，歯磨き粉，石鹸，歯科用充填物が原因となることがある（**図8**）．

疣贅性黄色腫

　上皮化結合組織内に組織球が集簇するために，臨床的には黄色く見える（**図9**）．

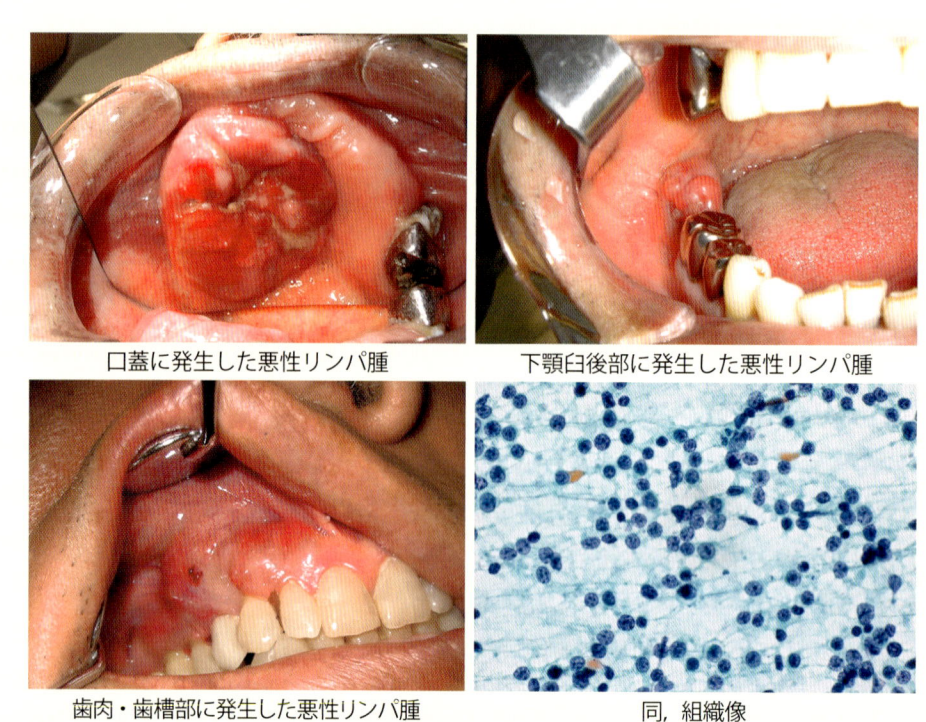

図10 悪性リンパ腫．リンパ系組織から発生する悪性腫瘍で，リンパ節以外からも発生する

- 口蓋に発生した悪性リンパ腫
- 下顎臼後部に発生した悪性リンパ腫
- 歯肉・歯槽部に発生した悪性リンパ腫
- 同，組織像

悪性リンパ腫

　頭頸部領域では頸部リンパ節や扁桃を含む咽頭組織（ワルダイエル環）が好発部位である．歯肉などリンパ節以外から発生する場合もある（図10）．悪性リンパ腫はリンパ性白血病と同じようにリンパ系組織から発生する悪性腫瘍であるが，悪性リンパ腫が白血病と異なるのはリンパ節を中心に全身的に進展増殖する点にある．

　本腫瘍はホジキンリンパ腫と非ホジキンリンパ腫に分類され，本邦ではその90％が非ホジキンリンパ腫である．病理組織学的検査で形態的特徴（濾胞性，びまん性）が検索され，また免疫学的手法を用いて細胞系の特徴（B細胞由来，TあるいはNK細胞由来）などが調べられ，さらに腫瘍細胞がもつ染色体や遺伝子検査などが施行されて病型の診断が得られる．他に進行速度（低悪性度，中悪性度，高悪性度），病期（Ann Arbor分類Ⅰ～Ⅳ期）などが分類され，放射線療法あるいは化学療法が選択される．

　必要に応じて自家あるいは同種造血幹細胞移植が行われる．予後は年齢，病期，日常の活動性，リンパ節以外の病変数などにより左右される．

ACT 6
潰瘍性病変

ACT 6

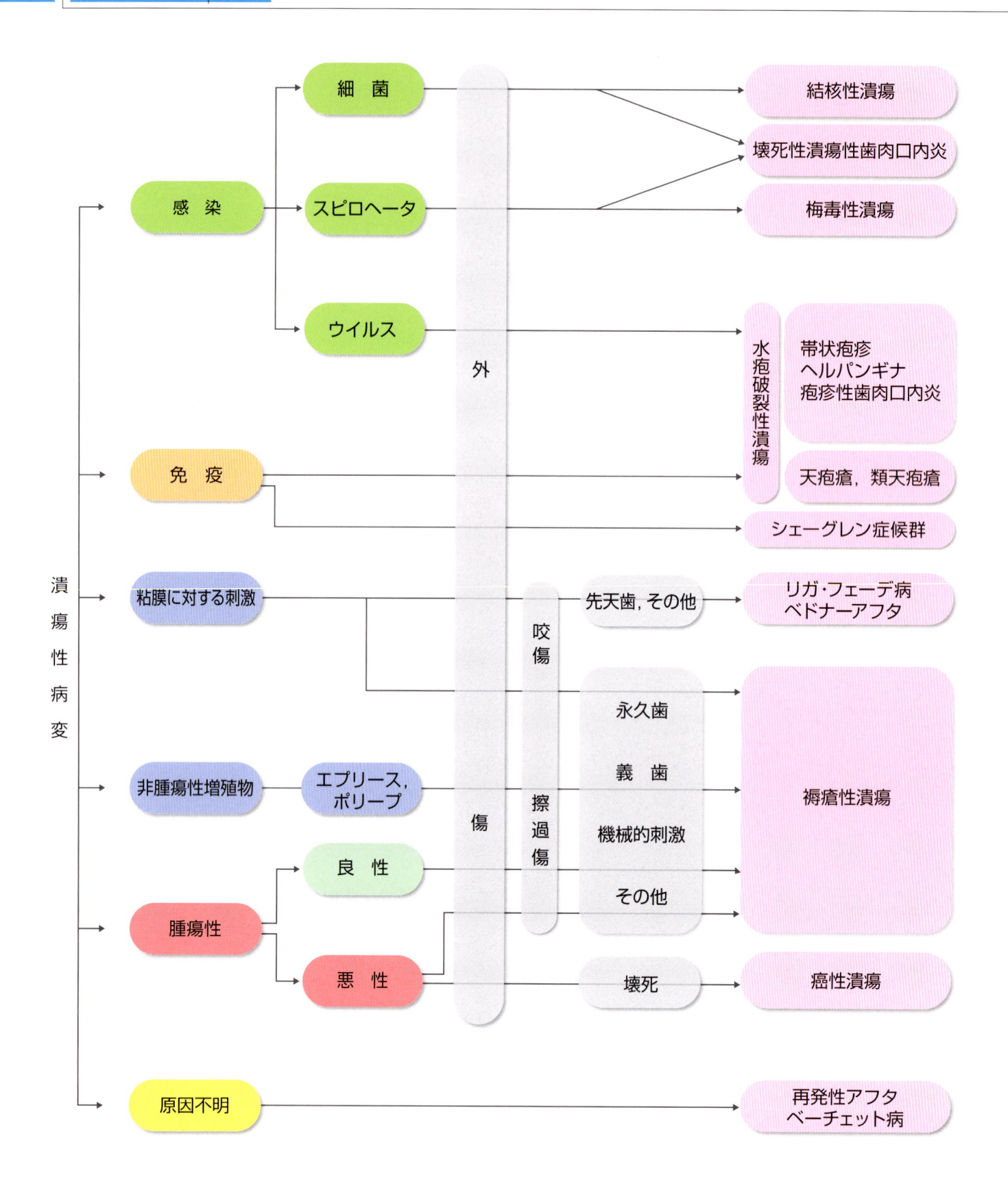

```
                    ┌─ 細菌 ─────────────┬──→ 結核性潰瘍
                    │                    │
        ┌─ 感染 ────┼─ スピロヘータ ─────┼──→ 壊死性潰瘍性歯肉口内炎
        │           │                    │
        │           │                    └──→ 梅毒性潰瘍
        │           │
        │           └─ ウイルス ──────────→ 水疱破裂性潰瘍 ┬ 帯状疱疹
        │                                                    │ ヘルパンギナ
        │                                                    └ 疱疹性歯肉口内炎
潰      │
瘍  ────┼─ 免疫 ──────────────────────────→ 天疱瘡，類天疱瘡
性      │
病      │                                  →  シェーグレン症候群
変      │
        ├─ 粘膜に対する刺激 ──── 咬傷 ── 先天歯，その他 → リガ・フェーデ病
        │                                                  ベドナーアフタ
        │                          ┌─ 永久歯
        │                          ├─ 義歯
        ├─ 非腫瘍性増殖物 ─ エプリース，ポリープ   
        │                     擦過傷 ├─ 機械的刺激  →  褥瘡性潰瘍
        │           ┌─ 良性           │
        ├─ 腫瘍性 ──┤                 └─ その他
        │           └─ 悪性 ──────── 壊死 ──→ 癌性潰瘍
        │
        └─ 原因不明 ──────────────────────→ 再発性アフタ
                                              ベーチェット病
```

アフタ：臨床的に粘膜に発生する偽膜で覆われた小円形の有痛潰瘍性病変の総称名
このチャートは筆者らが便宜的に製作したもので，すべてのものを網羅しているわけではない

症例 14

主訴：口腔内よりの出血と疼痛
年齢：58歳
性別：女性
現症：歯牙の周囲組織，特に辺縁歯肉や歯間乳頭部周辺の歯肉の発赤，壊死による潰瘍の形成，白色の偽膜の付着などがみられ，易出血性であった．また自発痛，接触時痛が強く，唾液の分泌が著明であった．所属リンパ節である顎下，オトガイ下のリンパ節は腫大し，圧痛を認めた．全身症状としては37.8℃の発熱があり，頭痛および倦怠感を伴っていた．血液検査では白血球数9,000/mm^3，好中球76％，CRP4.0であった．

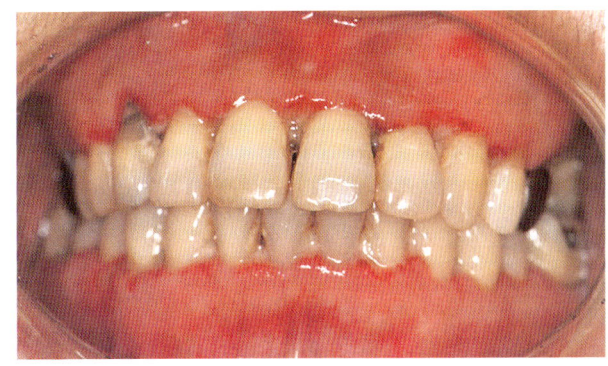

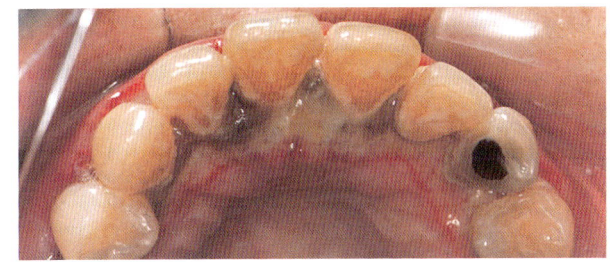

リウマチおよび胃癌のため他科受診中で，3週間後に胃癌の手術予定がある患者であった．6日前より風邪ぎみで発熱し，3日前より症状が出現したとのことであった．疼痛のため食事の摂取が困難となり当科を受診した．

症例 15

主訴：左側頬粘膜後方部の潰瘍
年齢：32歳
性別：女性
現症：左側頬粘膜後方部に不正形の潰瘍を認めた．潰瘍の周辺部には発赤を認め，辺縁は著明ではないが，やや隆起し，一部硬い部分を認めた．潰瘍底は赤色を呈していたが，出血は認められなかった．常に軽度の疼痛があり，食事摂取時に特に疼痛が強かった．
　また，左側上顎の智歯が存在し，頬側転位していた．

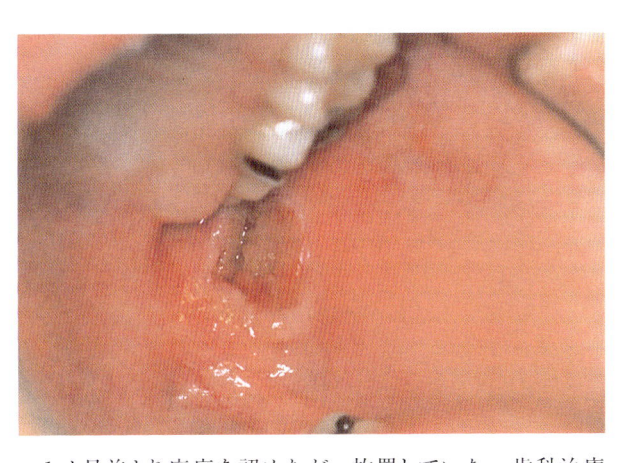

1カ月前より疼痛を認めたが，放置していた．歯科治療のため受診した歯科医院で潰瘍を指摘されたため不安になり，当科を受診した．擦過細胞診を行ったところ，ClassⅡで，所属リンパ節には異常がなかった．

ACT 6

症例 16

主訴：右側舌縁部潰瘍
年齢：34 歳
性別：女性
現症：右側舌縁部に直径 9mm，ほぼ円形の潰瘍が認められた．辺縁は堤防状に隆起し，周囲にほぼ 8mm 幅の硬結を伴っていた．また，潰瘍周囲の粘膜はびらん状を呈していた．潰瘍部からは容易に出血したがすぐに止血し，疼痛も軽度であった．なお，所属リンパ節に異常はみられず，血液検査も正常であった．

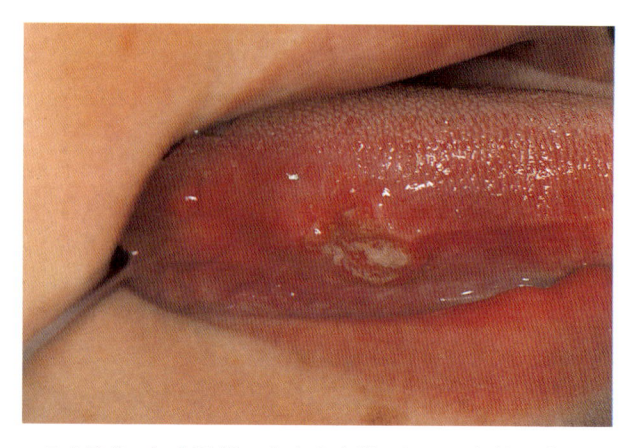

5カ月前，右舌縁部に疼痛を自覚したため歯科を受診し，6⏌の歯冠形態修正処置を受けた．しばらく様子をみていたが，2週間前より腫脹感が強くなったため，不安になり来院した．

症例 17

主訴：舌の潰瘍
年齢：29 歳
性別：女性
現症：左側舌縁部に周囲に発赤を伴う円形の境界明瞭な小潰瘍が認められた．潰瘍面は灰白色の偽膜で覆われ，有痛性であった．体温は 37.3℃ と発熱し，全身倦怠感も認められた．

また下肢には，大小様々なやや隆起した発赤斑がみられ，硬結を伴い，圧痛も認められた．血液検査を行ったところ，白血球数 7,500/mm^3（好中球 65％，リンパ球 30％，単球 5％），CRP2.2 であった．

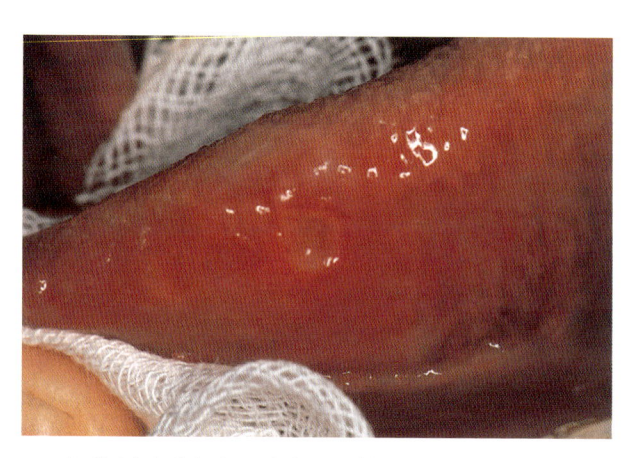

1年前よりときどき口腔内に同様な小潰瘍の出現を自覚していたが，1週間ほどで消失したので放置していた．また陰部にも，ときどき同様な形態で，やや深い潰瘍が出現したとのことであった．今回は倦怠感が強く，不安になり来院した．

Column 5

天然歯付着上皮，ポケット上皮，インプラント周囲上皮

　体は外表面が必ず上皮により覆われている．覆われていない場所は一般的に潰瘍とよばれ，内部の組織（血管結合組織）が露出することを意味する．

　エナメル質と付着上皮の関係（**図1**）では，エナメル質は外胚葉性で石灰化して有機成分がほとんどなく，付着上皮はいわゆる被覆上皮の仲間なので，この2つの結合は，広義には不完全ながら上皮により内部が覆われていることになる．

　しかし，**図2**の歯周病にみられるように，エナメル質から付着上皮が剥がれることは，病態学的に潰瘍の状態である．

　図3にみられるようなインプラント周囲上皮は，非自己であるインプラントに上皮は着くことはないので，病態学的にはやはり潰瘍の状態といえる．

　図4は，無理な力でプロービングを行えば潰瘍を作ることに警鐘を鳴らしている図である．潰瘍になれば，当然感染の危険を考えなくてはならない．

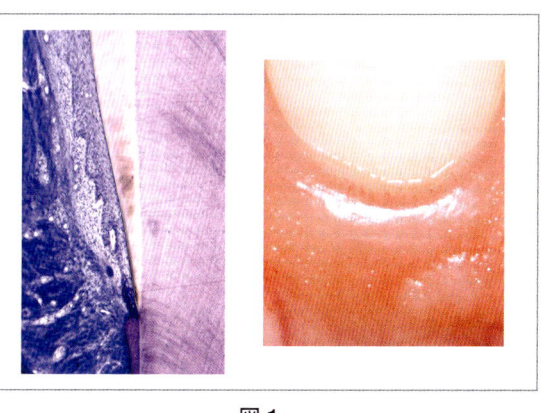

図1

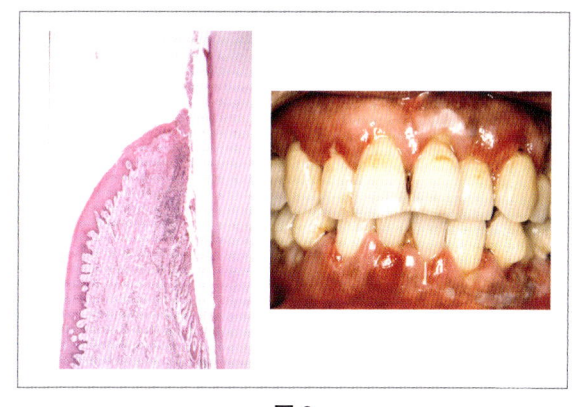

図2

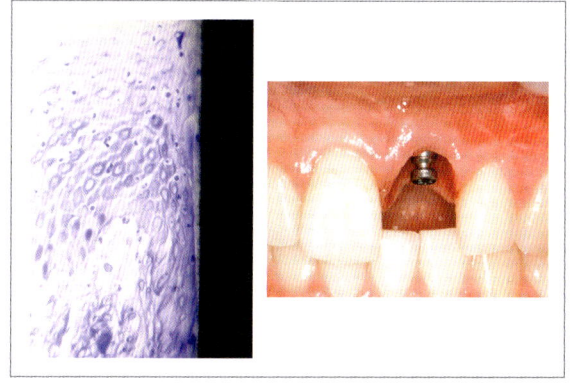

図3

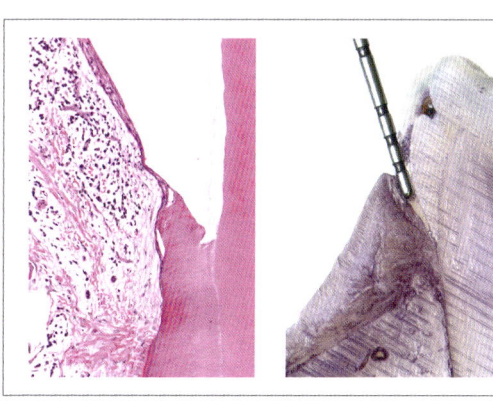

図4

急性壊死性潰瘍性歯肉炎

問題症例14は，短期間のうちに辺縁歯肉，歯間乳頭部などに発赤，歯肉壊死，潰瘍などが起こったことより，急性壊死性潰瘍性歯肉炎と診断した．

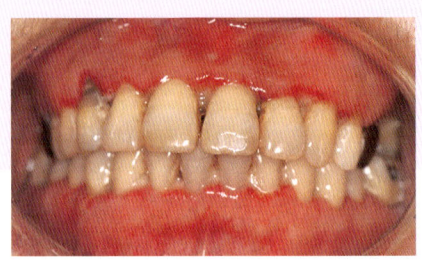

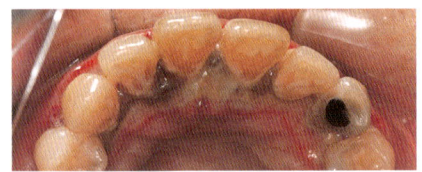

問題の理解

潰瘍は，各種の炎症，外的刺激による障害，悪性腫瘍などによって生じる病態の一つで，口腔粘膜の組織欠損が粘膜下組織にまで及んだ状態である．診断フローチャートには，日常の臨床で比較的経験しやすい口腔領域の潰瘍をあげてみた．一般に潰瘍の大きさや形態からだけでは，原因となった疾患を診断することは困難であるが，アフタのように特徴的な潰瘍を形成するものもある．

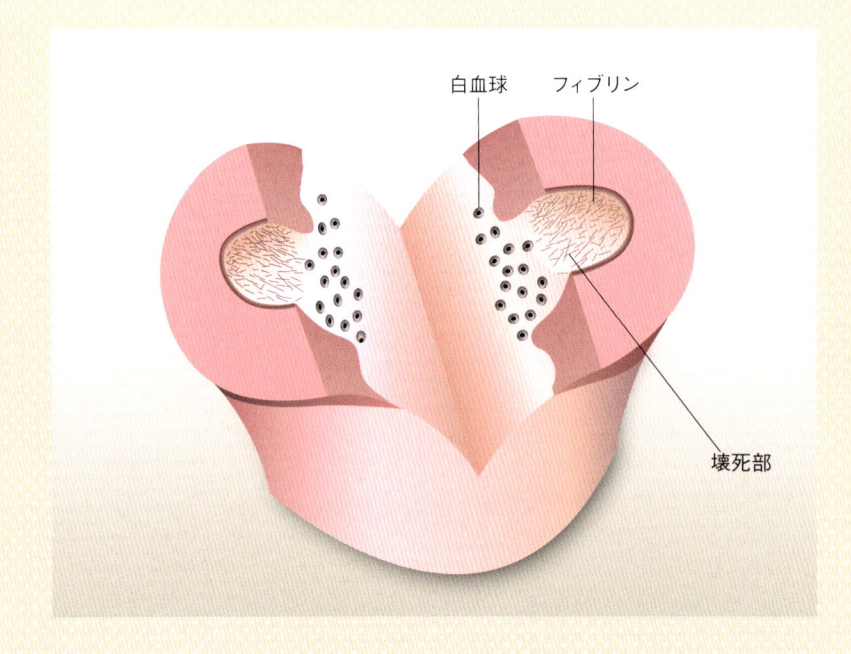

左図は，問題症例14の病変部の生検をイラスト化したものである．

壊死に隣接する歯肉には炎症性の細胞浸潤がみられる．

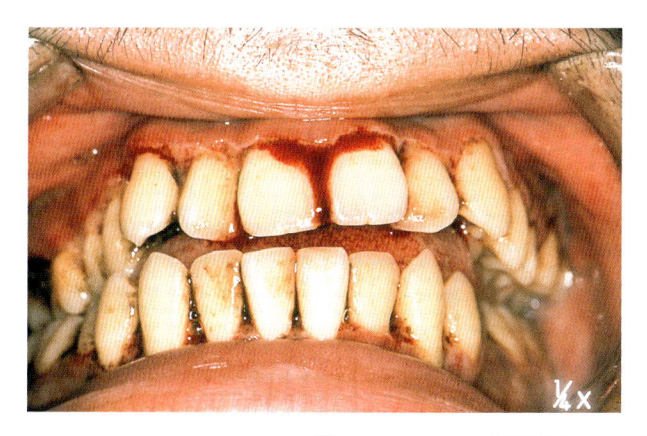

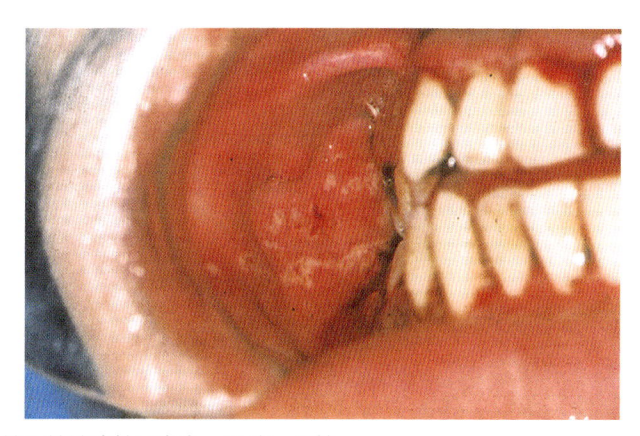

図 1, 2　シンナー常習者にみられた壊死性潰瘍性口内炎．17 歳, 男性

　潰瘍を形成する炎症性疾患の原因には，細菌やウイルスなどの病原微生物，物理・化学的刺激，食物や薬剤などのアレルギー，自己免疫疾患などによるものが代表的であるが，原因不明のものもある．

　問題症例 14 は歯肉に発症し，急速に壊死，潰瘍が拡大する特徴ある病変で，急性壊死性潰瘍性歯肉炎（ANUG；ワンサン潰瘍性歯肉炎）であろうと診断した．本症では局所の壊死部および潰瘍面に紡錘菌やスピロヘータなどの混合感染があることがよく知られているが，現在では他の細菌やウイルスの関与も考えられている．

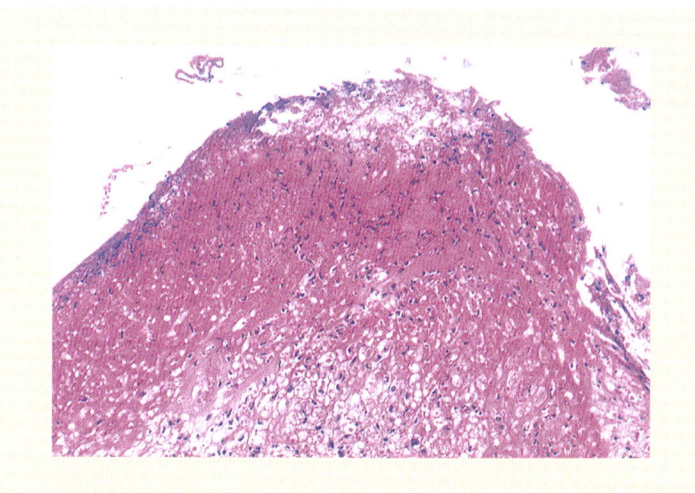

　壊死性潰瘍性歯肉炎では，歯肉縁に壊死が限局し，隣接する歯肉には白血球，組織球，形質細胞，リンパ球などの浸潤がみられる．

　左図は本病変とは異なるが，歯肉にできた壊死を伴う潰瘍の組織像である．

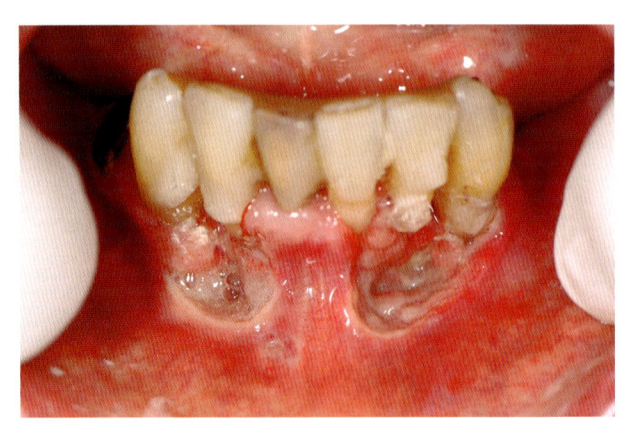

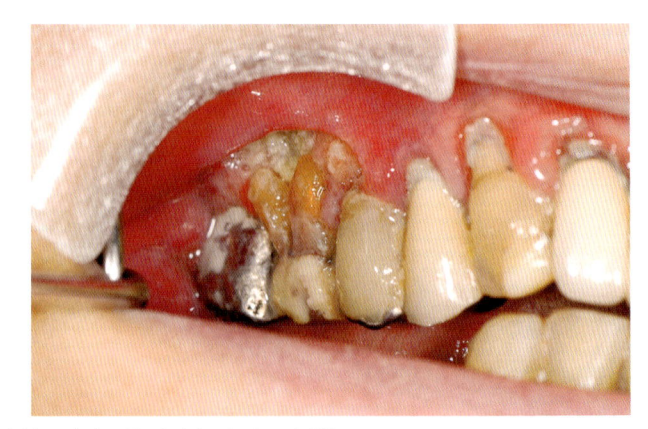

図3, 4　糖尿病患者にみられた潰瘍性口内炎（都立大塚病院口腔科）

　この炎症が進展し，歯肉粘膜に限らず，他の口腔粘膜に及んだものは，壊死性潰瘍性口内炎（ANUS；ワンサン口内炎（**図1〜5**）），また咽頭部に波及したものはワンサンアンギーナとよぶ．

　さらに，感染防御機能の低下により重症化し，壊死組織が腐敗して分解が進むと，粘膜ばかりでなく深部組織の破壊が起こる．このような場合は，壊疽性口内炎（**図6, 7**）とよばれる．この壊疽が広範に拡大し，全身的にも重篤化すると水癌（ノーマ）といわれる．

死を考える

組織・細胞死

Apoptosis（自爆死）

　「Apo」とは枯れる，「ptosis」は落ちるという意味で，従来"枯れ葉が落ちるような死に方"という意味で用いられていたが，最近では遺伝子に支配された死という意味で，自爆死，自殺死などと理解されている．

　つまり，細胞の要であるDNAが自ら断片化を起こし，最終的にはマクロファージにより処理されるタイプの細胞死のことをいう．死んだ細胞は常に補充され，組織臓器として形態の変化はみられない．生体の恒常性の維持はこの細胞死で行われているといっても過言ではない．

Necrosis（壊死）

　Necrosisは壊死と表現され，遺伝子には全く支配されず，周囲からの侵襲，たとえば炎症により細胞組織が集団で破壊される現象をいう．

　Necrosisは顕微鏡レベルでは細胞膜，ミトコンドリアといったところから破壊され，Apoptosisとは全く異なる．生活歯髄切断後の水酸化カルシウム応用は，生活組織に人為的な壊死を起こし，残存組織に生活反応を起こさせようとする治療である．

1）壊死の原因
① **栄養障害**：血液循環障害（血栓，塞栓など）によって物質代謝が絶たれたときに起こる．
② **物理的作用**：50〜60℃の熱凝固，高度寒冷による細胞内水分の凍結，放射線などにより起こる．
③ **化学的作用**：酸による腐食，アルカリによる軟化融解，

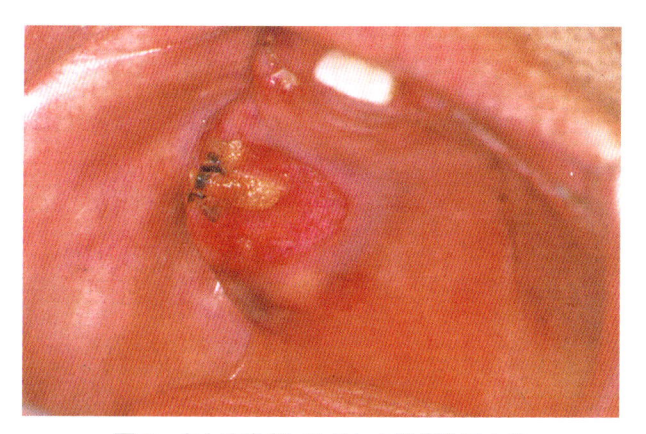

図5 白血病患者にみられた潰瘍性口内炎

壊死性潰瘍性菌肉炎の原因菌といわれているものは，口腔内の常在菌であり，粘膜の抵抗力低下に伴う易感染性がなければ病原性は認められないと考えられる．そのため本症には，口腔粘膜の組織抵抗性を低下させる全身的な誘因があることは間違いない．したがって治療に際しては，必ずどのような疾患が誘因になっているのかを診断しておく必要がある．また，本症と診断されると，逆にそれまで気付かなかった全身疾患の存在を疑うきっかけとな

アルコールによる脱水により起こる．
④ **生物学的作用**：細菌毒素や消化酵素により壊死が起こる．
⑤ **神経傷害**：血管運動神経性のもので，耳殻，指趾，鼻尖などの末梢に発作性貧血が起こり，これが繰り返されて起こる．

2）壊死の型
① **凝固壊死**：細胞のタンパク質が凝固して，ゾル状からゲル状に移行したものである．栄養血管が閉塞して，その先が壊死に陥る，貧血性梗塞がよい例である．筋肉の蝋様変性も凝固死の例である．
② **融解壊死**：壊死組織がタンパク分解酵素の作用を受けて起こる．脳軟化などがよい例である．火傷の水疱は，表皮深層の細胞の融解壊死に滲出液が合して生ずる．
③ **壊疽**：壊死組織が外界の影響によって腐敗する現象を壊疽という．そのなかで，壊死部の水分が蒸発して

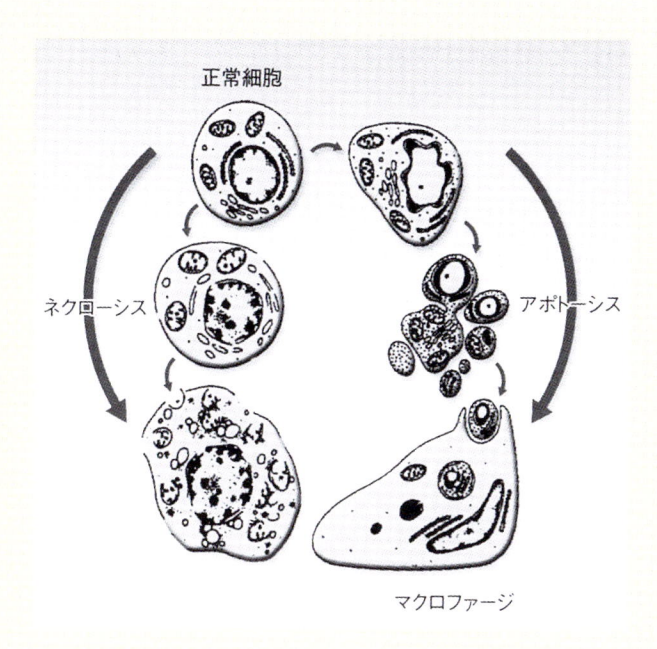

アポトーシスとネクローシスにおける細胞の形態変化
ネクローシス（左）では，ミトコンドリアや細胞膜の破壊に始まり，アポトーシスでは，核の断片化から始まる
（Robbins, S.：Pathologic Basis of Disease より改変）

ACT 6

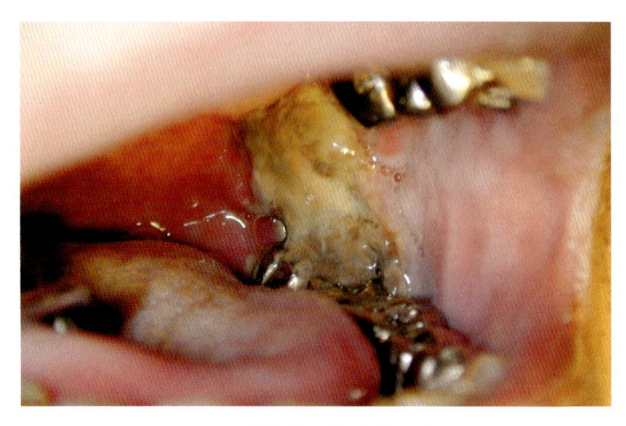

図6 頬粘膜の壊疽性口内炎
基礎疾患に糖尿病があり，空腹時血糖値が300以上を示した患者であった（都立大塚病院口腔科）

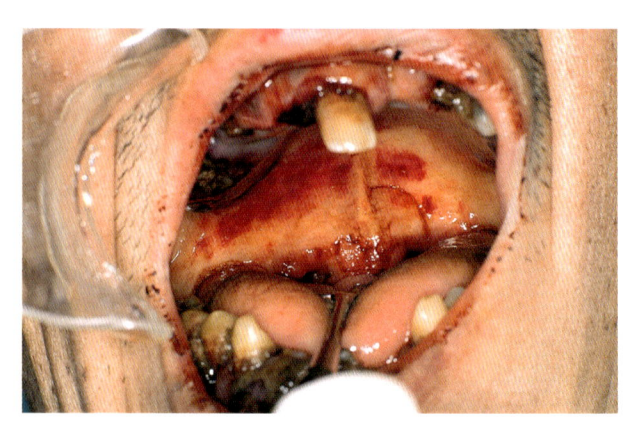

図7 白血病患者にみられた壊疽性口内炎（都立大塚病院口腔科）

ることもある．高度の消耗性疾患（感冒，結核など），疲労，栄養不良，糖尿病，血液疾患（白血病，顆粒球減少症など），先天あるいは後天性の免疫不全症などが全身的誘因としてあげられる．

全身的誘因のなかでも免疫能の低下した患者，特に急性白血病や顆粒球減少症などの血液疾患や免疫不全を基礎疾患にもつ場合にはより重症な壊疽性口内炎をきたしやすく，注意が必要である．

乾燥すると乾性壊疽（ミイラ化）となる．新生児の脱落臍帯などがその例である．また壊死部に腐敗菌が感染し，悪臭のあるガスを発するものは湿性壊疽という．

3）壊死巣の運命

これらの壊死組織は生体にとっては異物となり，周囲の健康組織に吸収され排除される．しかし壊死組織が吸収されにくいときは，その部分を隔離するように結合組織が増殖し，被包する．また，周囲組織からの反応が強いときは，壊死部分に好中球が浸潤して膿性融解が起こる．

Murder（他殺死）？

抜髄では，生きたものを取り出すことになるが，その時点で細胞は生きているが，生体外で組織が死滅してゆく（筆者らが便宜的に考えたものである）．

Fixation death（固定死）

ホルマリンによる組織固定の概念．根管治療薬でみられる人為的組織・細胞死であるが，今のところ確立された考え方ではない（筆者らが便宜的に考えたものである）．

全身死

死の判定

心臓（心停止）・肺臓（呼吸停止）・脳（瞳孔散大と対光反射の消失）の3器官の活動が停止して，自律的に調節できなくなった状態を死という．近年では集中治療が進歩したために，この3つのうち1つの作用が停止しても，生命維持装置により残りの機能を維持することができる．そのために死の定義が複雑になっている．

壊死性潰瘍性歯肉口内炎との鑑別を要する疾患の一つに，疱疹性歯肉口内炎（**ヘルペス性歯肉口内炎；ACT4 のヘルペス：70 頁参照**）がある．ともに発熱などの全身症状を伴い，摂食時の疼痛が著明となるため全身的な症状からは鑑別が困難であるが，疱疹性歯肉口内炎では，口唇やその周辺に小水疱の形成をみることが多く，局所所見で鑑別可能な場合がある．本症との鑑別には注意深い局所の観察とヘルペスウイルス抗体価の検索が重要である．

壊死性潰瘍性歯肉口内炎に対する治療

抗菌剤の投与，安静と栄養の補給，局所の清掃消毒が治療の中心となる．重症であったり，疼痛のため摂食が不可能であるときには入院させ，点滴静注下に抗菌剤の投与と，水分および栄養の補給を行う．経管栄養を応用することもある．炎症が軽減してきたなら，誘因となるような歯石などがある場合はこれを除去する．なお，何らかの基礎疾患を有する場合には，さらに重症化する可能性が高く，基礎疾患のコントロールの必要がある．

脳　死

脳幹（中脳，橋，延髄）は下行性，上行性神経通路で，顔面・咽頭などの知覚，平衡感覚，眼球運動と関連する役目がある．下部網様体は呼吸と血圧の維持，上部網様体は大脳機能を賦活する作用がある．つまり脳幹が死滅すると，大脳は生きていてもその機能は発揮できず脳死とよばれる．

死の徴候

1）死冷（Cooling of the body）

死体の体温は漸次下降し，外界の温度となる．最初の3時間では毎時2℃でその速度は徐々に遅くなり，約40時間で外界温に到達する．

2）死後硬直（Muscular rigidity after death）

死後硬直は死後4〜6時間で出現し，10時間くらいで最も強くなり，24〜28時間程度で消失する．いったん緩解すると二度と起こらない．死後硬直は夏より冬で早く起こる．激しい筋肉運動をしていた最中に死んだ場合は，急激に起こる．死後硬直の順番は顎関節に始まり，上肢，体幹，下肢の順で，消えるときもこの順である．死後硬直の原因は，死後にATP供給が欠乏するために，アクチンとミオシンの結合が解離できないためとされている．

3）死斑（Cadaveric Lividity）

死後に血液循環が停止すると，重力に従って身体の下方に降下する．死斑と出血の区別の仕方は，死体の位置を変えてみることで下方に移動すれば死斑である．窒息死や中毒死の場合は，血液が流動性のため長く凝固せず，死斑は顕著に現れる．また，溺死では比重の関係から死斑はできない．

ACT 6

褥瘡性潰瘍

問題症例 15 は，臨床所見より左側上顎智歯の慢性刺激が原因の褥瘡性潰瘍が最も考えられた．

そこで智歯を抜歯し，10 日間の経過観察を行ったところ，潰瘍は軽度の瘢痕を残して消失した．

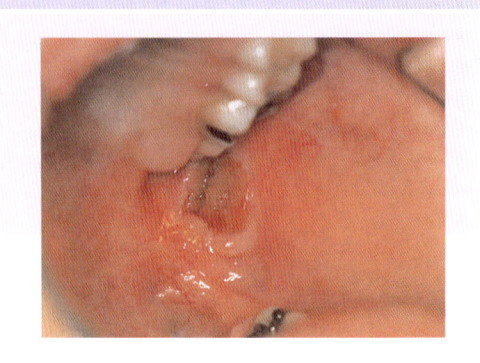

問題の理解

口腔粘膜に潰瘍をきたす疾患は多く，その原因の一つに，物理化学的刺激によるものがある．これには，健康な粘膜組織に刺激が加わり潰瘍が形成される場合と，全身的あるいは局所的な病変を伴った粘膜組織に刺激が加わって形成される場合がある．さらに前者には急性刺激によるもの，すなわち，直接的にしかも急激に大きな刺激が加わって起こる外傷，火傷，化学傷，電撃症などにみられる潰瘍と，刺激の程度はさまざまであるが，持続あるいは反復するような慢性刺激が加わって発症する褥瘡性潰瘍（**図1**）や，悪性腫瘍治療に伴う放射線性潰瘍などがある．

また後者には，軽度あるいは生理的刺激によっても潰瘍をきたしやすい疾患，たとえば水疱を形成するようなウイルス感染症や自己免疫疾患（**図2**）などにみられる潰瘍と，刺激が加わりやすい隆起性の形態を呈するような腫瘍あるいは腫瘍類似疾患（**図3，4**）などにみられる潰瘍がある．

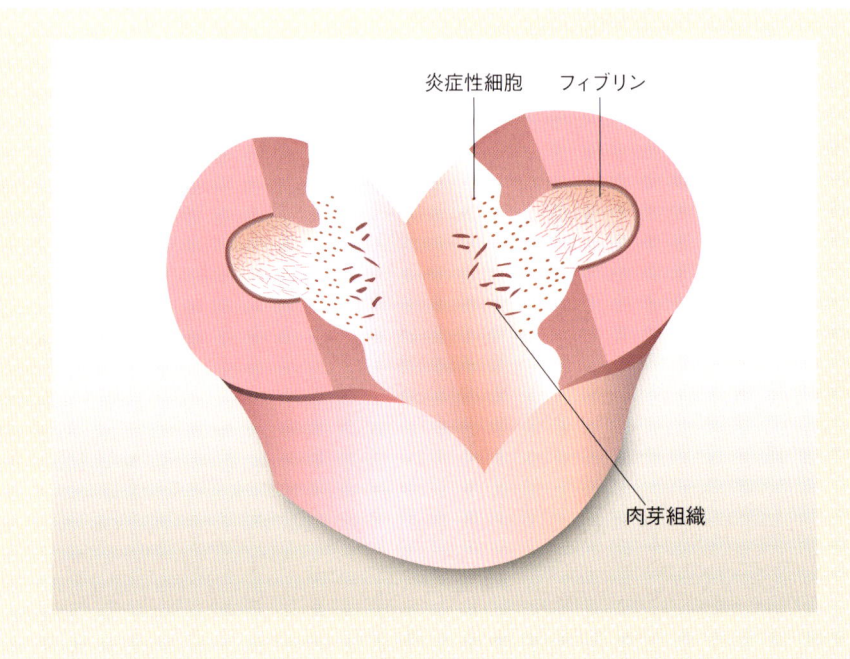

左図は，問題症例 15 の病変部の生検をイラスト化したものである．

上皮の実質欠損と炎症反応を示す結合組織がその病態である．

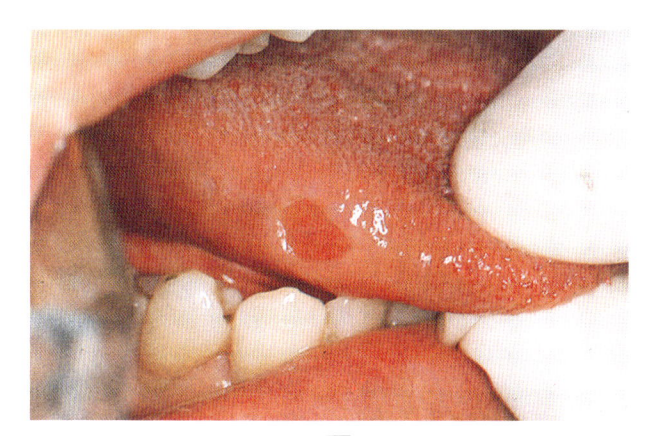

図1　舌側傾斜した 4| による褥瘡性潰瘍

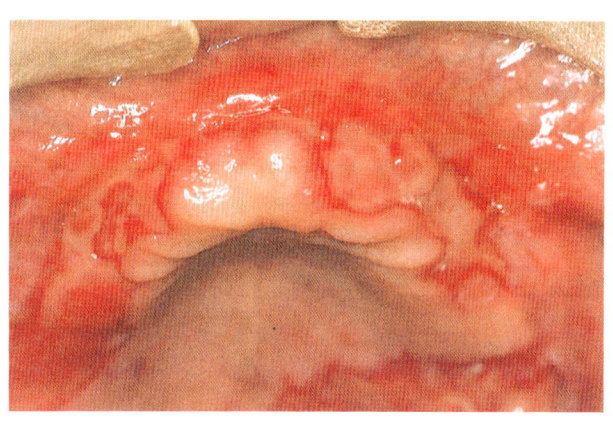

図2　尋常性天疱瘡．上顎義歯にほぼ一致した粘膜に水疱の破綻による潰瘍が形成されていた

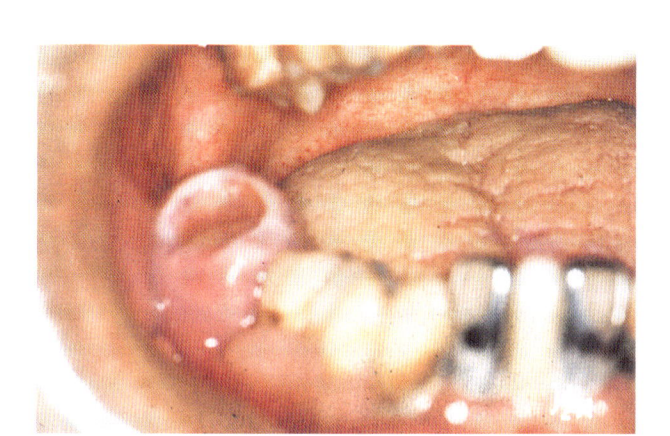

図3　下顎にみられたエプーリス上に上顎の歯牙による潰瘍がみられた

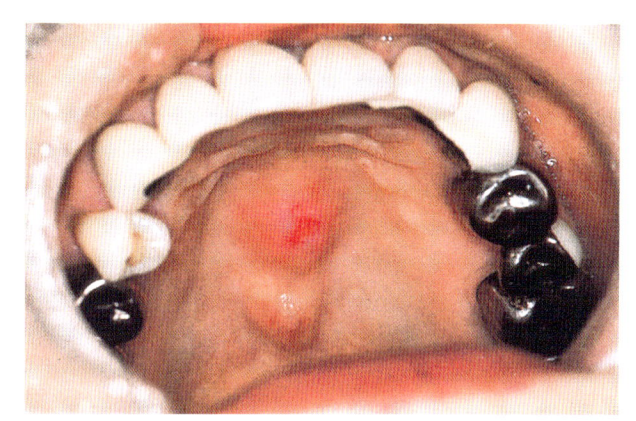

図4　口蓋隆起上の粘膜に潰瘍がみられた

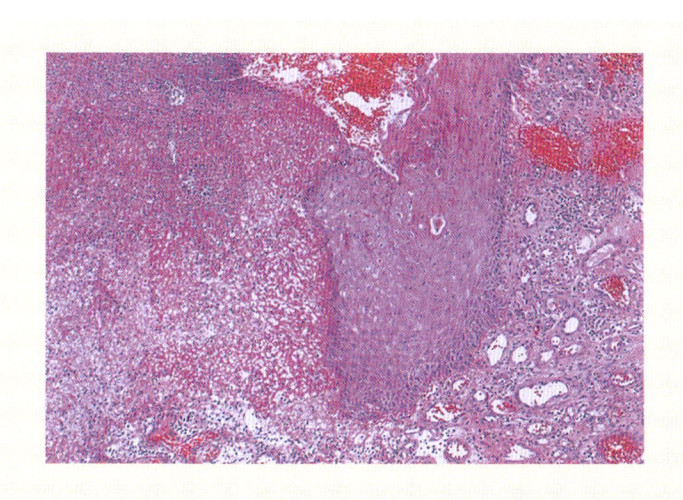

　褥瘡性潰瘍の組織像は，上皮層の剥離（左側）がみられ，その部位には白血球を混ずる線維素（フィブリン）の析出がみられる．また，潰瘍の底や潰瘍に近接する粘膜（右側）部には毛細血管と線維芽細胞の増殖がみられる．

ACT 6

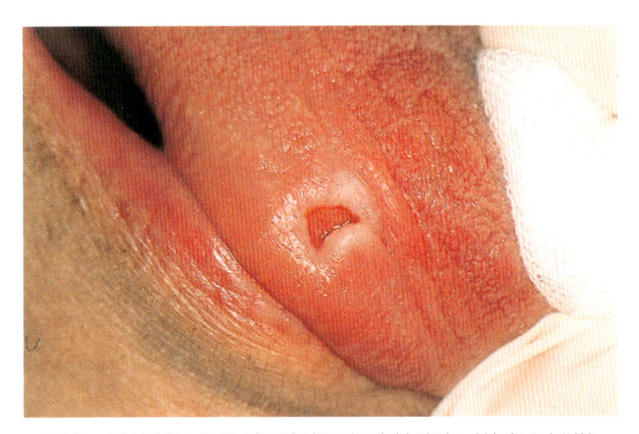

図5 口腔ジスキネジア患者の褥瘡性潰瘍（義歯の刺激）

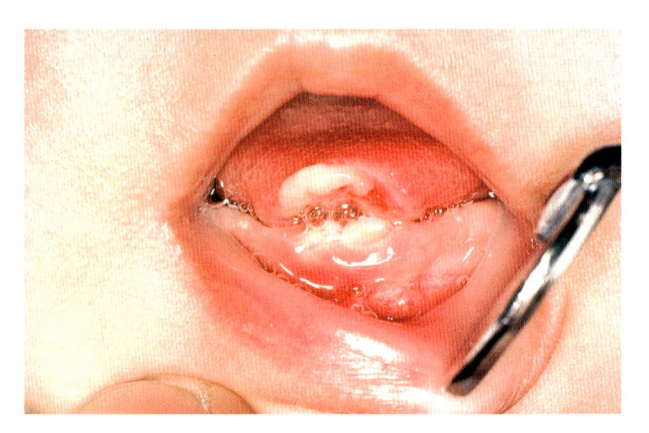

図6 リガ・フェーデ病．3カ月，男児

　これらの潰瘍性病変のなかで，私たち歯科医が臨床で経験することの多い褥瘡性潰瘍は，不適合な義歯，齲歯あるいは習癖，不随意運動（**図5**）などが原因になり出現し，ときには悪性腫瘍による潰瘍と紛らわしいことがある．褥瘡性潰瘍は不定形，有痛性で，その周辺に発赤を伴うことが多い．潰瘍底には肉芽組織が存在し，赤色を呈するか，もしくは線維素による偽膜で覆われている．長期にわたると潰瘍は深くなり，その周囲はやや隆起し硬結が出現するが，悪性腫瘍にみられるような広い範囲の浸潤硬結はみられない．

　問題症例15は，左側上顎智歯が頬側転位し，常に慢性刺激が加わっていたことによる褥瘡性潰瘍と診断した．本症を疑う場合には必ず機械的刺激が存在するので，原因を確認する必要がある．褥瘡性潰瘍であればその原因を除去することにより，1～2週間で症状の改善がみられるはずである．それ

口腔粘膜の痂皮を伴わない潰瘍の治癒 ①

生活反応

　皮膚に損傷が起こると，まず出血と凝固が起こり，凝固した血液は痂皮を形成し創面を覆う．しかし，口腔粘膜などでは，損傷を受けた創面は白血球，線維素を含む組織液，すなわち創傷分泌物によって覆われ，線維素が多い場合には有茎の薄い灰白色の膜を形成するが，痂皮の形成をみることはほとんどない．傷害を受けた上皮では，隣接する上皮の基底細胞が移動し修復にあたる．この上皮の移動は傷害後数時間からみられ，1時間以内には細胞分裂像もみられるようになる．

創内浄化

　上皮下の損傷部は，組織浄化のために貪食・殺菌能をもつ好中球や破壊組織産物などを貪食するマクロファージなどが活躍する時期に入る．

修　復

　その後，毛細血管の新生と線維芽細胞の増生が起こり，肉芽組織が形成される．増殖を続けている上皮は，創面の肉芽組織の表面を覆うように再生する．

再構築

　コラーゲン線維や基質の再構築へ向けて創傷の治癒が進み，線維成分の多い瘢痕化に近づくことになる．いったん創面を覆った上皮は，最初は薄層で乳頭構造の形成は不完全なことが多い．最終的にはある程度の厚さまで回復する．

　口腔粘膜の終末分化は1週間から10日と，皮膚の1カ月以上に比べると非常に早く，この修復イベントも急速に行われることになる．

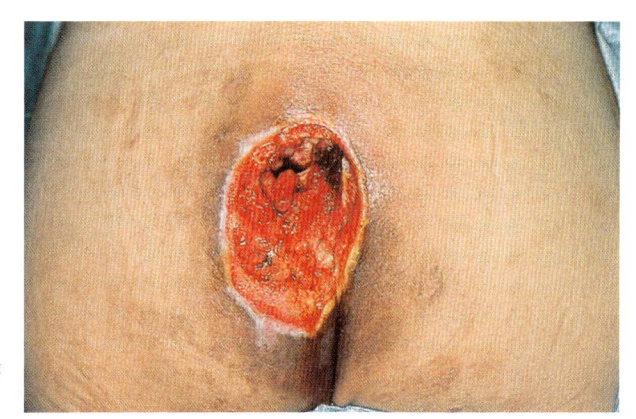

付図 褥瘡
心不全患者にみられた褥瘡
（都立大塚病院形成外科部長
櫻井淳先生のご厚意による）

がなければ他の疾患を考え，無意味に経過観察をせずに，適切な施設で病理組織検査を行ってもらう必要がある．

他に，乳幼児における慢性外傷性の潰瘍には，下顎の先天歯や早期萌出乳前歯が原因のリガ・フェーデ病（**図6**）や，原因がはっきりしないが，口蓋に発症するベドナーアフタなどがある．

褥瘡性潰瘍に対する治療

原因を除去することにより，1～2週間で治癒する．局所療法としてアズレン軟膏や含嗽剤を使用し，創面の保護に努める．二次感染を伴っている場合には，抗菌剤を内服させる．難治なものは本症と異なる可能性があるため病理検査を行う．

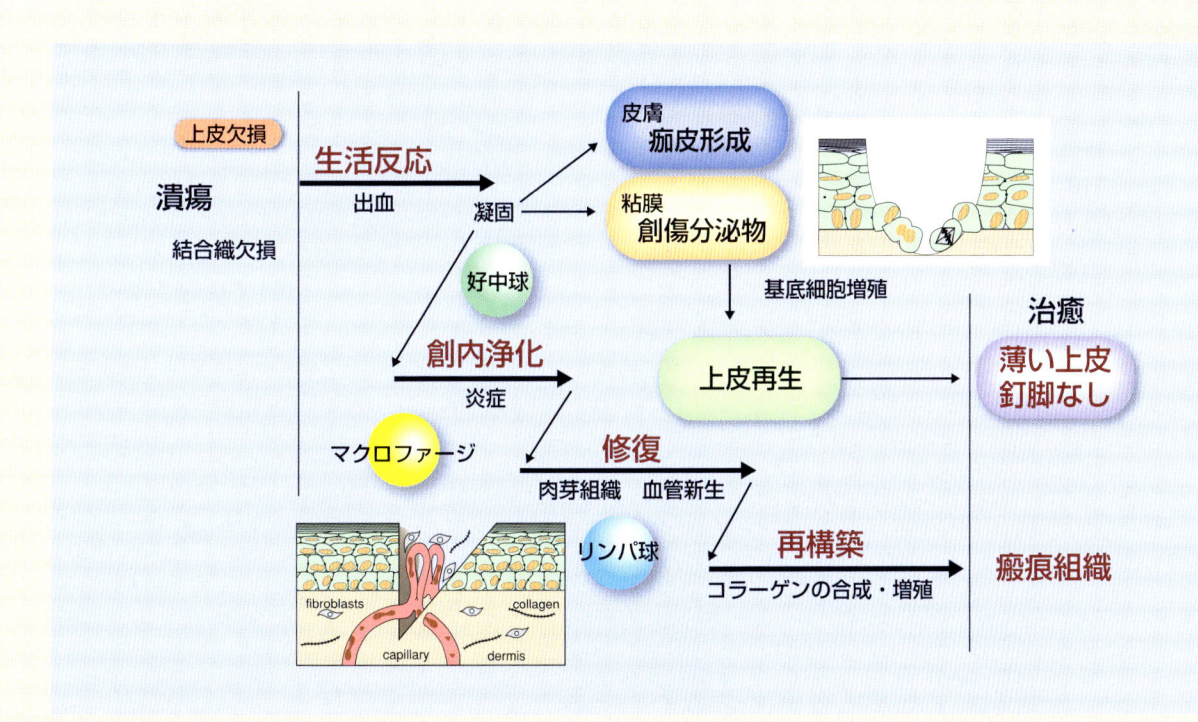

扁平上皮癌

問題症例 16 は，臨床所見より上皮性の悪性腫瘍（癌腫）を疑い，病理組織検査を行った．結果は高分化型の扁平上皮癌であった．

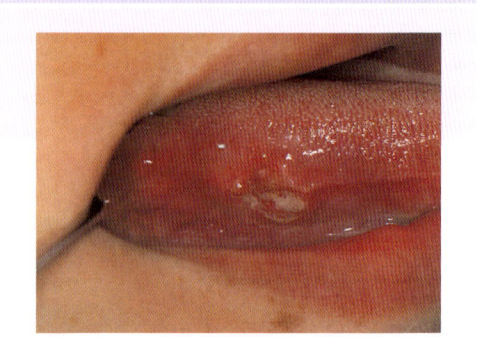

問題の理解

　口腔にも種々の癌が発生しうるが，そのほとんどは扁平上皮癌で，口腔粘膜から発生する．日常の歯科臨床においても口腔癌患者を経験することがあり，進行した場合は臨床所見から推定が容易であるが，初期あるいは早期においてはさまざまな臨床像を示すため，診断が困難な場合がある．しかし早期に治療が行えれば，その予後も良好な場合が多く，可及的に早くその可能性を察知し，適切な施設で確定診断および治療が受けられるように手配すべきである．

　現在，口腔癌検診事業が各地域歯科医師会主導のもと，集団検診の形で日本全土に広がりつつある．しかし，口腔癌を早期発見するためには日常にお

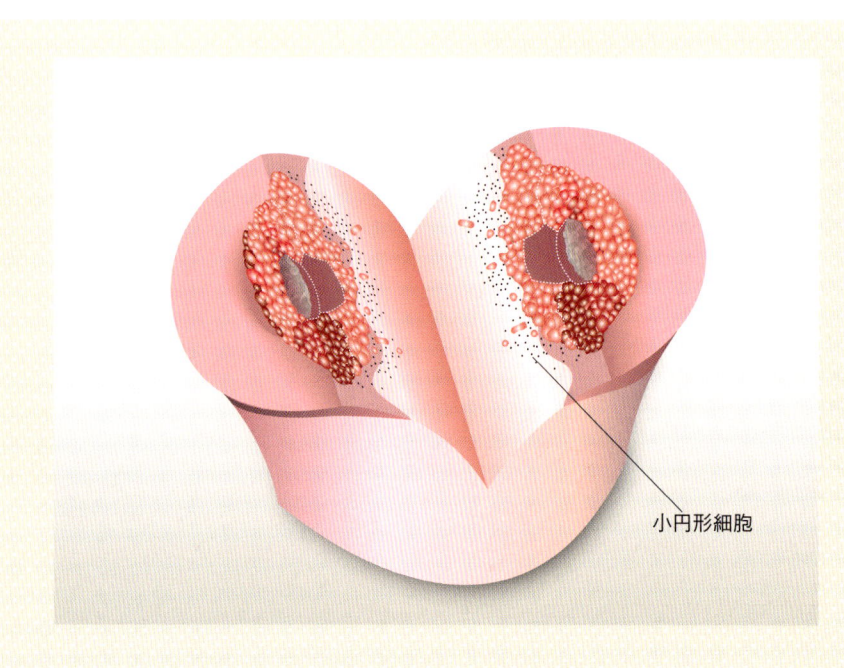

　左図は，問題症例 16 の病変部の生検をイラスト化したものである．

　癌実質が上皮の実質欠損を作り，深部へ増殖し（癌性潰瘍），増殖した腫瘍細胞の周囲結合組織には，間質反応として小円形細胞浸潤がみられる．

小円形細胞

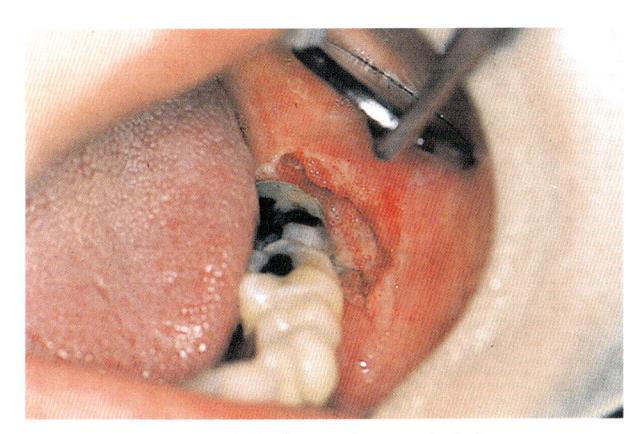

図1　潰瘍びらん型の下顎歯肉癌

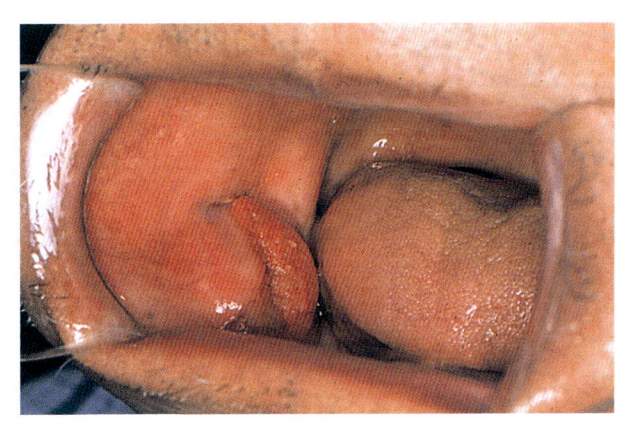

図2　腫瘤型の下顎歯肉癌

ける個人検診がさらに重要である．そのためには，歯科医全体が口腔癌について十分な知識と診断能力の向上に努める必要がある．

　扁平上皮癌の早期における視診所見としては，口腔粘膜の白斑，紅斑，びらん，潰瘍，腫瘤，あるいは肉芽腫や乳頭腫様変化などがある．このような形態的特徴により口腔癌を分類した報告は少なくなく，上野は臨床視診型として，潰瘍びらん型（図1），腫瘤型（図2），白斑型（図3），肉芽型（図4），乳頭腫型（図5）に分類している．したがって，逆にこれらの形態を呈するすべての疾患が扁平上皮癌との鑑別を要することになる．

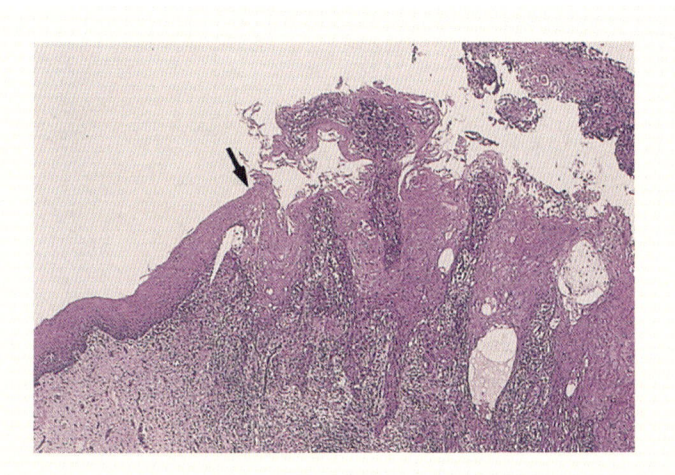

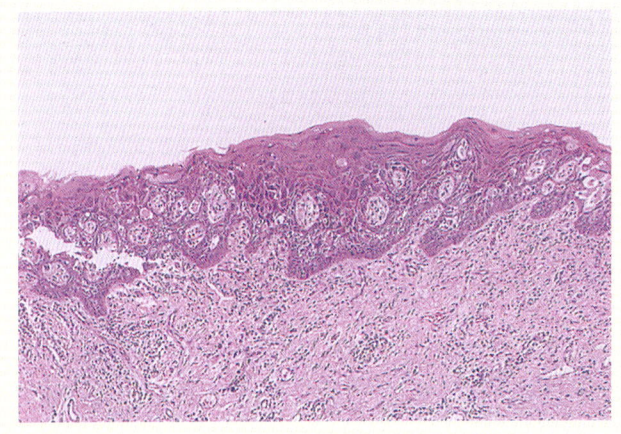

　癌性潰瘍の組織像はさまざまであるが，口腔領域における扁平上皮癌の典型的なものでは，穏やかに癌に移行するものより，急激に癌細胞に置き換わっている場合が多い（左図，矢印）．前者のように境界不明瞭な場合には再発傾向も強く，どこまでを悪性の範疇にするか病理医を泣かせるところである（右図）．

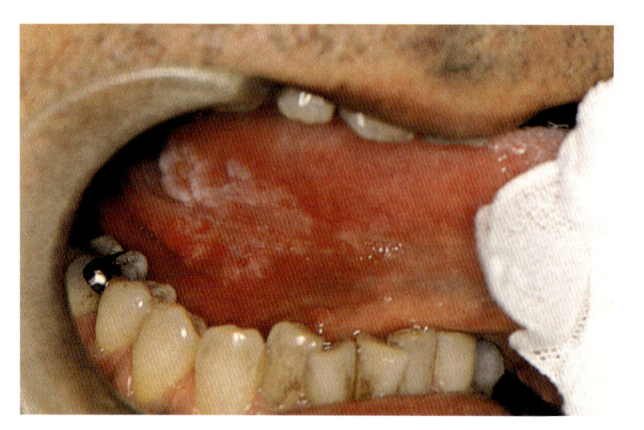

図3　白斑型の舌癌

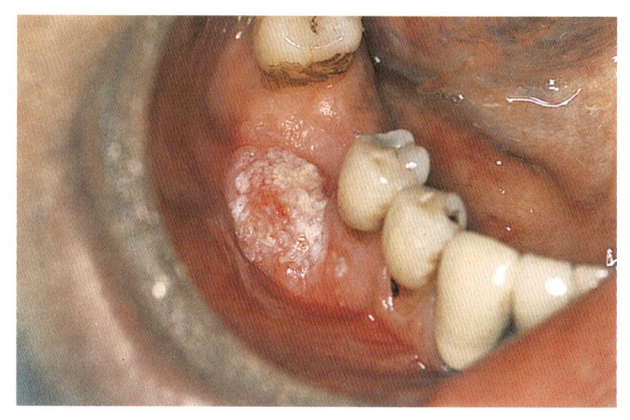

図4　肉芽型の下顎歯肉癌
頸部リンパ節に転移をきたしていたため，頸部郭清手術と局所の切除を同時に施行した

　確定診断は，病理組織学的検査によって得られ，組織型およびその分化度などが検索されるが，組織の採取にあたっては，各種の検査や治療方法および計画をも考慮に入れた採取部位および時期を決めるべきで，治療を行う施設で行われるべきである．

不死の癌細胞

　染色体末端にあるテロメアDNAは，単純なヌクレオチド配列の繰り返しである．その機能は，染色体の短縮や他の染色体との融合を防ぐ役割をしている．一方，テロメラーゼは，テロメアDNAの複製を行う酵素である．体細胞はテロメラーゼをもたないためにテロメラーゼの反復配列は細胞分裂のたびに短くなり，限界まで短縮すると分裂停止信号が出て，細胞は増殖できなくなる．

　これに対して，癌化した細胞にはテロメラーゼ活性があり，癌細胞が無限に増殖できるのは，限界を超えた短いテロメラーゼがテロメラーゼによって細胞分裂のたびに修復されるためと考えられる．テロメラーゼ阻害剤が癌細胞を死滅させることになるし，体細胞の老化にはテロメアの短縮が重要な働きをしているといえる．

　テロメアは人生の回数券であり，分裂をして，年をとるごとに回数券を1枚ずつ使っていることになる．癌細胞は分裂するごとに回数券を獲得できるうらやましい細胞でもある．

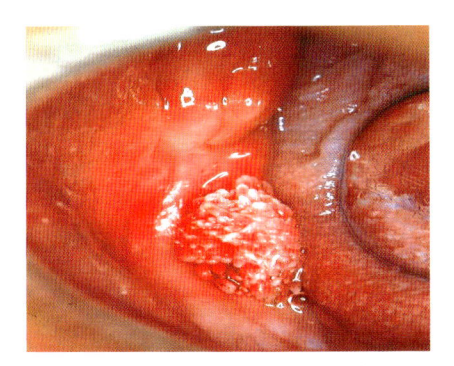

図 5 乳頭腫型の下顎歯肉癌

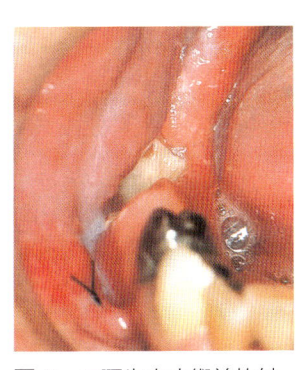

図 6 下顎歯肉癌術前放射線治療後

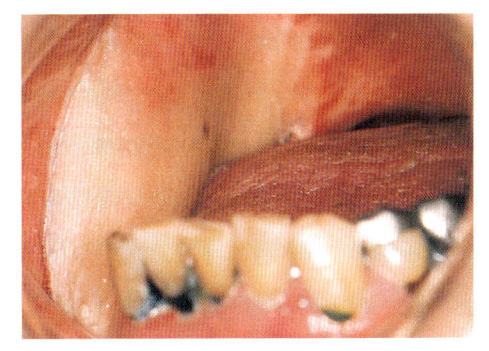

図 7 図 6 症例の有茎皮弁（大胸筋皮弁）による即時再建後

　問題症例 16 は，潰瘍型を呈する高分化型の扁平上皮癌であった．癌性潰瘍は早期の小さいうちは円形であることが多いが，大きくなると不定形となり穿掘性で，噴火口状を呈するようになる．また，潰瘍底は凹凸不平で，紅色あるいは壊死組織による白色であることが多い．さらに辺縁は堤防状に隆起し，周囲に浸潤硬結を示す特徴がある．

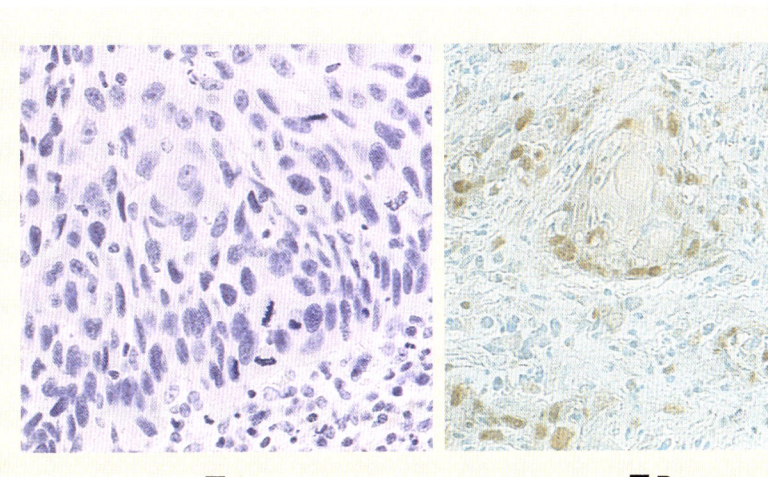

図 A
ヘマトキシリン・エオジン染色

図 B
癌抑制遺伝子産物 p53 を染める染色．
茶色に染まる細胞が陽性細胞

　癌細胞は，核・細胞質比の増大，核分裂像，極性の消失，核の大型化などの細胞異型性を示し（HE．**図 A**），癌抑制遺伝子 p53 の異常が認められる（**図 B**）．

ACT 6

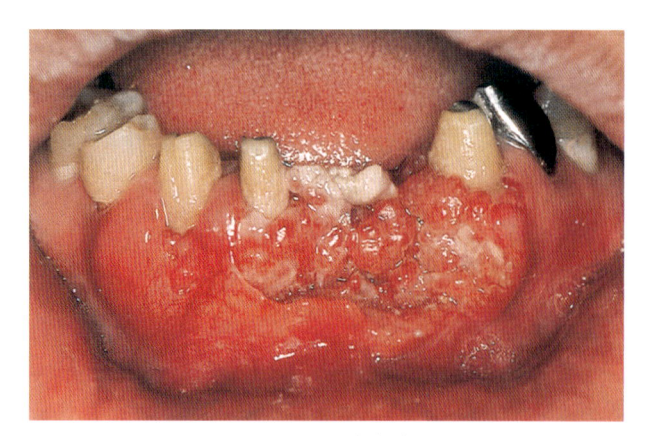

図8　下顎歯肉癌

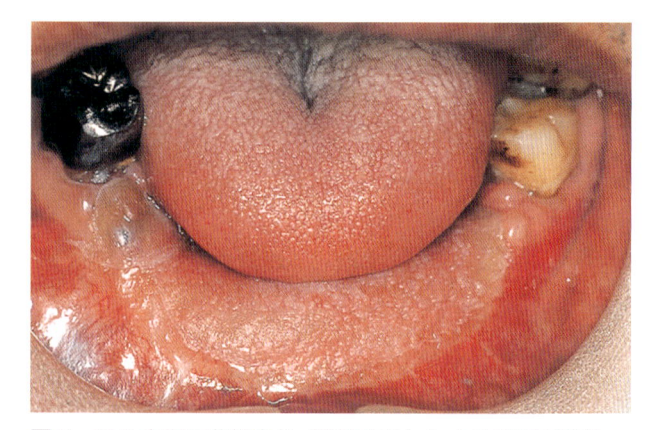

図9　図8症例の遊離皮弁（前腕皮弁）による即時再建後

口腔癌（扁平上皮癌）に対する治療

腫瘍の部位，進展度，転移の有無，患者の全身状態などを考慮したうえで外科療法，放射線療法が単独あるいは併用して選択される．

通常，化学および免疫療法は補助療法として用いられ，外科療法や放射線療法と組み合わせて使用される．放射線療法では小線源による組織内照射法や，外部照射法が用いられ，形態および機能を温存できる利点があるが，進展例や骨への浸潤症例では根治性に乏しい．

外科療法は，本症治療の主流をなしており，進展例に対しても頸部郭清術を含めた十分な病巣切除により，根治性が高い治療法である．しかし切除部の形態変化や機能低下をきたす．そこで，この欠点を補うため再建外科が著しく進歩し，現在では有茎皮弁（**図6，7**）や顕微鏡下で微小血管吻合を行う遊離移植による即時再建術（**図8，9**）が積極的に行われている．

口腔領域以外の癌性潰瘍

口腔以外の消化器系にもさまざまな癌性潰瘍が形成される．胃（**図D**），大腸（**図E**）の癌で亡くなられた方々の標本である．癌性潰瘍の形態はさまざまであるが，自律的かつ非可逆的に過剰に増殖する癌細胞を止めることは近い将来可能となるはずである．

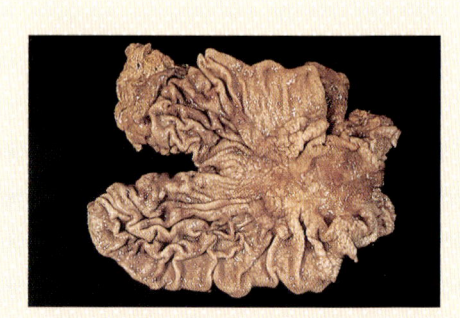

図D　胃の癌性潰瘍標本

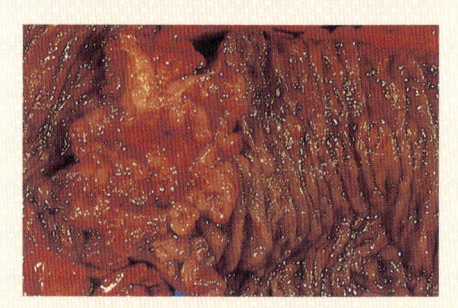

図E　大腸の癌性潰瘍標本

口腔領域への転移性癌

　他臓器に原発した悪性腫瘍が口腔領域に転移することは比較的まれで，1〜2％といわれている．なかでも口腔領域への転移性癌としては，肝（**図1〜3**），腎，肺，胃，子宮，大腸からのものの報告が多い．

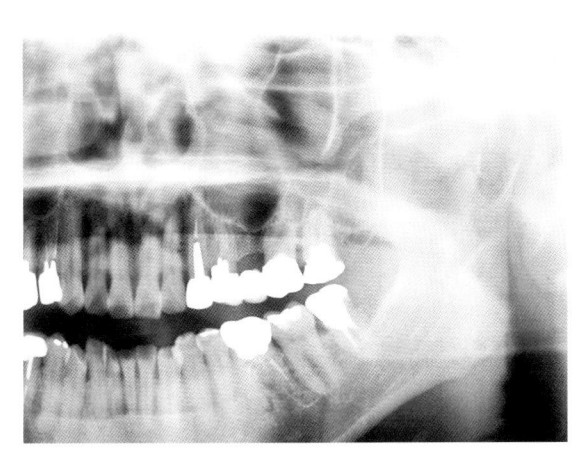

図1　肝癌の下顎関節突起部への転位

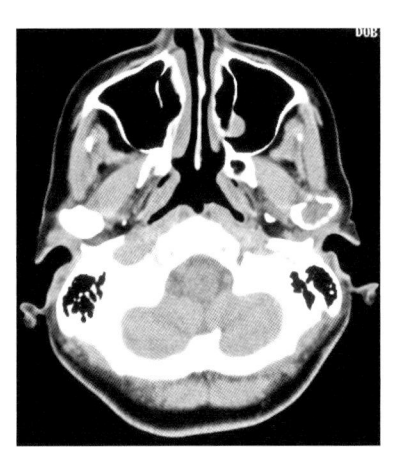

図2　CT画像において，下顎頭部の骨吸収がみられる

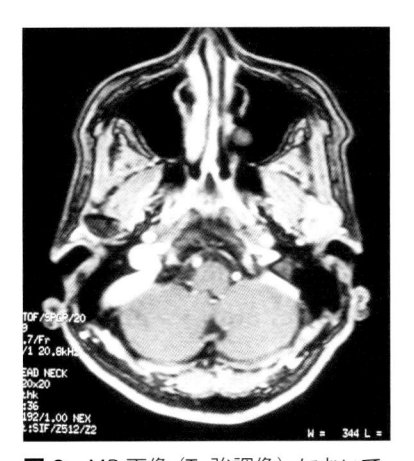

図3　MR画像（T_2強調像）において，右下顎頭部に腫瘍塊が存在している

ベーチェット病

問題症例17は，初診時までに，ベーチェット病診断基準における4主症状のうち3つの主症状が出現しており，不全型のベーチェット病と考えられた．

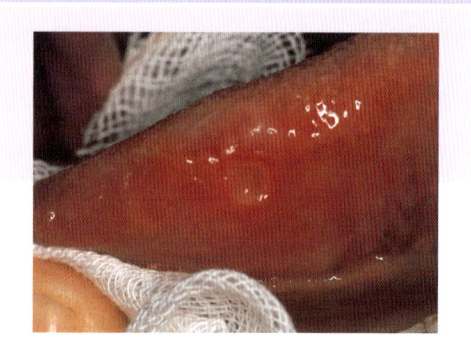

問題の理解

問題症例17の口腔内病変は，周囲に紅暈を伴った小潰瘍の所見を呈していた．アフタには，小アフタ，大アフタ，疱疹状潰瘍型の3型があるが（**図1**），本例では小アフタ型を呈していた．また，口腔内アフタ発症後，陰部潰瘍や下肢の結節性紅斑様所見の発症を認め，さらに血液検査の結果も全身性の疾患であるベーチェット病の可能性を疑わせる所見であった．

ベーチェット病は国の難病特定疾患の一つにあげられており，口腔粘膜の再発性アフタ（**図2**），結節性紅斑などの皮膚症状（**図3**），ブドウ膜炎などの眼症状，および外陰部潰瘍の4つの主症状や，関節（**図4**），消化管，血管，中枢神経などに，さまざまな副症状を示すことのある全身性の疾患である．症状の出現状況は人によって異なり，これらの症状のすべてが必ず現れるわ

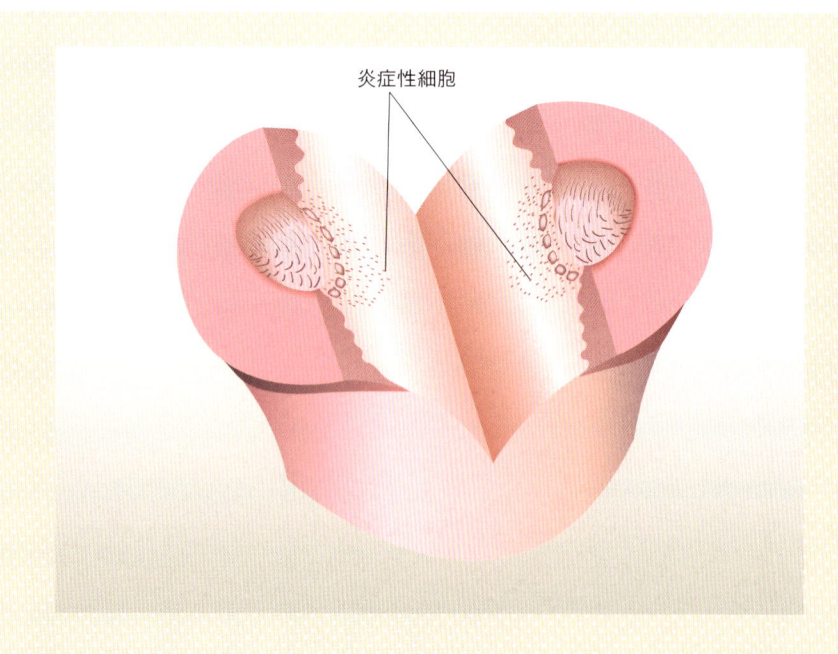

左図は，問題症例17の病変部の生検をイラスト化したものである．

ベーチェット病にみられるアフタは特殊なものではなく，通常のものと変わらない．表面はフィブリンで被覆されている．

炎症性細胞

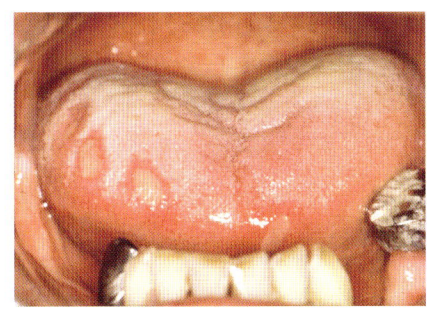

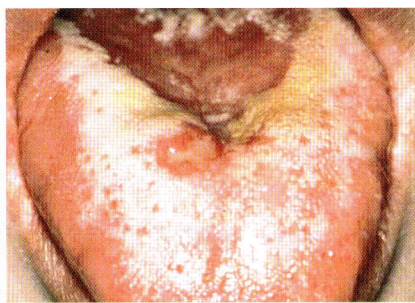

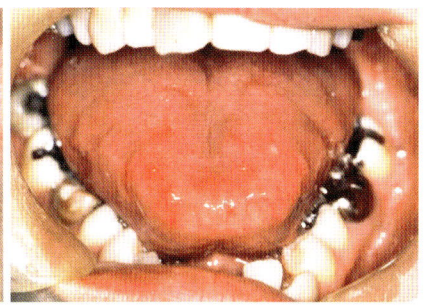

図1 口腔粘膜のアフタの分類
小アフタ（Minor）型（左）：最も普通にみられ，数個程度までで，1～2週間で治癒
大アフタ（Major）型（中）：辺縁不整な大型の深い潰瘍で，角化部粘膜に生じ1～2ヵ月で瘢痕治癒．また小アフタが多発し，症状が強いもの
疱疹状潰瘍（Herpetiform）型（右）：1～2mmの小さなアフタが多数みられるもの．ヘルペス性のものを除く

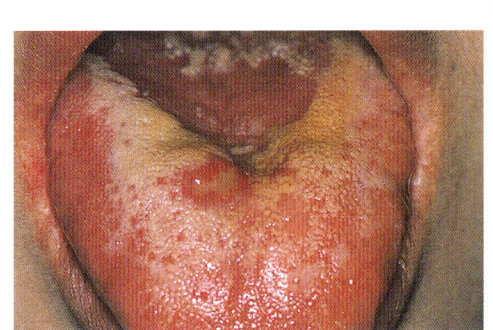

図2 舌背部のアフタ性潰瘍（ベーチェット病）．24歳，女性

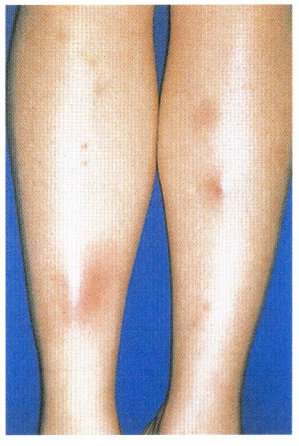

図3 図1と同症例．下肢に結節性紅斑がみられた

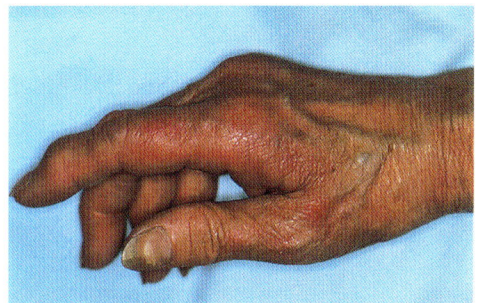

図4 手指に副症状である関節炎がみられた（ベーチェット病）．75歳，女性

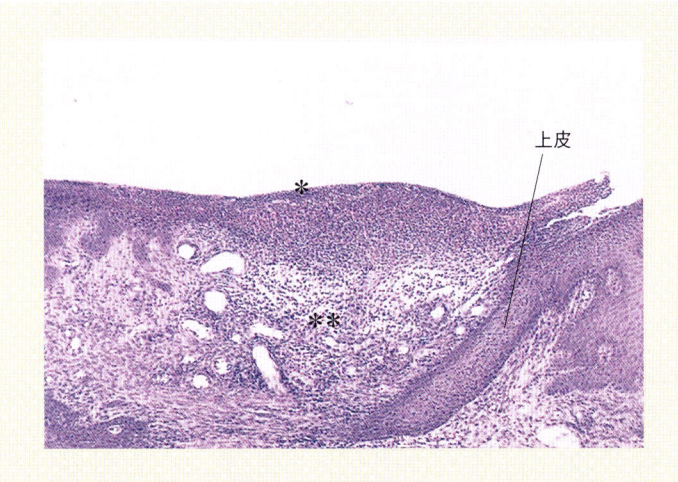

口腔内アフタは，10～14日で完全治癒するものが多く，生検される機会は著しく低い．なぜなら，生検されたとしても潰瘍を伴う非特異的な炎症がみられるにすぎないからである（病理像は実験動物における口内炎像：潰瘍部はフィブリン（＊）に覆われ，その下には炎症性細胞浸潤を伴う肉芽組織（＊＊）が観察される）．

ACT 6

表　ベーチェット病の診断基準

主症状
1. 口腔粘膜の再発性アフタ性潰瘍
2. 皮膚症状
   a）結節性紅斑
   b）皮下の血栓性静脈炎
   c）毛嚢炎様皮疹、ざ瘡様皮疹
3. 眼症状
   a）虹彩毛様体炎
   b）網膜ぶどう膜炎
   c）以下の所見があればa)、b)に準ずる
   視神経萎縮、虹彩後癒着、水晶体上色素沈着、網脈絡膜萎縮、白内障、緑内障
4. 外陰部潰瘍

副症状
1. 変形や硬直を伴わない関節炎
2. 副睾丸炎
3. 回盲部潰瘍で代表される消化器病変
4. 血管病変
5. 中等度以上の中枢神経病変

病型診断の基準
1）完全型
   経過中に4主症状が出現したもの

2）不全型
   a）経過中に3主症状と2副症状が出現したもの
   b）経過中に定型的眼症状とその他の1主症状、あるいは2副症状が出現したもの

参考となる検査所見
1. 皮膚の針反応
2. 炎症反応
   赤沈値の亢進
   血清CRP高値
   末梢白血球数の増加
3. HLA-B51の陽性
4. 病理所見

（厚生省ベーチェット病調査研究班報告より抜粋）

アフタという言葉

Aphta（単数），Aphtae（複数）という用語は，Hippocrates and Celsusが口腔粘膜病変に使用しており，言葉としては非常に古いものである．チャート下欄にもあるように，その意味は小潰瘍の意味で，主として粘膜面に生ずる白色ないし灰白色の斑点，または限局性びらんで，周囲は赤量を呈するものの総称をいう．

アフタまたは再発性アフタの引き金となる因子
① 食物（ナッツ，チョコ，スパイシー食物，アルコール，コーヒー，チーズほか）
② 外傷性刺激（咬傷，歯牙鋭縁，不適合義歯，歯ブラシほか）
③ 月　経
④ ストレス
⑤ 関連病変
⑥ その他

アフタまたは再発性アフタ患者で考えられる関連病変
① ベーチェット病（本文参照）
② クローン病（Crohn's disease）
③ 潰瘍性大腸炎（Ulcerative colitis）
④ 吸収不全症候群（Malabsorption syndromes）
⑤ HIV感染（HIV infection）
⑥ 貪食組織球性脂肪層炎（Cytophagic histiocytic panniculitis）
⑦ ビタミンB_{12}，葉酸，鉄欠乏症（Deficiency of vitamin B_{12}, folic acid, iron）
⑧ 周期性好中球減少症（Cyclic neutropenia）
⑨ その他

けではなく，主症状の4つが全部出現する完全型と，そうでない不全型，疑いのある型などがある（**表**）．

一般にこの疾患では，口腔内の再発性アフタはほぼ必発のものであり，しかも早期に出現する．ついで皮膚，眼あるいは副症状が出現することが多く，症状は軽快，再燃を繰り返す．原因は不明であるが，遺伝的素因も関係があるとされており，また微生物，特にレンサ球菌の関与も考えられている．

ベーチェット病の診断は，**表**のごとく臨床症状によって行われているが，厚生省ベーチェット病調査研究班は，参考となる検査手段および結果として，

1. 皮膚の針反応による皮膚被刺激性の亢進（滅菌針を皮膚に刺入し，24～48時間後に発赤と無菌性小膿疱をみる）
2. HLA抗原型（B_5, BW_{51}）保有の有無
3. 末梢白血球検査により好中球増多および遊走能の亢進
4. 血清CRPの陽性
5. 赤血球沈降速度の亢進
6. 血清タンパク分画と免疫グロブリンの定量によりIgA，IgD，IgGの増量
7. 血清補体活性と補体量CH_{50}の増加

などをあげている．

日常の臨床で口腔粘膜のアフタはよく経験するが，難治性であったり，再燃を繰り返すような患者に対しては，問診にて他の症状の有無を確認する．ベーチェット病の疑い，あるいは可能性がある場合には，参考となる検査を行ったうえで，経過を観察する必要がある．

アフタとつく病名
① 再発性アフタ（Recurrent aphtae）
② アフタ性口内炎（Aphtous stomatitis）
③ 習慣性アフタ（Habituelle aphtae）
④ ベドナー・アフタ（Bednar's aphtae）
⑤ 慢性アフタ（Chronic aphtae）
⑥ 伝染性アフタ（Contagious aphtae）
⑦ 悪性アフタ（Malignant aphtae）
⑧ ミクリッツ・アフタ（Mikulicz's aphtae）
⑨ リガ・アフタ（Riga's aphtae）
⑩ 悪液性アフタ（Cachectic aphtae）
⑪ カルダレリ・アフタ（Cardarellis's aphtae）
⑫ 寄生動物アフタ（Epizootic aphtae：口蹄病）
⑬ アフタ性咽頭炎
　（Aphthous pharyngitis：Herpangina）
⑭ その他

再発性アフタの3分類
① Minor型
　（直径2～5mmで，10mm以上のものはない）
② Major型（通常10mm以上）
　口腔後方部や喉頭に発症しやすい
③ Herpetiform型（直径1～2mm程度）
　ヘルペスと誤診されやすい

アフタ性口内炎の一般的治癒過程
① 24～48時間，漠然とした症状が当該粘膜部に現れ，その後限局性の発赤を示す斑状病巣が現れる．この病巣はただちに壊死に陥り，境界明瞭な類円形の潰瘍となる．潰瘍面には黄白色の苔ができ，潰瘍底面と硬く付着する．周囲には紅暈がみられる（紅暈の強さは二次感染に左右される）
② 5～7日で潰瘍は治癒傾向に向かう
③ 10～14日で瘢痕を残さず治癒する

ベーチェット病に対する治療

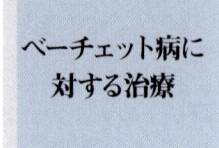

症状が多方面にわたるため，内科，皮膚科，眼科，歯科口腔外科など各科が協力して治療にあたることが多い．眼症状や，生命の予後に影響する消化器，血管系および精神症状などの副症状の治療が優先される．

一般に，全身的な消炎の目的で，非ステロイド系抗炎症剤や抗アレルギー剤などが用いられる．症状が著明な場合には，ステロイド剤の全身投与が用いられることがあるが，病変の遷延化や予後不良となることもあり，神経ベーチェット病の活動期以外にはあまり使用されない．眼症状に対してはコルヒチンや免疫抑制剤が用いられる．口腔の再発性アフタの治療には，ステロイド剤の軟膏や貼付剤あるいは噴霧剤などが使用される．

口腔粘膜の痂皮を伴わない潰瘍の治癒②

口腔粘膜の治癒が生活反応・創内浄化・修復・再構築の順で起こることを組織病理学的観点から述べたが（134, 135頁），ここでは，炎症の観点から口腔粘膜の治癒を追求する．

炎症の経過
① 局所が障害されると，末梢血管の拡張と充血から血行静止が起こる
② 血管の透過性亢進による血液液体成分ならびに白血球が，血管外に次の順で滲出する．低分子の血清タンパク，高分子の血清タンパク，フィブリノーゲン（血管外でフィブリンになる）滲出細胞（好中球，好酸球，好塩基球，単球）
③ 局所には形質細胞，細網内皮系細胞，線維芽細胞が集簇する
④ 線維芽細胞と毛細血管の増殖による肉芽組織と膠原線維の形成が起こる

シェーグレン症候群

シェーグレン症候群（Sjögren syndrome）とは，自己免疫疾患の一種であり，涙分泌，唾液分泌などを障害する疾患である．100年以上も前から「目が乾く・口が渇く」という病気が報告されていたが，1933年にスウェーデンの眼科医ヘンリック・シェーグレンが発表したことによって，彼の名前が付けられた．この病気は膠原病の一つで，免疫機構が侵される疾患である．この機構に狂いが生じ自分の組織を攻撃し，炎症が発生する．40〜60歳の中年女性に好発し，男女比は1対14であり，はっきりとした遺伝性はなく，また伝染病ではない．慢性的に経過し，現段階では根治する治療方法は確立されておらず，したがって，対処療法が主となる．

シェーグレン症候群は，2種類に分けられる．
（1）1次性（原発性）シェーグレン症候群
　　目の乾燥（ドライアイ）・口腔内の乾燥・関節痛などの症状があり，他の膠原病を合併していないもの．関節痛のある場合でも，リウマチのように関節変形を起こすことはない（シェーグレン症候群単独）．
（2）2次性（続発性）シェーグレン症候群
　　目の乾燥（ドライアイ）・口腔内の乾燥などのシェーグレン症候群の他に関節リウマチやエリテマトーデス（SLE）等と合併している場合．

（症状）本症候群は，腺細胞からの分泌物の低下で，さまざまな症状が現れる．主な症状は，まず眼症状である．涙の分泌様式は二種類あり，基礎分泌と反射性分泌であり，本症候群は両分泌に障害を与え，ドライアイなどをきたす．口腔症状はドライマウス（口腔乾燥症：**図1**）で，自らの唾液腺が破壊され唾液の分泌が減少し起こる．唾液には抗菌作用を持つラクトフェリン，リゾチーム，分泌型IgAといった物質が含まれる．またカルシウム，リン，フッ素といったミネラルによって歯を守る．唾液分泌の減少は齲歯の増加，味覚変化，口内炎の好発や乾燥が喉まで至り，食べ物が喉を通らなかったり声のかすれもある．また他覚的な症状としては，舌乳頭の萎縮で舌が平坦になることが特徴である．本症は単独では生活に支障を来たすことは多くても，生命に危険のあることは少ない疾患であるが，関節リウマチや全身性エリテマトーデスをはじめとする膠原病を合併していることが全体の1/3程度ある．また，本症患者は悪性リンパ腫（非ホジキンリンパ腫）を発症することが多い（通常の16〜44倍）とされている．これは，リンパ節に慢性の炎症をきたし，リンパ球の破壊と再生を繰り返すうちに一部が悪性化するものと考えられている．

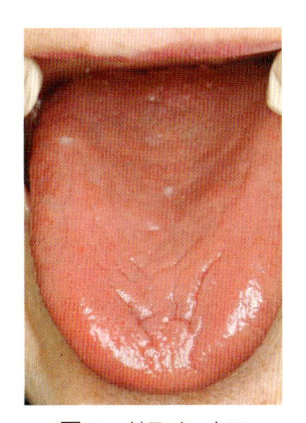

図1　ドライマウス

シェーグレン症候群

表 シェーグレン症候群の診断基準

1. 組織検査で次のいずれかの陽性所見が認められること（**図2**）
   (1) 口唇組織で $4mm^2$ あたり 1focus（導管周囲に 50 個以上のリンパ球浸潤）以上
   (2) 涙腺組織で $4mm^2$ あたり 1focus（導管周囲に 50 個以上のリンパ球浸潤）以上
2. 口腔検査で次のいずれかの陽性所見が認められること
   (1) 唾液腺造影で Stage 1（直径 1mm 未満の小点状陰影）以上の異常所見
   (2) 唾液分泌量低下（ガム試験 10 分間で 10ml 以下または Saxon テストで 2 分間 2g 以下）があり，かつ唾液腺シンチグラフィーにて機能低下の所見
3. 眼科検査で次のいずれかの陽性所見が認められること
   (1) シルマーテストで 5 分間 5mm 以下で，かつローズベンガル試験で 3 以上
   (2) シルマーテストで 5 分間 5mm 以下で，かつ蛍光色素試験で陽性
4. 血液検査（血清検査）で次のいずれかの陽性所見が認められること
   (1) 抗 Ro/SS-A 抗体陽性
   (2) 抗 La/SS-B 抗体陽性

上記 4 項目のうち，いずれか 2 項目以上を満たせばシェーグレン症候群と診断可能である．

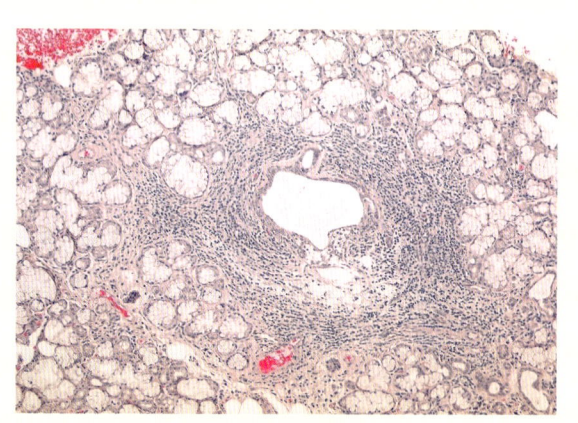

図2 口唇腺生検
多数のリンパ球浸潤が導管周囲にみられる

本症候群は他に関節，筋肉，腎臓，甲状腺，神経，皮膚，肺などでさまざまな症状をきたす．眼，口以外の症状（腺外症状）では皮膚症状として，皮膚乾燥症状に伴う搔痒，皮膚血管炎，レイノー現象，環状紅斑がある．関節，筋の症状は，関節炎，筋炎が生じることがあるが，関節リウマチのような破壊性のものではない．肺の症状としては間質性肺炎が生じることがあり，特に本症ではリンパ球性間質性肺炎（LIP）という特徴のある間質性肺炎をきたす．心臓では心外膜炎が生じることがあるが有症状となることはまれである．消化管では嚥下困難はよくみられ，多くは口腔内乾燥が原因であるが，全身性強皮症に似た消化管蠕動異常が原因であることもある．肝臓では肝機能障害が起こることがあるほか，原発性胆汁性肝硬変や門脈圧亢進症を合併することもある．

（原因）抗SS-A/Ro抗体・抗SS-B/La抗体（ともに非ヒストン核タンパクに対する抗体）といった自己抗体が存在することから自己免疫応答が関わると考えられるが，その直接的な原因は不明である．遺伝的要素，環境要素，性ホルモンの影響なども関わっていると考えられている．

（検査）赤沈が速くなり，CRP等の炎症反応陽性および抗核抗体などが出現する．自己抗体としてSSA抗体やSSB抗体が出現するが，SSB抗体は原発性シェーグレン症候群で多くみられる．各抗体はシェーグレン症候群では，SSA抗体80％・SSB抗体40％にみられる．しかしこの抗体が陰性の場合もある．その他，自己抗体生産の影響により貧血，白血球減少（血小板減少，高γグロブリン血症，リウマトイド因子，高アミラーゼ血症等も認められる．眼乾燥をみる検査としてはシルマー（Schirmer）テストと，ローズベンガル染色テスト・蛍光染色テストがある．前者は短冊状の濾紙を眼角に挟み涙液分泌量をみる検査で，後者2つは角膜上皮障害程度を染色によって調べる検査である．口腔乾燥をみる検査として最もよく行われるのはガムテストである．これはチューインガムを嚙みその間に分泌される唾液量を測定する検査である．他に唾液腺造影，口唇生検，唾液腺シンチグラフィーなどが行われることがある．

（治療）基本的に対症療法が中心となる．ドライマウスで唾液減少による齲蝕の治療予防には含嗽剤，トローチ，口腔用軟膏，人工唾液，内服薬等がある．含嗽剤には含嗽用のアズレン®，イソジンガーグル®が比較的よく用いられている．口腔用軟膏は，副腎皮質ホルモン（ステロイドホルモン）または抗生剤を含んでいるものを用いるが，消炎の効果はあるものの長期使用により菌交代現象や口腔カンジダを起こす．また，唾液分泌を促進するサリグレン®なども用いられる．内服薬としては，気道潤滑去痰剤であるムコソルバン®，気道粘液溶解剤であるビソルボン®，口渇，空咳に効くといわれている麦門冬湯（漢方薬）等がある．関節痛はアスピリン等の非ステロイド抗炎症剤が用いられる．まれにステロイド剤（副腎皮質ホルモン）も用いられるが，副作用があり注意する必要がある．主要臓器症状（間質性肺炎，間質性腎炎，中枢神経症状など）には，ステロイド剤や免疫抑制剤であるシクロフォスファミド（エンドキサンP®）などがある．

口腔結核症

最近，また結核患者の増加が話題になっているが，結核は口腔内にも病変を現すことがある．口腔結核症が発症することはきわめてまれで，さらにその多くは肺結核症などの原発巣から排出される結核菌の二次感染によるものである．口腔結核症は，舌，歯肉に生じることが多いが，口蓋，口唇，頰粘膜などの報告もあり，口腔粘膜のすべてに発生しうる．

口腔粘膜における結核性病変は，潰瘍型，肉芽腫型，結節型，尋常型狼瘡型などに分類されているが，その多くは潰瘍型で，所属リンパ節への感染を伴うことが多く，臨床所見のみでは悪性腫瘍との鑑別が困難なことがある．本症における潰瘍の特徴は，大きさが不定，外形不整，辺縁鋸歯状ときわめて不規則で，穿掘性である．また潰瘍面は肉芽様，易出血性で，疼痛を伴う．

肺結核の組織像

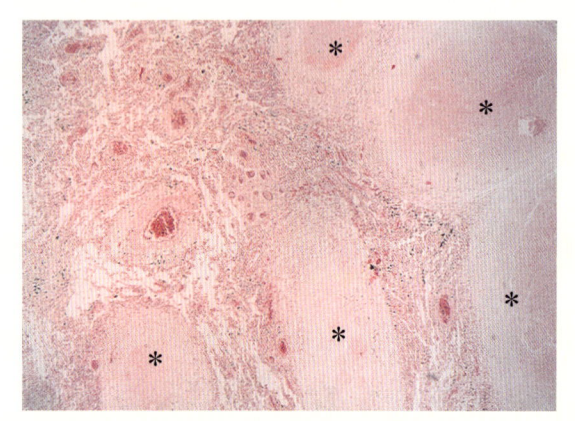

図1 肺結核の組織写真（弱拡大）
中央に乾酪壊死巣をもつ多数の結核結節がみられる（＊）

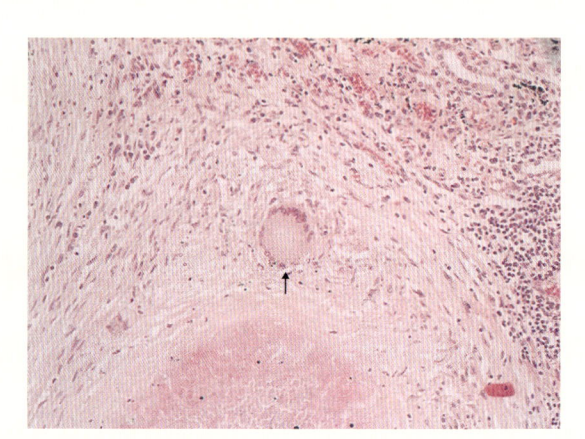

図2 肺結核の結核結節の組織写真（強拡大）
中央の大型の細胞はラングハンス型巨細胞（矢印 HE）

ACT 7
顎骨内病変

ACT 7

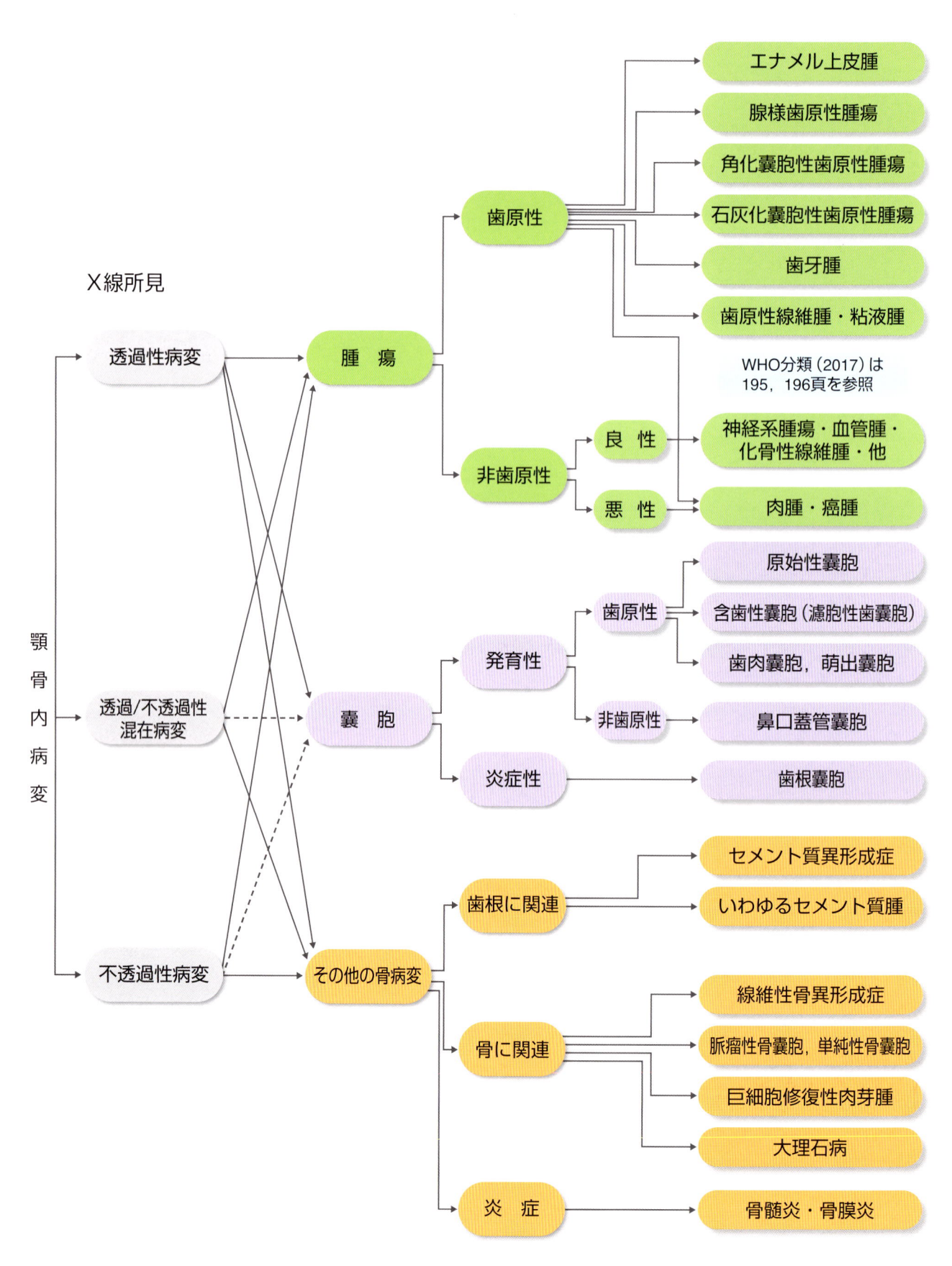

X線所見

顎骨内病変
- 透過性病変
- 透過/不透過性混在病変
- 不透過性病変

- 腫瘍
  - 歯原性
    - エナメル上皮腫
    - 腺様歯原性腫瘍
    - 角化嚢胞性歯原性腫瘍
    - 石灰化嚢胞性歯原性腫瘍
    - 歯牙腫
    - 歯原性線維腫・粘液腫

    WHO分類（2017）は 195，196頁を参照

  - 非歯原性
    - 良性：神経系腫瘍・血管腫・化骨性線維腫・他
    - 悪性：肉腫・癌腫

- 嚢胞
  - 発育性
    - 歯原性
      - 原始性嚢胞
      - 含歯性嚢胞（濾胞性歯嚢胞）
      - 歯肉嚢胞，萌出嚢胞
    - 非歯原性
      - 鼻口蓋管嚢胞
  - 炎症性
    - 歯根嚢胞

- その他の骨病変
  - 歯根に関連
    - セメント質異形成症
    - いわゆるセメント質腫
  - 骨に関連
    - 線維性骨異形成症
    - 脈瘤性骨嚢胞，単純性骨嚢胞
    - 巨細胞修復性肉芽腫
    - 大理石病
  - 炎症
    - 骨髄炎・骨膜炎

このチャートは筆者らが便宜的に製作したもので，すべてのものを網羅しているわけではない

症例 18

主訴：右側下顎臼歯部の挺挙感および鈍痛
年齢：39歳
性別：女性
現症：口腔粘膜に異常は認められなかったが，右側下顎大臼歯部舌側に羊皮紙様感を触知した．
　X線所見では，右側下顎枝から下顎骨体部にかけて境界明瞭なX線透過像が認められ，透過像内には下顎智歯と思われる歯牙が存在した．また病変部のCT所見では，下顎骨内に拡大した骨腔が認められ，その部の骨髄組織は欠損し，頰舌側の皮質骨のみが残存している所見が確認された．さらに一部舌側皮質骨の吸収している部位も認められた．
　なお，血液検査に異常は認められず，下歯槽神経に関連した知覚麻痺もみられなかった．

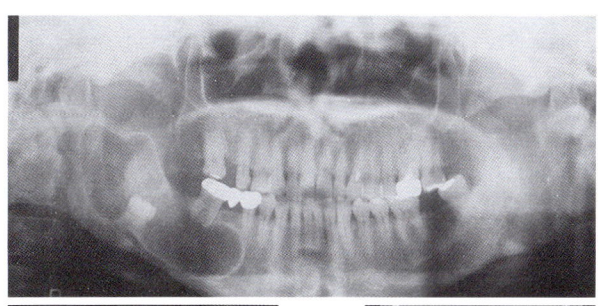

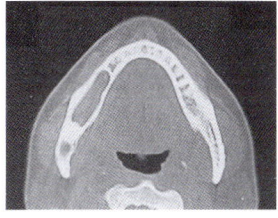

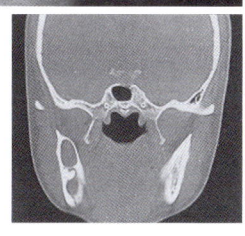

患者は異常を自覚し，右側下顎の補綴物が原因であると考え，歯科を受診した．X線写真撮影を行ったところ，下顎骨の異常陰影が認められたため，紹介され来院した．

症例 19

主訴：左側頰部腫脹
年齢：64歳
性別：男性
現症：左側頰部の腫脹と下顎臼歯部の歯肉が隆起しており，咀嚼障害を認めた．しかし，開口障害は認められなかった．パノラマX線写真およびCTを撮影したところ，左側の下顎骨下縁から下顎枝にいたる範囲に多房性のX線骨透過像が認められた．全身的には異常はみられなかった．

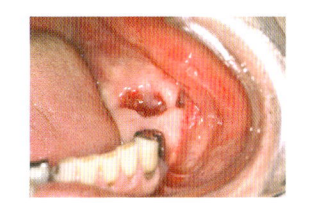

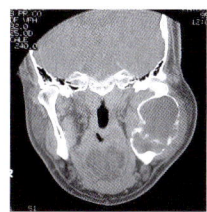

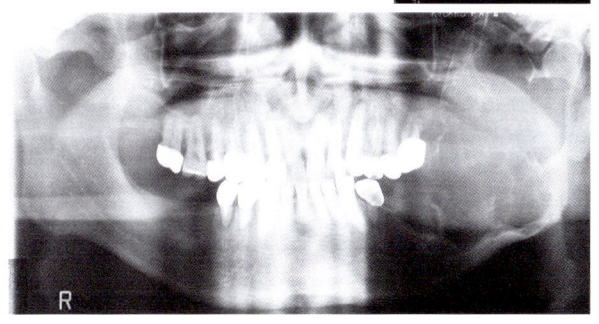

3年前より左側下顎臼歯部に違和感を自覚していたが，放置していた．1年前より腫脹が徐々に増大し，3カ月前より咀嚼障害がみられるようになったため，近所の歯科医院を受診し，紹介され来院した．

症例 20

主訴：右側下顎大臼歯部違和感
年齢：44歳
性別：女性
現症：口腔内所見では右側下顎に水平智歯が認められ，やや動揺をきたしていた．また智歯周囲の粘膜に軽度の炎症所見がみられた．
　　　X線所見では，右側下顎骨体部から下顎枝部にかけて多胞性のX線透過像が認められた．また下顎の智歯は下顎枝中央の高さまで転位しているのが認められた．しかし病変に含まれた第二大臼歯および智歯の歯根吸収はみられなかった．CT所見では病変部において骨の吸収がみられ，頬側の皮質骨は残存していたが，舌側の皮質骨では穿孔をきたしている部位もみられた．また，病変中央の一部に骨梁の残存しているところもみられた．

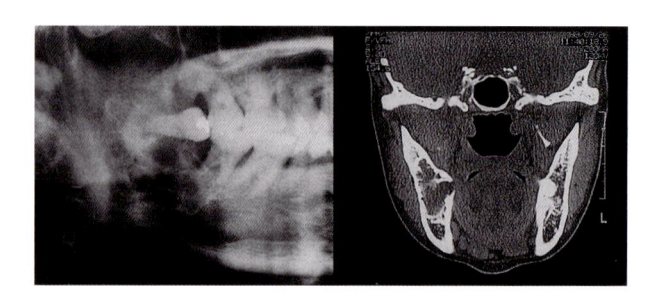

歯周炎の治療のため歯科を受診したところ，X線検査にて顎骨内病変を指摘された．

症例 21

主訴：右側下顎角部鈍痛
年齢：16歳
性別：男性
現症：顔貌では両眼隔離，前額部の突出，幅広鼻根などを認め，口腔内所見では下顎第二大臼歯部から下顎枝前縁にかけてびまん性腫脹を認めた．X線およびCT写真では，右側上顎洞および両側の下顎枝部に埋伏歯を伴う大きな囊胞状病変がみられた．

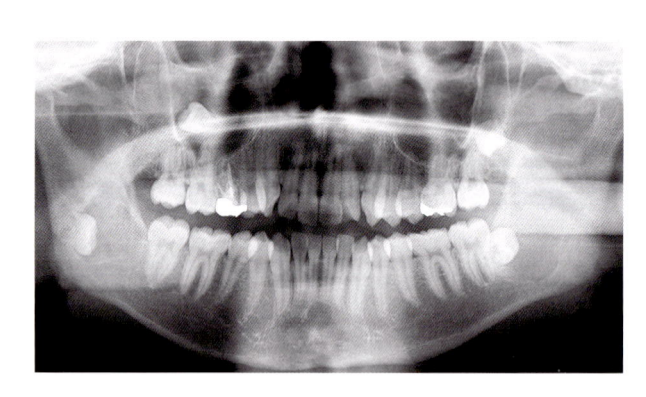

右側下顎角部に疼痛を自覚したため歯科を受診した．X線で上下顎骨に囊胞様病変が認められたため，歯科より紹介され来院した．また母親および祖母も多発性顎囊胞にて治療の既往があった．

症例 22

主訴：右側頬部腫脹
年齢：39歳
性別：女性
現症：右側頬部にびまん性腫脹を認めた．口腔内では右側小臼歯部から上顎結節にかけての上顎骨に骨様硬の膨隆を触知したが，被覆粘膜は健康様であった．また，右側上顎の大臼歯はわずかに頬側に傾斜していた．X線所見では右側小臼歯部から上顎結節部にかけての上顎骨がすりガラス様の所見を呈し，右側上顎洞はその増生によりほとんど消失していた．
　　　全身的に異常は認められなかったが，血液検査においてわずかにアルカリホスファターゼの上昇が認められた．

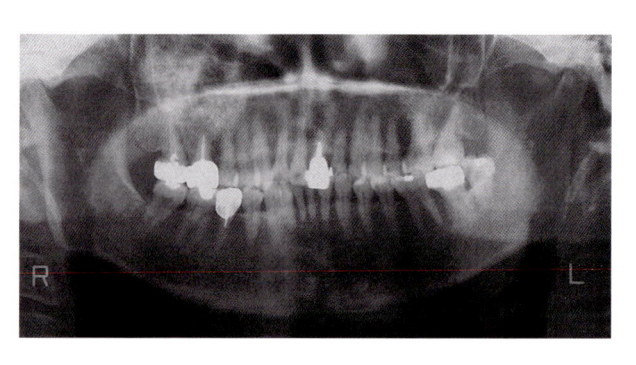

3年前より口蓋部腫瘤を自覚していたが，放置していた．最近，腫瘤が増大してきたため不安になり，来院した．

Column 6

第一大臼歯は乳歯？

　歯の由来は，硬骨魚類の皮膚である鱗（うろこ）が，口のなかに入ったと考えられている．皮膚は人間でも代謝しているので，ある意味で何回でも生まれ変わっているといえる．皮膚は，夏に日焼けしても秋には元に戻る現象でもわかる．

　事実，爬虫類などでは歯が何度も生え替わる多生歯性動物である．その歯に歯根膜はなく，骨と直接接触しているので鱗のような感じで生え替わる．歯根膜がみられるようになるのはワニからで，こうなるためには，口蓋，顎関節，そして鼻と口が分離するという前提条件があった．

　さて，ヒトの前歯，犬歯，小臼歯は生え替わり，後継歯の歯胚が永久歯となる．大臼歯は生え替わらない．実はヒトの大臼歯にも立派な後継歯の歯胚があるのだが，発生の途中で消失し，本来乳歯である大臼歯が後継歯として君臨している．第二小臼歯と第一大臼歯の間によく過剰歯としてみられるものは，実は永久歯の歯胚である．

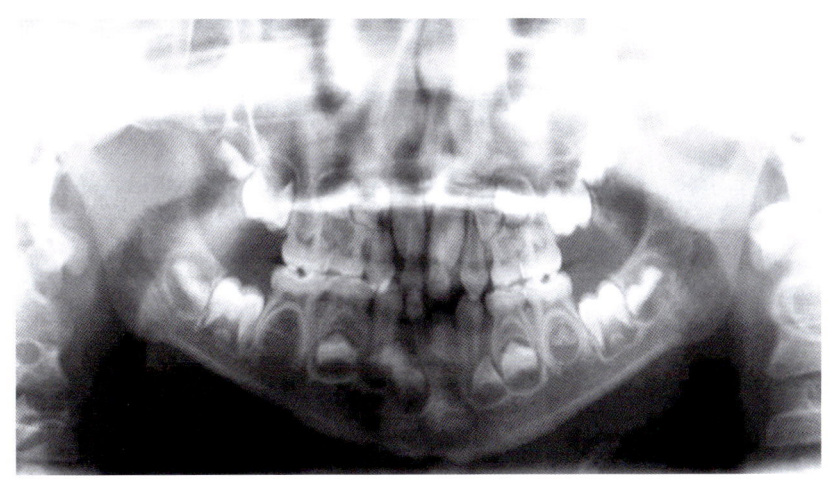

乳歯列のパノラマX線写真

ACT 7

含歯性嚢胞

問題症例18においては，穿刺により漿液性の内容液を吸引した．そこで粘膜骨膜弁を剝離し，菲薄な骨の下方の組織を採取し，病理組織検査を行った．結果は，扁平上皮で裏装された嚢胞壁で，上皮の角化性変化はみられなかった．X線および病理検査所見より，含歯性嚢胞（濾胞性歯嚢胞）と診断した．

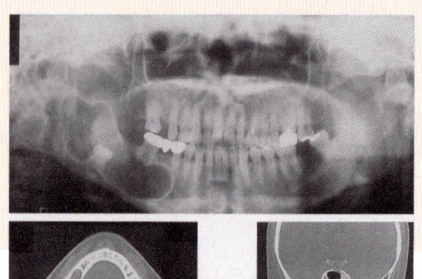

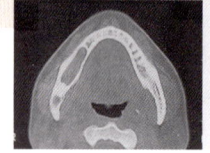

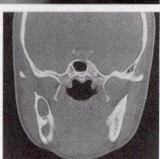

問題の理解

顎骨内病変は，種々の形でX線写真に描出される．なかでも顎骨内に発生する嚢胞性疾患は，境界明瞭なX線透過像を示す代表的な疾患で，日常の臨床でよく遭遇する．

嚢胞性疾患は，緩徐に発達し，症状も軽度なため，感染をきたしたり，大きくなって顎骨の変形が現れないと気づかないことが多かったが，現在では歯科処置前にパノラマX写真を撮影することが多く，その症状が著明にならないうちに発見されるようになった．

しかし，画像所見が嚢胞と類似する腫瘍性病変もあり，その鑑別判断には病理組織検査が必要になる．

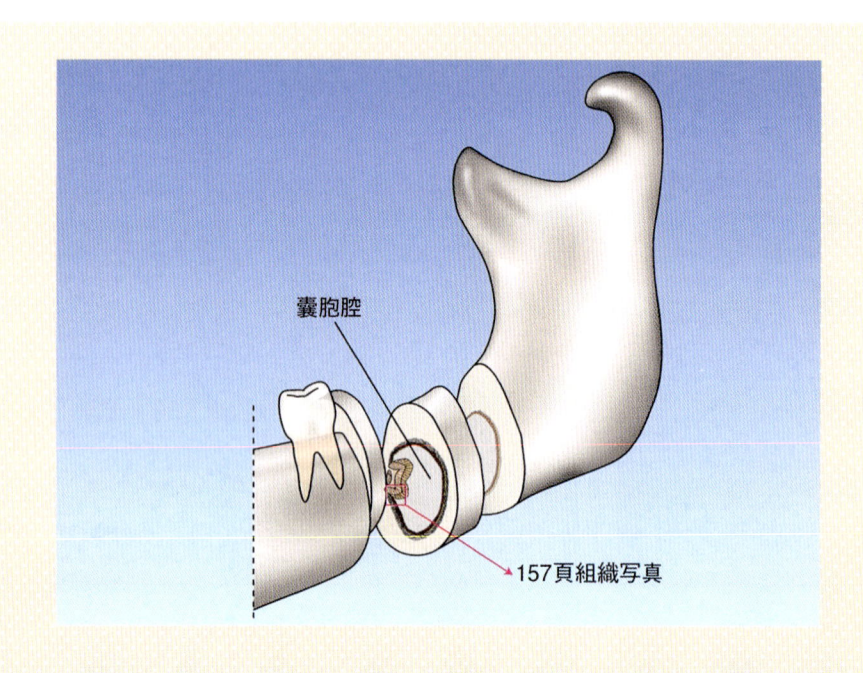

左図は，問題症例18の病変部の生検をイラスト化したものである．

含歯性嚢胞（濾胞性歯嚢胞）は，嚢胞腔内に埋伏歯の歯冠が存在する嚢胞である．

嚢胞腔
→157頁組織写真

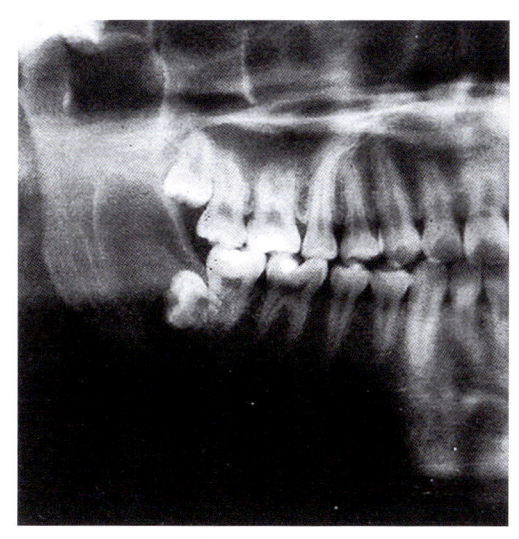

図1 ８⏋が原因の含歯性嚢胞

　問題症例18は検査の結果，裏装上皮に明らかな角化は認められず，含歯性嚢胞（濾胞性歯嚢胞）と診断した．本疾患は，歯の発育過程でエナメル器に嚢胞化が起こって生ずるといわれている．

　小児期には上顎切歯や犬歯，下顎小臼歯などの萌出遅延により本疾患に気付くことが多い．また成人では上下顎の智歯部に発生し（**図1**），感染をきたすかX線で偶然発見されて受診する．

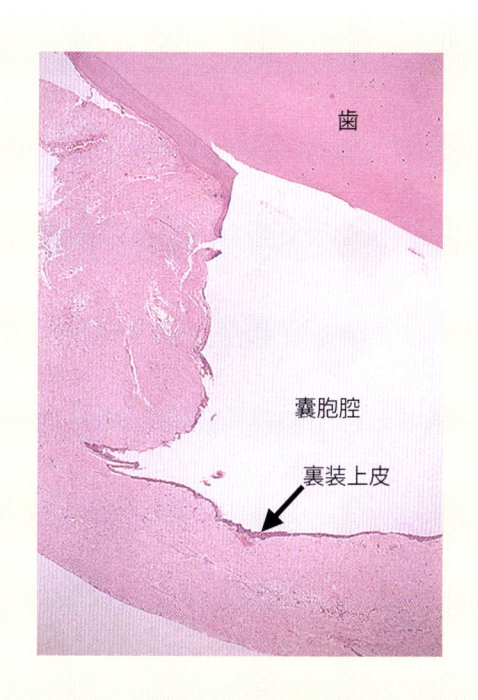

含歯性嚢胞（濾胞性歯嚢胞）

　未萌出歯の歯冠を包むようにできる嚢胞で，歯原性上皮により裏装されている．

　嚢胞の裏層上皮は，埋伏歯冠を形成した後の退縮エナメル上皮が嚢胞化したもので，形態学的には非角化性の重層扁平上皮である．

　上皮の基底は平坦で，通常，上皮直下の嚢胞壁結合組織には炎症性細胞浸潤はない．二次的に炎症を生ずると上皮突起の形成や角化がみられるようになる．

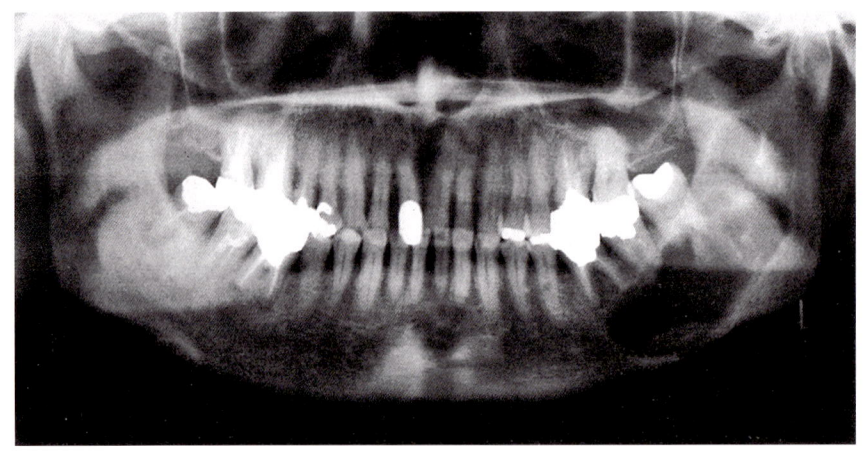

図2 角化嚢胞性歯原性腫瘍
左下顎体部から下顎枝部にかけて多胞性のX線骨透過像がみられた

　歯牙硬組織が形成され始める前の歯胚上皮,あるいは歯の形成後の残存上皮に変化が起こって発生した無歯性の非角化性嚢胞は,原始性嚢胞とよばれる.一方,裏層上皮の扁平上皮に錯角化傾向を示すものは,歯原性角化嚢胞といわれその易再発性が問題となっていたが,2005年の歯原性腫瘍WHO組織分類改訂により,特に再発をきたしやすい上皮の錯角化を示す嚢胞は角化嚢胞性歯原性腫瘍として扱うことになった.本腫瘍は,X線所見において単胞性あるいは多胞性の骨透過像を示す.このうち単胞性で歯を含むものは含歯性嚢胞(**図1**)や単胞性のエナメル上皮腫との鑑別が,また多胞性のものではエナメル上皮腫との鑑別が必要である(**図2**).

角化嚢胞性歯原性腫瘍

　角化嚢胞性歯原性腫瘍は,埋伏歯と関連のない発育性の嚢胞として分類され,歯原性角化嚢胞の名称で知られてきた.しかし,上皮細胞の増殖活性が高いこと,大きな嚢胞を形成するが,それとともに多くの小さな嚢胞(娘嚢胞)や歯原性上皮塊が結合組織内にみられる傾向が高く,再発傾向がみられることから腫瘍に分類された.本病変は常染色体優性遺伝の部分症として多発性に生ずることもある.本病変は歯胚エナメル器またはマラッセの上皮遺残に由来し,下顎臼歯部から下顎枝にわたる骨体部に好発する.嚢胞の裏装上皮は通常錯角化し,嚢胞内部には燐片状に角質物(＊)がみられる.

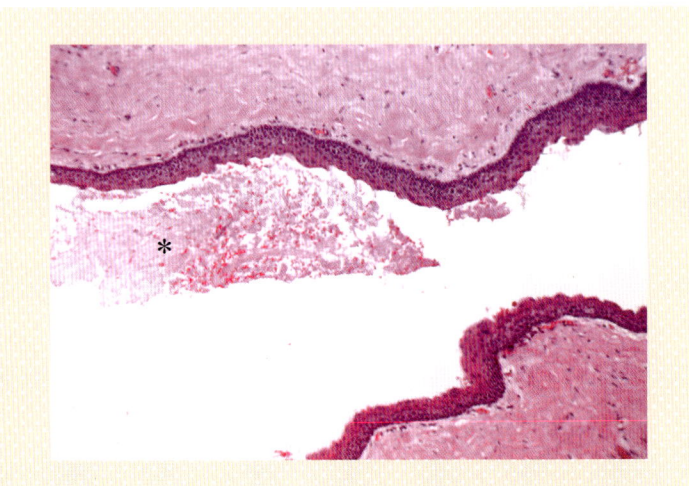

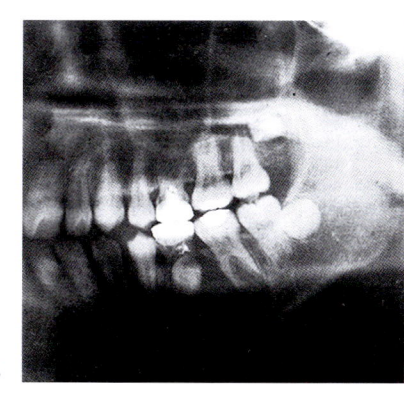

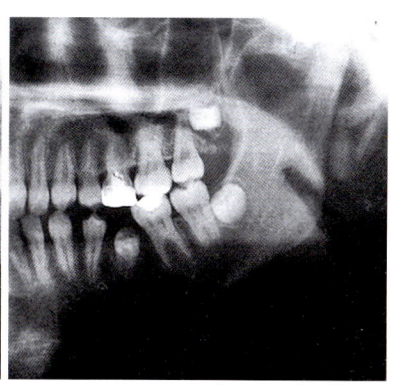

図4 含歯性嚢胞の開窓術
左：術前，右：術後6カ月．
第二小臼歯は萌出してきている

図5 含歯性嚢胞の開窓療法
左：術前，右：術後8カ月．
右上顎智歯部の嚢胞が上顎洞に拡大し，歯を上方に押し上げていたが，開窓術により嚢胞の縮小と歯の復位がみられた．外来で摘出可能であった

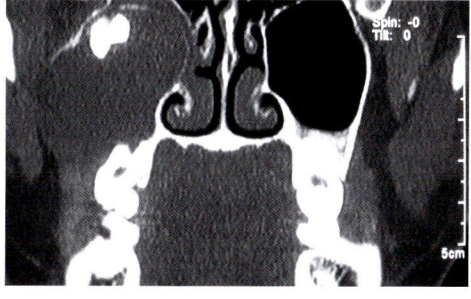

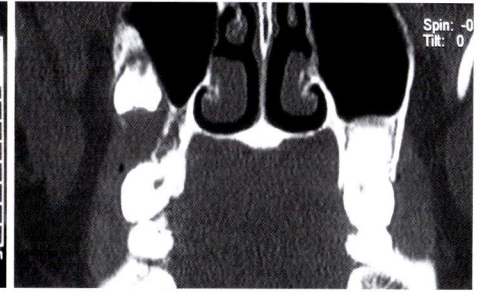

含歯性嚢胞に対する治療

含歯性嚢胞の場合には，通常，原因となった埋伏歯を含めた嚢胞の全摘出を行うが，若年者で埋伏歯が正常位置へ萌出可能な場合には，被覆粘膜，骨，嚢胞壁の一部を切除する開窓術を行い，歯を保存する（**図4**）．また，大きな嚢胞であったり，種々の理由で全摘出ができない場合には開窓を行い，減圧して嚢胞腔の縮小をはかった後，あらためて全摘出を行うこともある（**図5**）．

歯原性嚢胞の種類

※WHO分類（2017）は195，196頁を参照

歯原性嚢胞
・角化嚢胞性歯原性腫瘍（基底細胞性母斑）

歯原性発育性嚢胞
1) 乳児の歯肉嚢胞（Epstein真珠）
2) 歯原性角化嚢胞（原始性嚢胞）
3) 含歯性嚢胞（濾胞性歯嚢胞）
4) 萌出嚢胞
5) 側方性歯周嚢胞
6) 成人の歯肉嚢胞
7) 腺性歯原性嚢胞，唾液腺歯原性嚢胞

非歯原性発育性嚢胞
1) 鼻口蓋管嚢胞（切歯管嚢胞）
2) 鼻唇嚢胞（鼻歯槽嚢胞）

炎症性嚢胞
1) 歯根嚢胞
2) 根尖性・根側性嚢胞
3) 残存性嚢胞
4) 歯周嚢胞

顎骨内に発生するその他の囊胞

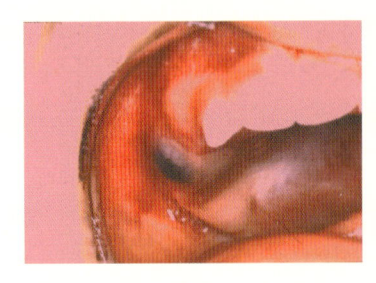

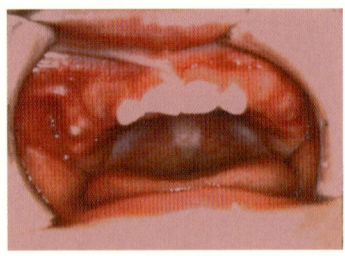

図1 萌出囊胞（萌出血腫）
歯の萌出とともに血腫は消失した

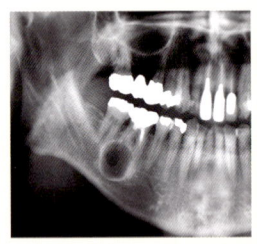

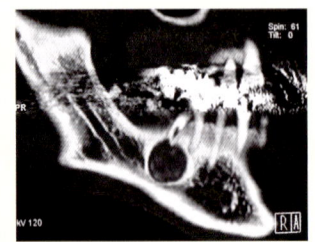

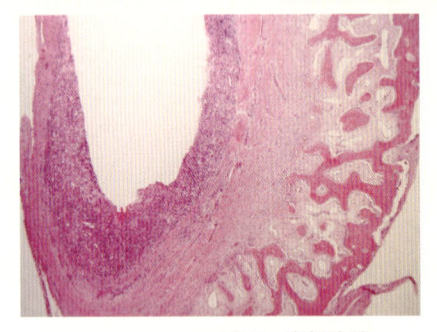

図2 歯根囊胞
通常失活歯に関連して，炎症性物質，抗原性物質が根尖外に出ることで，炎症性の囊胞が形成される（**上図**）．裏装上皮は通常数層から重層の扁平上皮で，上皮直下には炎症性細胞浸潤が顕著な肉芽組織層，その外周に線維性結合組織層が存在する（**下図**）

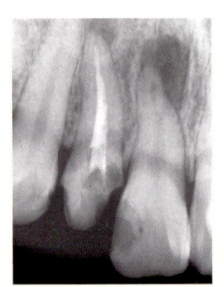

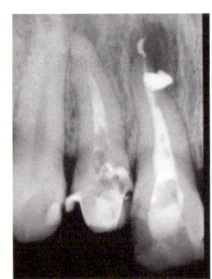

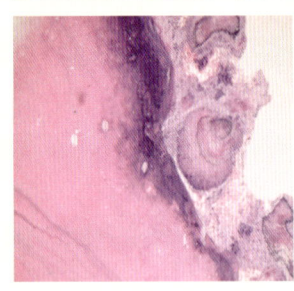

図3 造影剤を入れると側枝部から穿孔がみられた（**上図**）．
歯根囊胞内にはバイオフィルムが存在した（**下図**）

歯原性囊胞

顎骨内に発生する囊胞には，歯原性のものと非歯原性のものがある．一般に歯原性囊胞は歯胚や歯冠の形成期に発生したり，あるいは歯堤や上皮の残遺などが関与して発生する．したがって囊胞腔内に裏装上皮がある上皮性囊胞であり，発育性と炎症性に分けられている．発育囊胞には含歯性あるいは原始性囊胞の他，乳児の歯肉囊胞（**上皮真珠：ACT5の隆起を示すその他の病変：118頁参照**），萌出囊胞，側方性歯周囊胞，成人の歯肉囊胞，腺性歯原性囊胞などがある．また，炎症性囊胞には私たちが日常臨床で最も遭遇することの多い歯根囊胞の他，残存性囊胞，感染性の歯周囊胞（炎症性傍側囊胞）などがある．

萌出囊胞（発育性囊胞）

萌出進行中の歯冠周囲の濾胞隙が拡大したもので，内容は組織液である．血液が混じると暗紫色を呈する（萌出血腫）．歯の萌出とともに消失する（**図1**）．歯の萌出がみられない場合は開窓処置を行う．

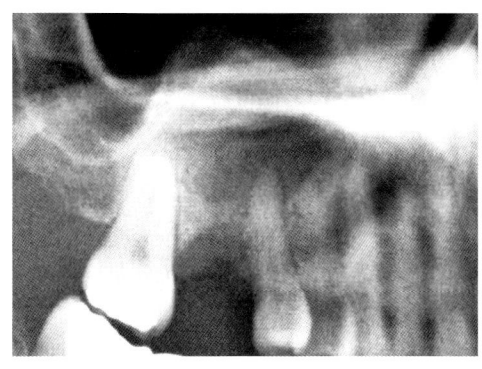

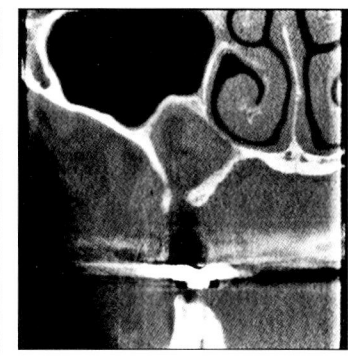

図3 残存性囊胞
　上顎洞方向に拡大した残存性囊胞で，画像上の歯はすべて生活歯であった．上顎洞方向に囊胞が拡大し，上顎洞底は挙上されている．6┃抜歯の際に根尖部の病変を残存させたことが原因と考えられた

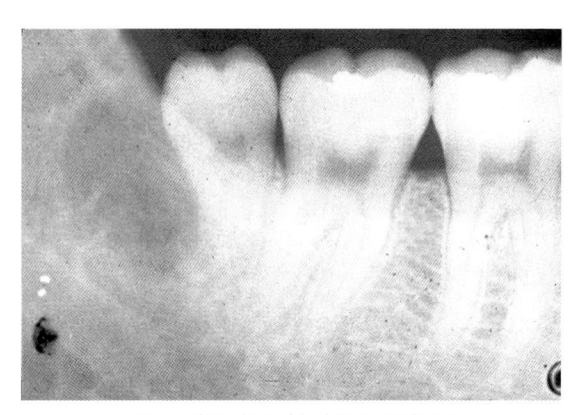

図4 歯周囊胞（炎症性傍側囊胞）

歯根囊胞（炎症性囊胞）

　歯髄感染をきたした後，根尖性あるいは側方性に歯周炎を形成し，マラッセの残存上皮あるいはヘルトヴィッヒ上皮鞘の残遺の上皮が関与して歯根肉芽腫から囊胞化をきたして発生する．したがって，根尖性のものと側方性（根側性）のものがあり，根尖性のもののほうがはるかに頻度が高い．自覚症状が少なく，二次感染をきたさない限り病変を自覚しないことが多い．通常，発育はきわめて緩慢である（**図2**）．

残存性囊胞（炎症性囊胞）

　抜歯時や歯根囊胞，あるいは歯根肉芽腫摘出時に囊胞や肉芽腫の一部，あるいは全部を残存させたために発生する（**図3**）．

歯周囊胞（炎症性傍側囊胞）

　半埋伏歯や萌出歯の歯根側面の歯周組織に発生するもので，歯周ポケットの炎症性変化に起因する．歯頸部歯冠側の歯原性上皮が関与する囊胞である．歯根膜内の残遺歯原性上皮に由来する発育性の側方性歯周（歯根膜）囊胞とは異なる．歯髄活性は認められる．一般に智歯遠心にみられ，智歯は傾斜することが多い（**図4**）．

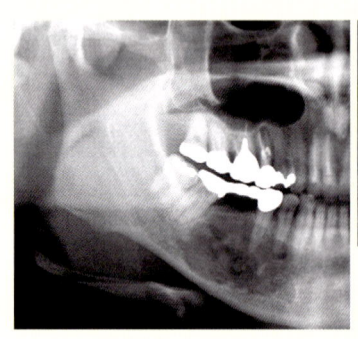

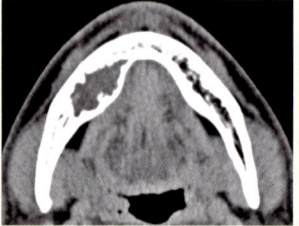

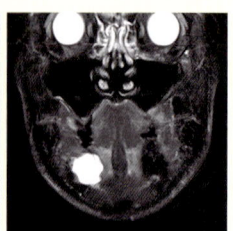

図5 脈瘤性骨嚢胞

画像所見では，右側下顎小臼歯部に境界不明瞭，辺縁不整なX線透過性病変を認める．またCTにて舌側の骨膨隆が認められ，病変は下方で下顎管と，上方では歯と接しているが，歯根吸収や歯の移動は認められない．MRIではT₂強調像で高信号を示し，血液の存在がうかがえる

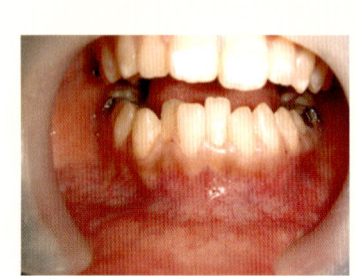

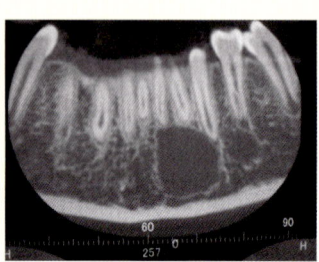

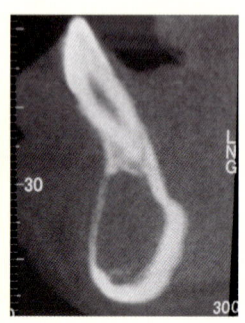

図6 孤立性骨嚢胞（単純性骨嚢胞，外傷性骨嚢胞）

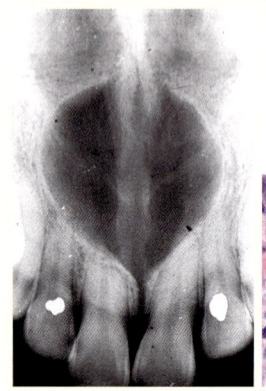

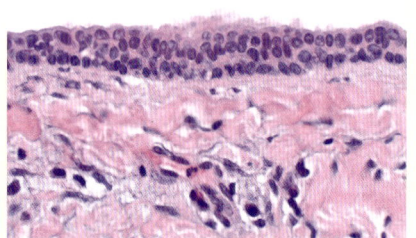

図7 鼻口蓋管嚢胞

非歯原性嚢胞

顎骨に発生する非歯原性の嚢胞には上皮の裏装をもたないものがある．脈瘤性骨嚢胞や孤立性骨嚢胞（単純性骨嚢胞，外傷性骨嚢胞）は上皮の裏装をもたず偽嚢胞といわれる．一方，鼻口蓋管嚢胞や術後性上顎嚢胞は上皮の裏装をもち，上顎洞貯留嚢胞（上顎洞粘液嚢胞）はもつ場合ともたない場合がある．

脈瘤性骨嚢胞

原因は不明で，手足などの長管骨，脊柱，肋骨など全身の骨に発症し，顎骨特有のものではない．むしろ顎口腔領域に発症することはまれである．顎骨では，特に下顎骨の後方部の大臼歯部から下顎枝が好発部位で，画像所見では単房性あるいは多房性のX線透過像を示す疾患の一つで，蜂窩状，シャボン

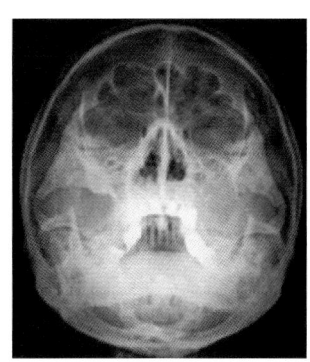

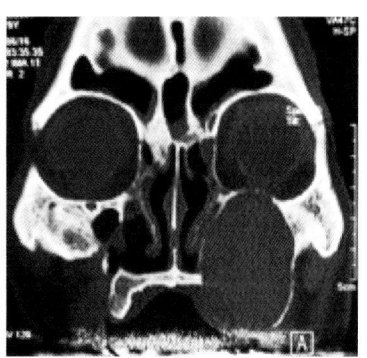

図8 術後性上顎嚢胞

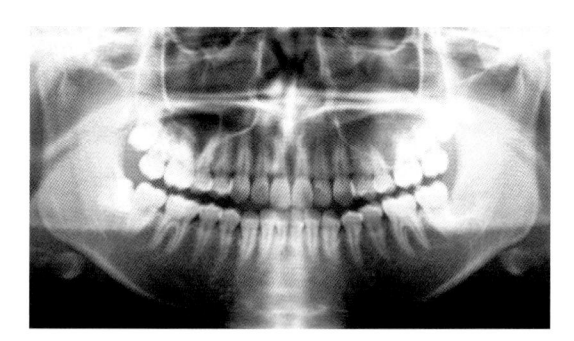

図9 上顎洞貯留嚢胞（上顎洞粘液嚢胞）

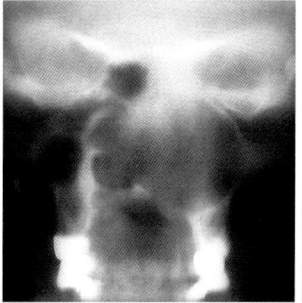

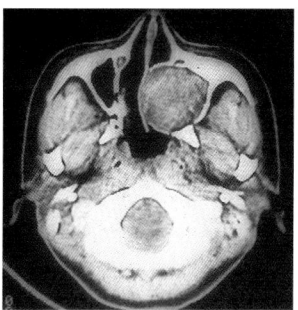

図10 分泌型上顎洞貯留嚢胞

泡状の像を示す．線維性結合組織の壁からなり，その壁にはきわめて豊富な血管が存在し，内容液は血液で構成される（図5）．

孤立性骨嚢胞（単純性骨嚢胞，外傷性骨嚢胞）

単房性の境界明瞭なX線透過像を示し，透過像周囲は不透過性のある硬線を認める．根尖を避けて骨吸収がみられ，歯髄活性も認められる．大きくなるとシェル貝辺縁状の形を呈する（図6）．黄色の漿液性の内容液を認めることが多い．きわめて薄い嚢胞壁が存在する場合と，まったくない場合がある．骨の開削を行い，嚢胞壁を除去すると数カ月で骨形成がみられる．

鼻口蓋管嚢胞

胎生期の鼻口蓋管の上皮の遺残により発生するといわれている．切歯管内で発育する切歯管嚢胞と，切歯管の下方で発育する口蓋乳頭嚢胞があり，嚢胞壁は多列線毛あるいは重層扁平上皮で裏装される．歯科を受診しX線検査でわかることが多い（図7）．

術後性上顎嚢胞

上顎洞炎根治手術後，長期間経過してから発生する．嚢胞壁の裏装上皮は円柱，線毛あるいは扁平上皮とさまざまである．内容液は粘液性で，感染を伴うと膿性となる．下方に拡大すると歯牙の感染をきたしやすいため歯科を受診することが多い．内方に拡大すると鼻閉が生じ，上方に拡大すると眼窩底の骨が吸収し，眼症状を現す（図8）．

上顎洞貯留嚢胞（上顎洞粘液嚢胞）

上顎洞粘膜にある腺組織からの排出障害によるもので，裏装上皮のないもの（図9）とあるものがある．裏装上皮があり，腺組織からの分泌が著明な分泌型の場合には拡大しやすく，自然孔を閉鎖し拡大を続けるものもある（図10）．

歯原性腫瘍の種類

※ WHO 分類（2017）は 195，196 頁を参照

1：歯原性外胚葉性間葉組織を伴わない歯原性良性腫瘍
 ・エナメル上皮腫
 ・石灰化上皮性歯原性腫瘍（pindborg 腫瘍）
 ・扁平上皮歯原性腫瘍
 ・明細胞歯原性腫瘍

2：歯原性外胚葉性間葉組織を伴う歯原性良性腫瘍
 ・エナメル上皮線維腫
 ・エナメル上皮線維象牙質腫
 ・エナメル上皮線維象牙腫
 ・歯牙エナメル上皮腫
 ・腺様歯原性腫瘍
 ・石灰化歯原性囊胞
 ・複合性歯牙腫
 ・集合性歯牙腫

3：歯原性上皮を伴うあるいは伴わない歯原性外胚葉性間葉組織由来の歯原性良性腫瘍
 ・歯原性線維腫
 ・歯原性粘液腫
 ・良性セメント芽細胞腫

4：悪性歯原性腫瘍
 ・歯原性癌腫（顎骨中心性癌）
 ・悪性エナメル上皮腫
 ・原発性骨内癌
 ・良性歯原性上皮性腫瘍の悪性型
 ・歯原性囊胞の悪性変化
 ・歯原性肉腫
 ・エナメル上皮線維肉腫（エナメル上皮肉腫）
 ・エナメル上皮線維象牙質肉腫
 ・エナメル上皮線維歯牙肉腫
 ・歯原性癌肉腫

濾胞型（Follicular type）
最も定型的で，実質胞巣が濾胞状を呈し間質に接して円柱状の細胞が，内部には星状の細胞がみられ，エナメル器に類似した構造をもつ．

叢状型・索状型（Plexiform type）
実質が不規則な索状に増殖する．間質は鬆粗浮腫性である．

腺様歯原性腫瘍（Adenomatoid odontogenic tumor）
エナメル上皮腫類似の腫瘍中に，腺管状構造の形成や石灰化を認める（図 A）．

石灰化囊胞性歯原性腫瘍・象牙質形成性幻影細胞腫瘍
裏装上皮には核を失った幻影細胞がみられることを特徴とし，石灰化の沈着も特徴である．囊胞壁には，象牙質様の構造物をみることもまれではない（図 B）．

歯原性石灰化上皮腫
（Calcifying epithelial odontogenic tumor）
Pindborg 腫瘍ともいわれ，腫瘍実質にアミロイド様物質を含むことを特徴とする．しばしば石灰化物もみられる（図 C）．

エナメル上皮線維腫（Ameloblastic fibroma）
歯原性上皮および歯原性間葉（歯乳頭）の両者の増殖からなる混合腫瘍（図 D）．

歯牙腫（Odontoma）
歯の硬組織，象牙質およびエナメル質を主体とする腫瘍性硬組織病変（図 E）．

セメント質形成性線維腫（Cementifying fibroma）
線維性組織の増殖のなかに，セメント質瘤様の硬組織塊の増殖を伴う腫瘍．

巨大型セメント質腫（Gigantiform cementoma）
原生セメント質類似の硬組織が歯根と連続性に増殖する病変．

良性セメント芽細胞腫（Benign cementoblastoma）
歯根セメント質と連続性にみられる球状のセメント質様硬組織の増殖で，周辺部では放射状の梁状構造を示す．

歯原性線維腫（Odontogenic fibroma）
顎骨内にできる線維腫で，歯原性上皮塊がみられるが，腫瘍性増殖はない．

歯原性粘液腫（Odontogenic myxoma）
顎骨内にできる線維腫の仲間で，粘液変性を起こしたもので，歯原性上皮塊がみられるが，腫瘍性増殖はない．

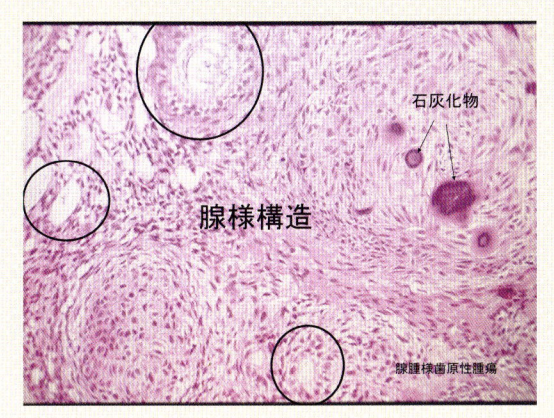

図A　腺様歯原性腫瘍

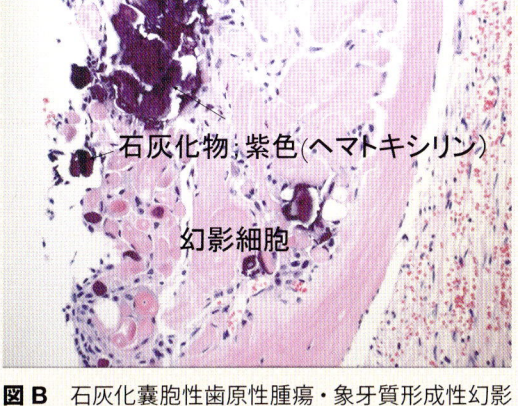

図B　石灰化嚢胞性歯原性腫瘍・象牙質形成性幻影細胞腫瘍

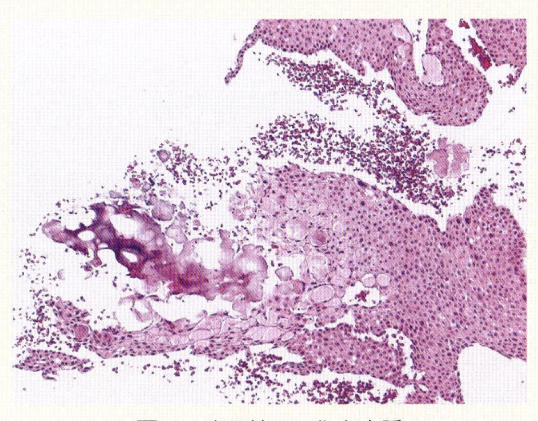

図C　歯原性石灰化上皮腫

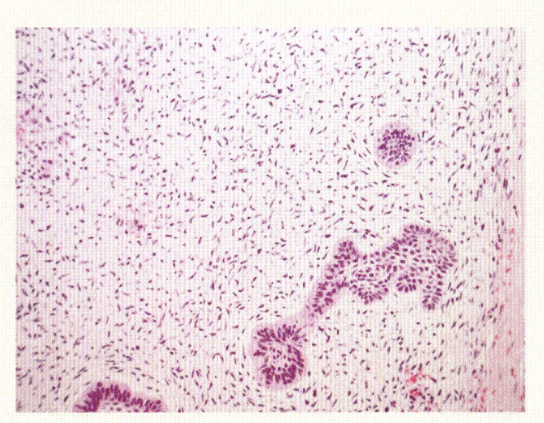

図D　エナメル上皮線維腫

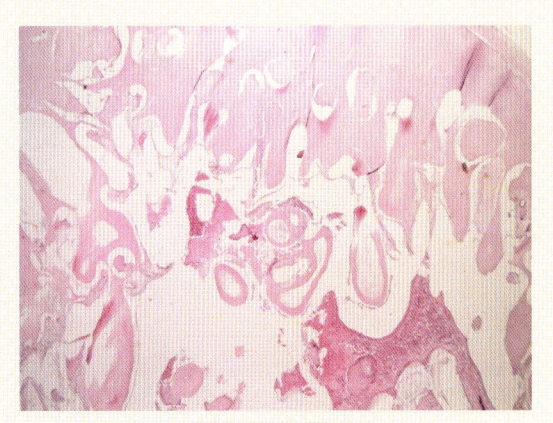

図E　歯牙腫

ACT 7

歯原性腫瘍（エナメル上皮腫）

問題症例19においては，エナメル上皮腫疑いの診断のもと生検を行った．病理組織検査においてエナメル上皮腫の確定診断が得られた．

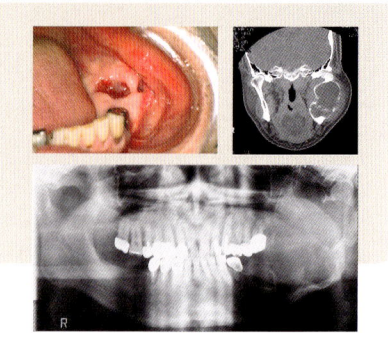

問題の理解

エナメル上皮腫は，歯原性腫瘍のなかでも発生頻度が比較的高いことはよく知られている．本腫瘍の多くは顎骨内に発生するが，まれに顎骨外に生じることがある．顎骨内に発生する中心性のものに対し，周辺性エナメル上皮腫といわれる．好発部位は臼歯部の下顎体部や下顎角から下顎枝部にかけてで，上顎に発生することは比較的まれである．X線画像では単胞性の骨吸収を示すもの（**図1**）と多胞性の骨吸収を示すもの（**図2, 3**）があり，多胞性を示すものでは蜂巣あるいは石鹸の泡状の骨吸収を示すことが多い．また埋伏歯を含むものと含まないものがある．顎骨内の本腫瘍は局所浸潤性に発育し，腫瘍の拡大により周囲の歯根は吸収され，ナイフカット状を示すこともあり，再発することも多い．再発をきたした場合もその多くは無症状に経過するため，ときに顎骨外の軟組織に拡大して治療に困難を極めることがある（**図3**）．

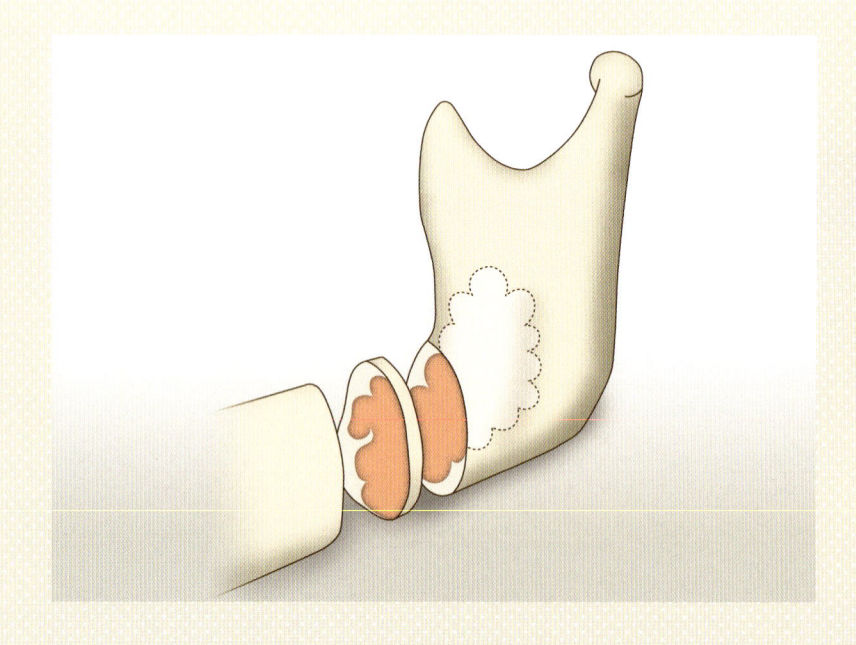

左図は，問題症例19の病変部の生検をイラスト化したものである．

顎骨内に発生するエナメル上皮腫は，多胞性の骨吸収を示すものが少ない．

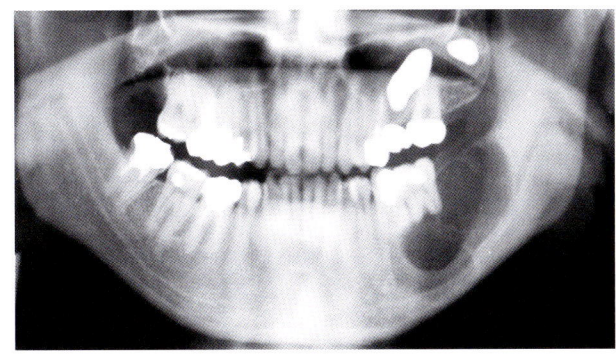

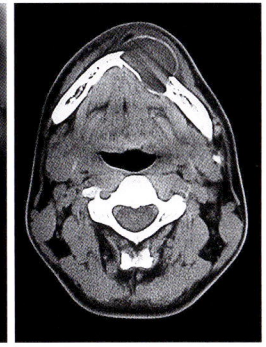

図1 エナメル上皮腫（単胞性骨吸収）
単胞性骨吸収像を示す．埋伏歯は存在しなかった．腫瘍に接している歯根の吸収を認めた．下顎骨区域切除術を施行

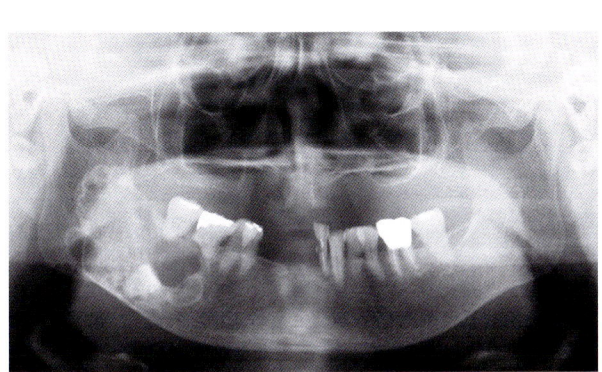

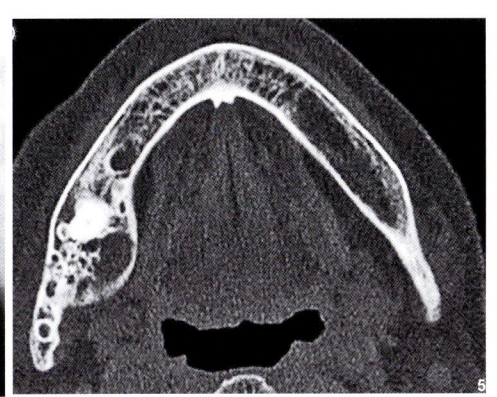

図2 エナメル上皮腫（多胞性骨吸収）
蜂巣状あるいは石鹸泡状骨吸収のX線像を示し，埋伏歯を含んでいる

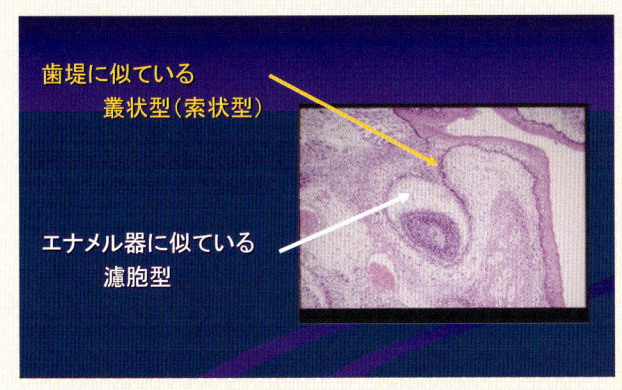

図A エナメル上皮腫の分類

歯原性腫瘍とは，歯原性器官に関連した新生物である．それゆえ，歯原性腫瘍は，歯原性由来上皮（エナメル器，歯堤など）を母地とする歯原性上皮性腫瘍と歯原性間葉（歯乳頭，歯小囊）を母地とする歯原性非上皮性腫瘍が発生する．両方から発生する腫瘍は歯原性混合腫瘍とよばれる．

エナメル上皮腫（Ameloblastoma）

エナメル上皮腫は，歯原性上皮組織から発生するもので，エナメル器のように分化した構造をもつ濾胞型と，歯堤のように分化した構造をもつ叢状型（索状型）に大きく分類される（図A）．

ACT 7

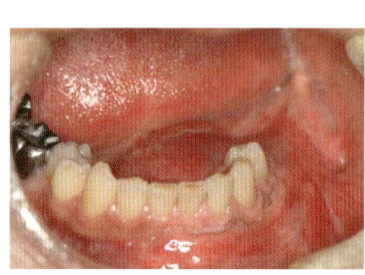

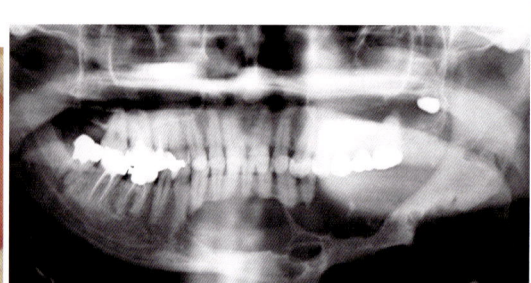

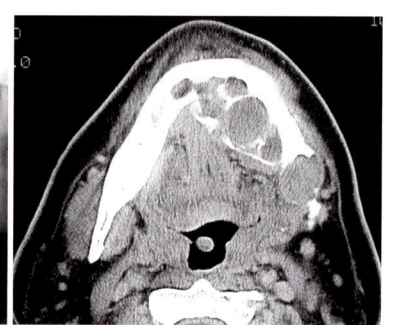

図3 図1症例の再発
7年後に再発をきたして再来院した．口底部軟組織にまで浸潤発育し，顎骨は多胞性骨吸収像を示していた

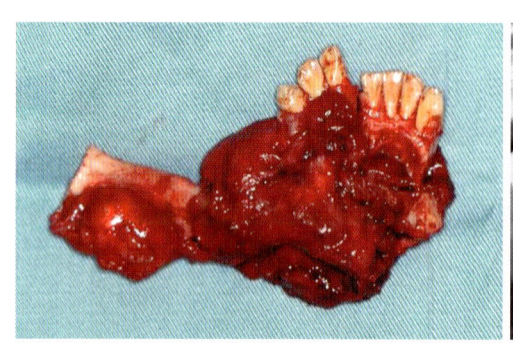

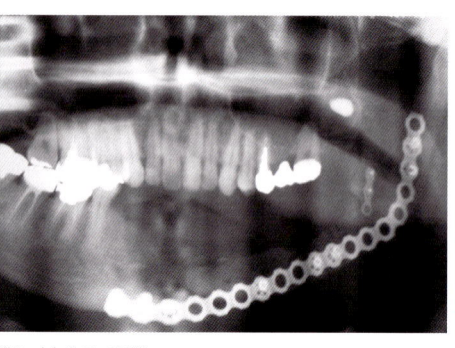

図4 図1症例の再発に対する手術
口底部の軟組織中に拡大していたため，口底部の切除と再度の区域切除術を行い，移植骨とプレートで再建した

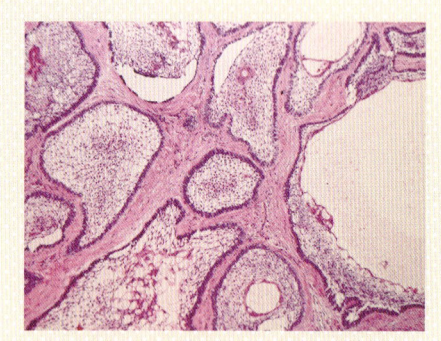

図B 濾胞型エナメル上皮腫

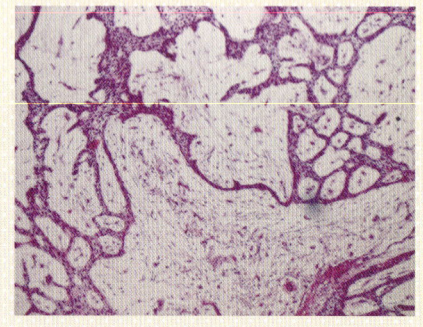

図C 叢状型（索状型）エナメル上皮腫

濾胞型（Follicular type）
　最も定型的で，実質胞巣が濾胞状を呈し，間質に接して円柱状の細胞が，内部には星状の細胞がみられ，エナメル器に類似した構造をもつ（**図B**）．

叢状型・索状型（Plexiform type）
　実質が不規則な索状に増殖する．間質は鬆粗浮腫性である（**図C**）．

2005年のWHO分類では，病理組織学的に充実性/多嚢胞型，類腺型，単嚢胞型，骨外性/周辺型の4型に分類され，また充実性/多嚢胞型は，さらに濾胞型と叢状型に分けられた．4型のなかでは充実性/多嚢胞型が最も代表的なものである．

最も画像が近似する角化嚢胞性歯原性腫瘍との鑑別が必要となるが，一般に角化嚢胞性歯原性腫瘍は骨髄の中を拡大し，下顎骨における骨皮質の吸収や歯根吸収はエナメル上皮腫と比較し少ないといわれている．いずれにしてもこの両者の鑑別には病理組織検査が必要となる．

エナメル上皮腫に対する治療

本疾患に対しては，一般に顎骨の切除術，摘出・掻爬術，反復処置法，開窓療法などが行われる．摘出・掻爬術を適応する場合には腫瘍摘出後，周囲骨を削去し，確実に摘出できるように努める．本法は単胞性の嚢胞を形成するような症例に適応されるのが通常である．小児に発症した場合には顎骨の機能をなるべく温存できるように配慮し，反復処置法や開窓療法を適応することが多い．

また顎骨切除術は，再発を繰り返す症例，きわめて拡大した症例あるいは広範囲に蜂巣状や石鹸泡状の骨吸収を示す症例に適応される．さらに，このような症例では，周囲の軟組織にまで浸潤拡大することがあるため軟組織と骨との合併切除が必要な症例もある（**図4**）．本腫瘍は再発が多く，術後の定期観察が重要であるため，定期観察が困難と考えられるような症例では，できるだけ根治性のある手術法を選択すべきと考える．なお，顎骨の離断を行うような区域切除術では，残存顎の機能を少しでも残せるようにするため，再建プレートを利用するとともに骨移植を行って再建するのが一般的である（**図4**）．

エナメル上皮腫

エナメル上皮腫は，多少とも局所侵襲性の増殖傾向を示し，しばしば大小の嚢胞を形成する．濾胞型は間質に接して高円柱状の細胞が配列し，その内部には星状のエナメル髄に類似した構造を呈することを特徴とする．この部にしばしば小嚢胞が形成され，それが癒合するように大きくなると実質嚢胞とよばれる．一方網状型では，実質が不規則な網状から索状構造を形成しながら増殖する．その他に，棘細胞型や顆粒細胞型，基底細胞エナメル上皮腫などがある．棘細胞型では，腫瘍胞巣内の細胞が棘細胞や角質球形成を示すもので，顆粒細胞型は好酸性の細顆粒を含む細胞が胞巣の大部分を占めるものである．基底細胞エナメル上皮腫は，基底細胞腫に類似する組織構造をもつ．

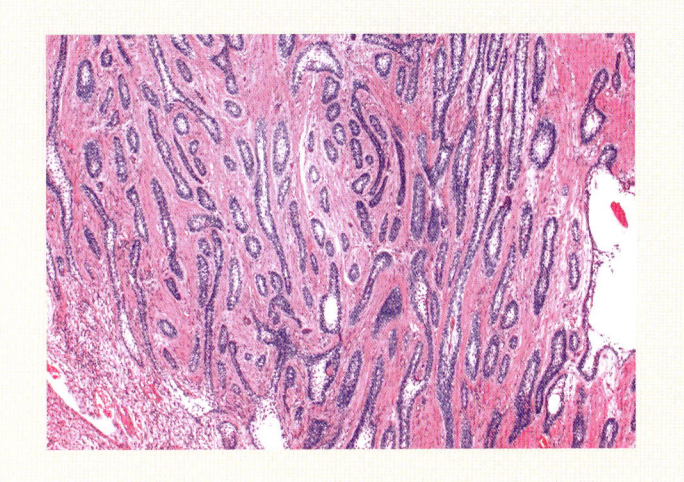

歯原性粘液腫／粘液線維腫

問題症例 20 は，歯原性腫瘍の臨床診断の下に病理組織学的検査を行った．結果は歯原性粘液腫であった．

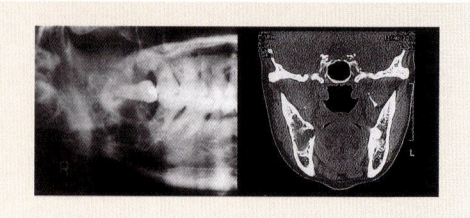

問題の理解

顎骨内病変は，X線像によりX線透過性病変，不透過性病変およびその混在病変の3種に大別される．さらに，そのなかでも各種疾患によりX線像に特徴的所見が認められることが多いため，日常の臨床において診断の参考となる．問題症例 20 は，比較的境界明瞭な特徴ある多胞性のX線透過像を示す疾患であった．

胞室の大きさや形により石鹸泡状，蜂巣状などと表現されることのある多胞性の透過像を示す疾患には，角化嚢胞性歯原性腫瘍，エナメル上皮腫，歯原性線維腫あるいは血管腫などの歯原性や非歯原性の腫瘍性疾患が多い．本例は病理検査の結果，歯原性粘液腫であった．一般に，歯原性腫瘍は顎口腔領域に発生する腫瘍の 20％以下で，また歯原性腫瘍の 70％以上が歯牙腫，

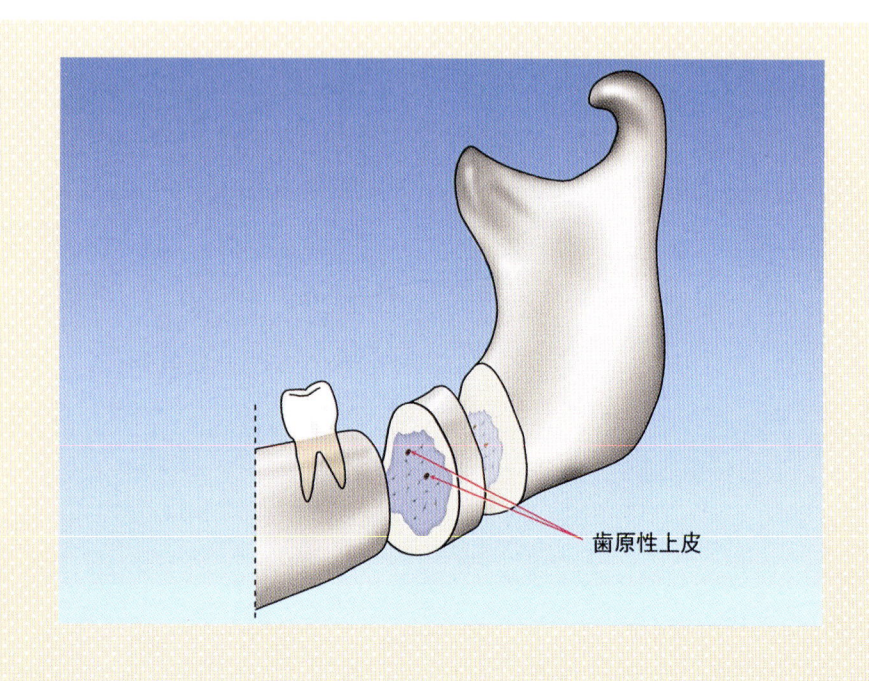

左図は，問題症例 20 の病変部の生検をイラスト化したものである．

顎骨中心性の歯原性粘液腫は，濃縮した核をもつ紡錘形，ないし星状の細胞が疎に配列し，線維成分は乏しいのが特徴である．

歯原性上皮

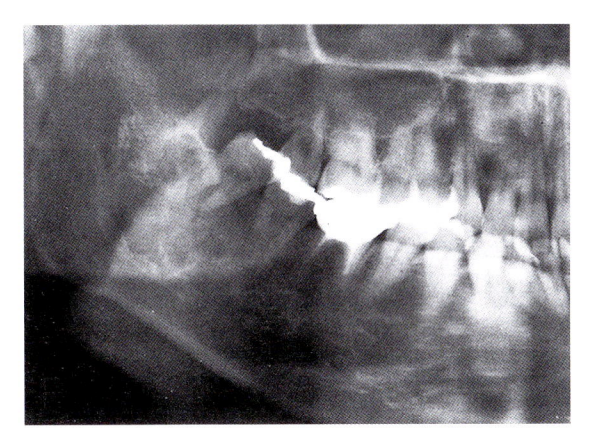

図1 歯原性粘液腫

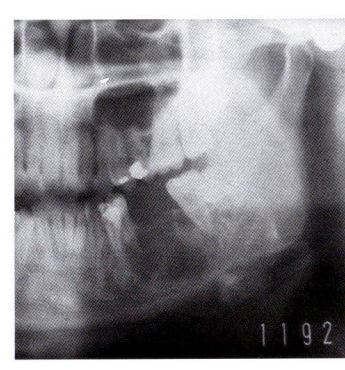

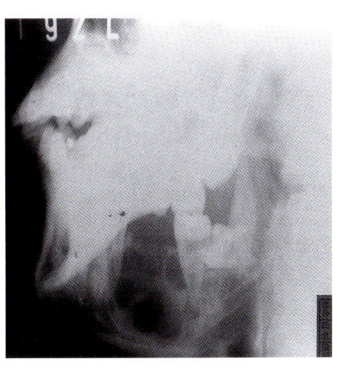

図2 歯原性粘液腫

あるいはエナメル上皮腫であるといわれている．したがって，粘液腫に遭遇することがまれであることには間違いない．

本腫瘍はX線像において多胞性で，蜂巣（**図1**）あるいはテニスラケット状（**図2**）の小さな胞室をもつものが多く，胞室を隔てる隔壁は，エナメル

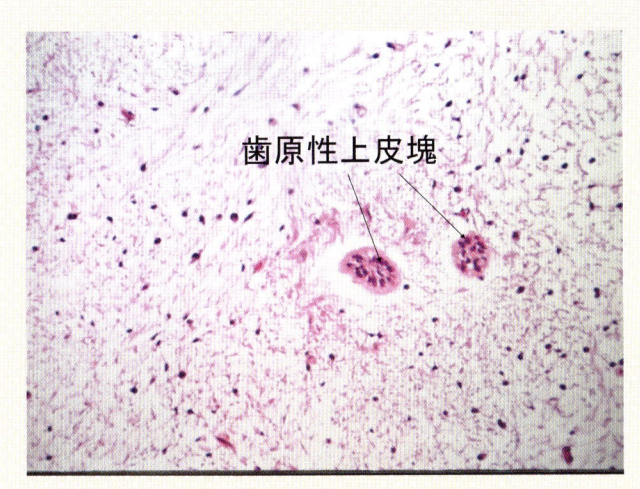

歯原性上皮塊

歯原性粘液腫

歯原性粘液腫

歯原性粘液腫は，豊富な粘液様基質のなかに紡錘形ならびに星型状の細胞が疎に配列する腫瘍で，通常被膜はなく，局所侵襲性を示す．発育は緩慢であるが，大きくなると骨の著しい破壊吸収を起こす．肉眼的には，半透明白色で粘液状の所見を示す．腫瘍内には，索状あるいは小島状の退化傾向を示す上皮成分を見ることがある．この上皮成分（非腫瘍性）のために歯原性とよばれる．

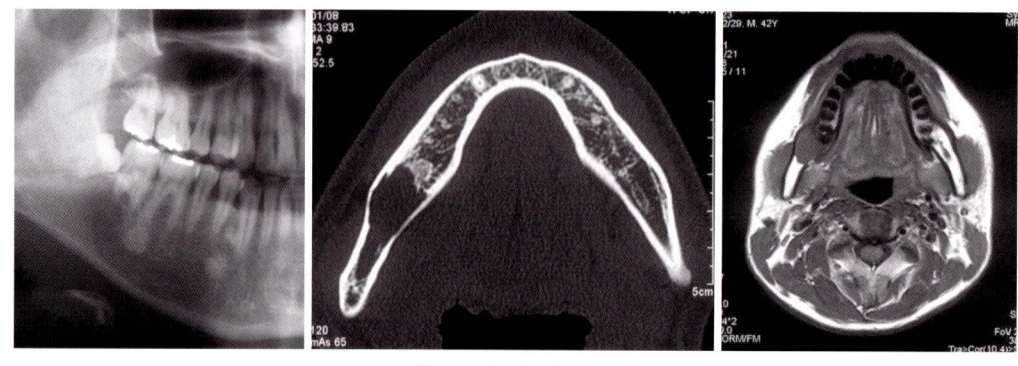

図3 歯原性粘液腫
42歳，男性（左から，パノラマX線像，CT像，MR（T$_2$強調）像）

上皮腫などのそれとは異なり，直線的で樹枝状を呈する．また浸潤性に発育し，特徴的なX線像を示さないものや（**図3**），骨外に放射状の旭日像を認めることもある．

良性腫瘍であるが，発育が比較的早く顎骨内に浸潤性に発育し，摘出や掻爬手術のみでは再発する可能性が高いため，周囲の健康組織を含めた切除を行う．したがって，進行した症例では再建術を必要とすることが多い．問題症例20に対しては，下顎骨の辺縁切除術（部分切除術）を行い，骨欠損部に対しては腸骨からの骨移植術を行った．

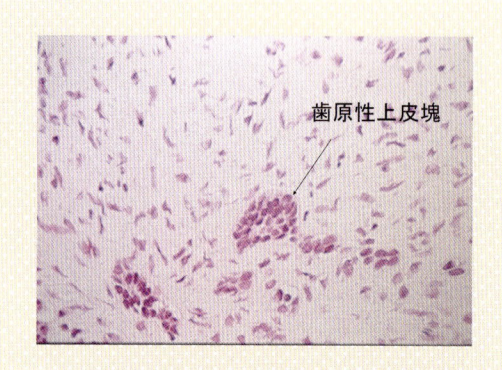

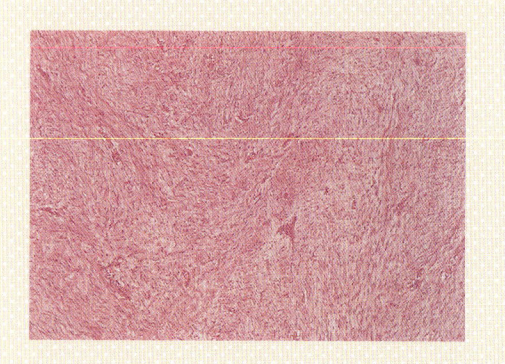

粘液腫に対する治療

歯原性上皮塊

歯原性線維腫

歯原性線維腫は，歯小囊あるいは歯根膜に由来する線維性組織の増殖からなる腫瘍で，顎骨内に生ずるものと歯肉部（周辺型）がある．組織学的には，細胞成分に富んだ線維性組織の増殖で，そのなかに歯原性の上皮が索状または小島状に存在するのを特徴としている．この上皮は腫瘍性のものではなく，退化型のものである．まれにセメント質や象牙質に類似する硬組織小塊を見ることがある．

Column 7

コウクウとコウコウ

　医学用語では「コウクウ」とよばれる口腔（**図1**）は，広辞苑や大辞林，さらには漢字字典では「コウコウ」として取り上げている．鼻腔や腹腔，頭蓋腔（**図2**）や関節腔（**図3**）も同様で，「ビコウ」「フクコウ」となる．ちなみに動物学でも腔腸動物を「コウチョウドウブツ」と読む．結論として，漢字の世界では「コウコウ」が正しい．その意味はこうである．腔は中空の領域ないし穴のことを意味するので，齲蝕によってできた齲窩のことを腔とよんでも矛盾はない（**図4**）．なぜ医学用語で「コウクウ」とよぶかというと，腔は身体のいたるところにあり，それを「コウ」とよぶと孔，溝，口，鈎などと区別ができず，手術時の医療事故につながるため，慣用的に医学界ではクウとしている．素人の患者に「コウコウ外科は何をする科ですか？」と質問されたら，それは「コウクウ外科と読むんです．抜歯などをする科です」などと偉そうにいわないほうがよい．

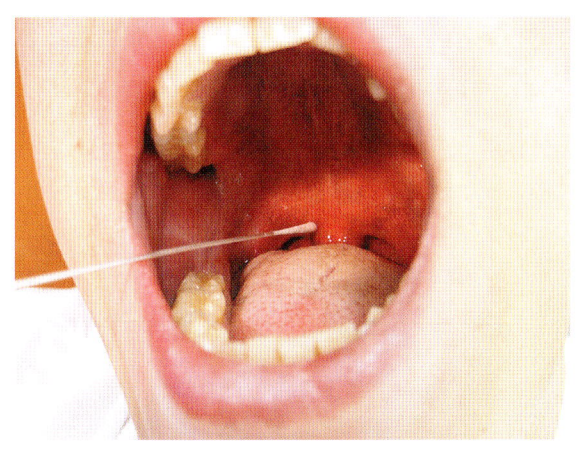

図1

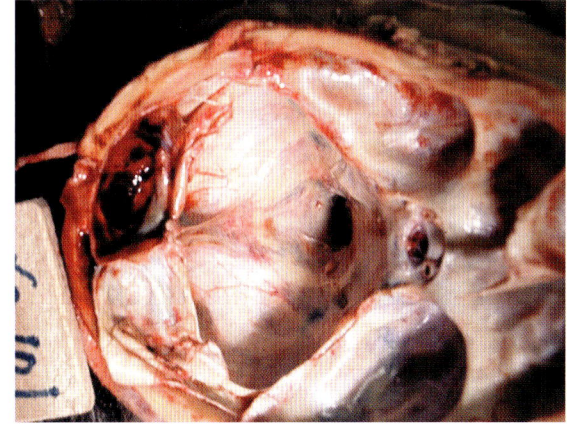

図2

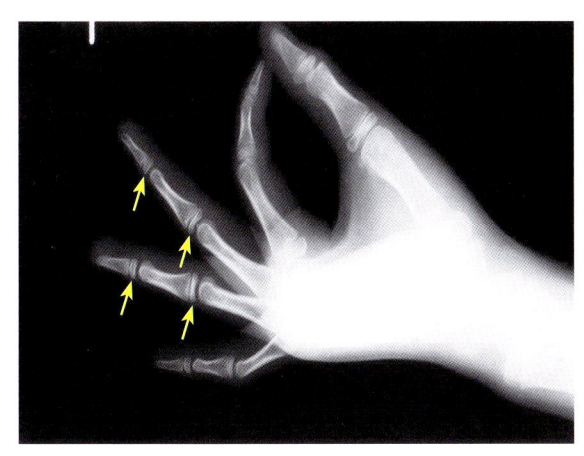

図3

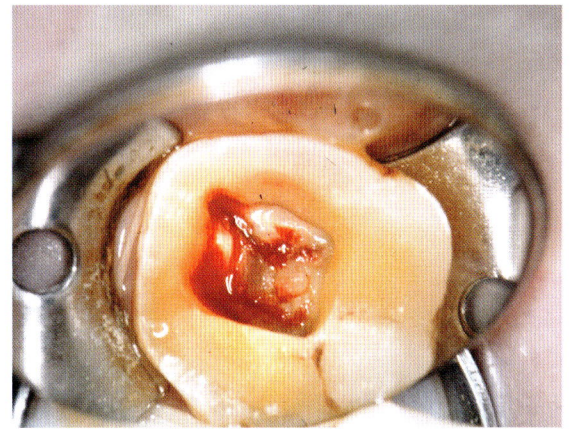

図4

顎骨の血管系腫瘍

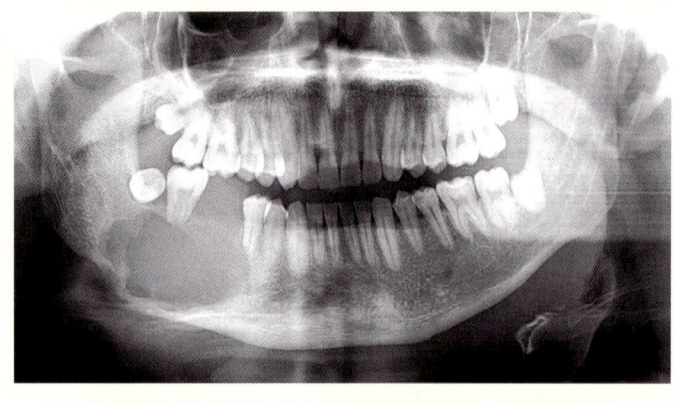

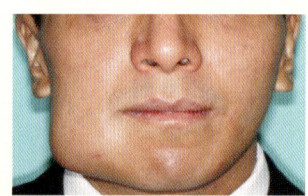

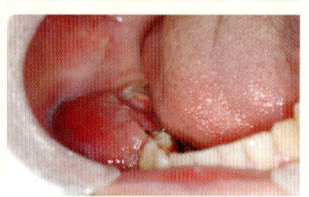

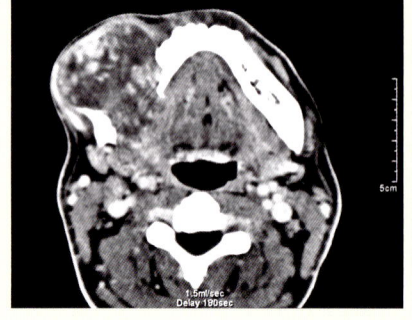

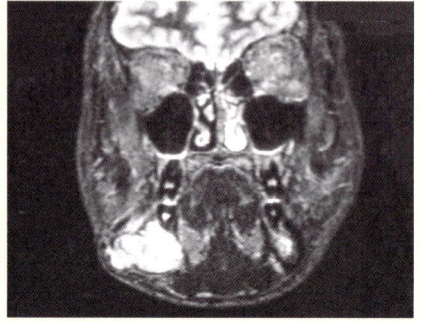

図1 顎骨中心性血管腫（海綿状血管腫）
右側頬部から口腔内の腫脹と右オトガイ部に知覚鈍麻を認め，右下顎骨体部に比較的境界明瞭な多房性のX線透過像が確認された．CT所見では頬舌側の骨は吸収され，病変内部に不均一な造影性が認められた．MR所見でも腫瘍内部に不均一な造影性を示していた（都立大塚病院口腔科）

顎骨中心性血管腫（海綿状血管腫）

血管腫は顎口腔領域の良性腫瘍として比較的多くみられる疾患である．しかし，その好発部位は軟部組織で，顎骨に生じることはまれとされているが，X線で顎骨に多房性の骨吸収を示し，蜂巣状ないし石鹸泡状を呈する病変のなかには顎骨内の血管腫も含まれる．顎骨中心性血管腫は下顎骨に多く，毛細血管性血管腫（単純性血管腫），良性血管内皮腫，海綿状血管腫，静脈性血管腫，蔓状血管腫（動静脈瘤，動静脈奇形）などがあり，多くは毛細血管性血管腫や海綿状血管腫であるといわれている（**図1**）．しかし，血管腫の可能性がある場合には病理組織検査を行うことが困難であるため，各種の画像検査を行い診断の参考とする．

顎骨中心性血管腫（蔓状血管腫，動静脈瘤，動静脈奇形）

蔓状血管腫では抜歯や自然出血による出血死の報告もある．したがって，治療にあたっては血管造影を行って栄養動脈（流入動脈）をなるべく明らかにするように努め，栄養動脈が明らかになったら，まずその栄養動脈を結紮あるいは塞栓し，出血を制御したのち側副路循環が生じる前に速やかに手術を施行する必要がある（**図2**）．

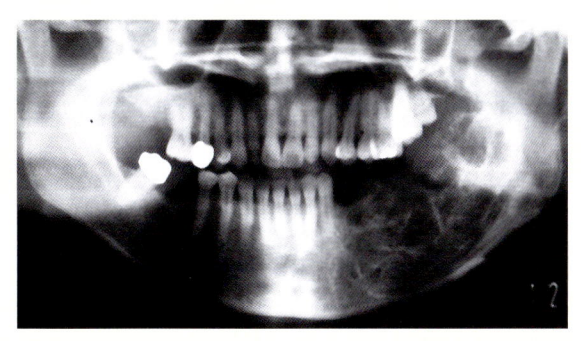

図2 顎骨中心性血管腫（蔓状血管腫，動静脈瘤，動静脈奇形）
血管造影を含めた画像検査の結果，蔓状血管腫であった．手術は栄養動脈を結紮後，顎の区域切除を行った

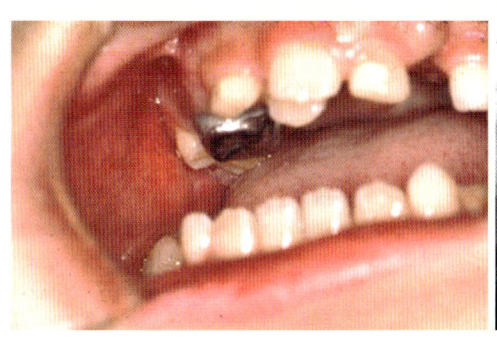

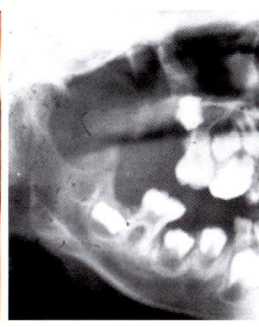

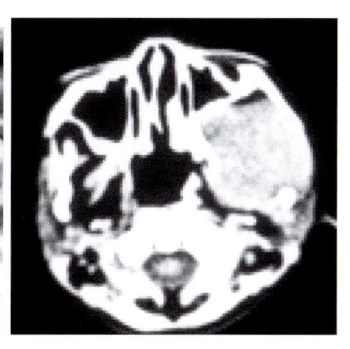

図3 7歳女児に発生した血管肉腫
パノラマX線画像において右側下顎に比較的境界明瞭な多房性の骨吸収像を認めた．CT造影画像では著しく進展し，拡大した腫瘍塊が確認できる

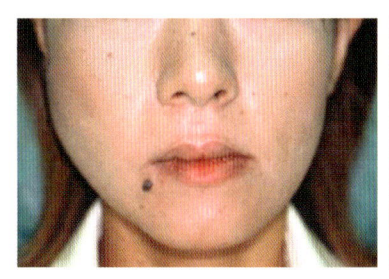

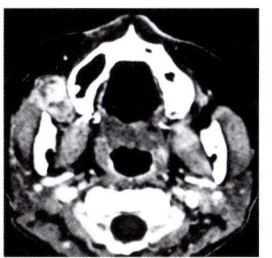

図4 右側頬部から側頭下窩に拡大した血管周皮腫

血管肉腫

血管腫の悪性型の血管肉腫がまれに顎骨中の血管に発生する．顎口腔領域ではかなりまれである（**図3**）．

血管周皮腫

まれな腫瘍で，顎口腔領域に発生する場合には顎骨に発生することが多い．血管周皮腫の悪性型は悪性血管周皮腫とよばれる（**図4**）．

基底細胞母斑症候群

問題症例21においては，画像検査を行い多発性顎嚢胞を確認した．特徴的な顔貌所見と母親，祖母も同様な多発性顎嚢胞の治療経験があるとのことで，遺伝性疾患の疑いが強く考えられ，基底細胞母斑症候群の可能性が高いと診断した．

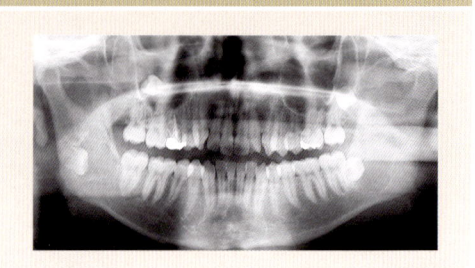

問題の理解

基底細胞母斑症候群は，Gorlin症候群，Gorlin-Goltz症候群などともいわれ，多発性顎嚢胞（**角化嚢胞性歯原性腫瘍：ACT7の含歯性嚢胞：158頁参照**），両眼隔離，多発性基底細胞腫（基底細胞癌：**図1**），手掌や足底部の小窩（pits：**図2**），変形した肋骨（**図3**）や脊椎側彎など骨格の形態異常，大脳鎌の石灰化やトルコ鞍の架橋（**図4**）などの異所性石灰化を特徴とする常染色体優性遺伝性疾患である．しかし，加齢に伴って出現する症状があるため，受診時に全症状が完全に出現していることは少なく，早期では診断が困難なことが多い．確立したものではないが，現在最も一般的に用いられている診断基準は**表**のごとくである．

本症候群の責任遺伝子は常染色体9q22.3に位置するヒト遺伝子PTCHとされており，これは癌抑制遺伝子の一つであるといわれている．

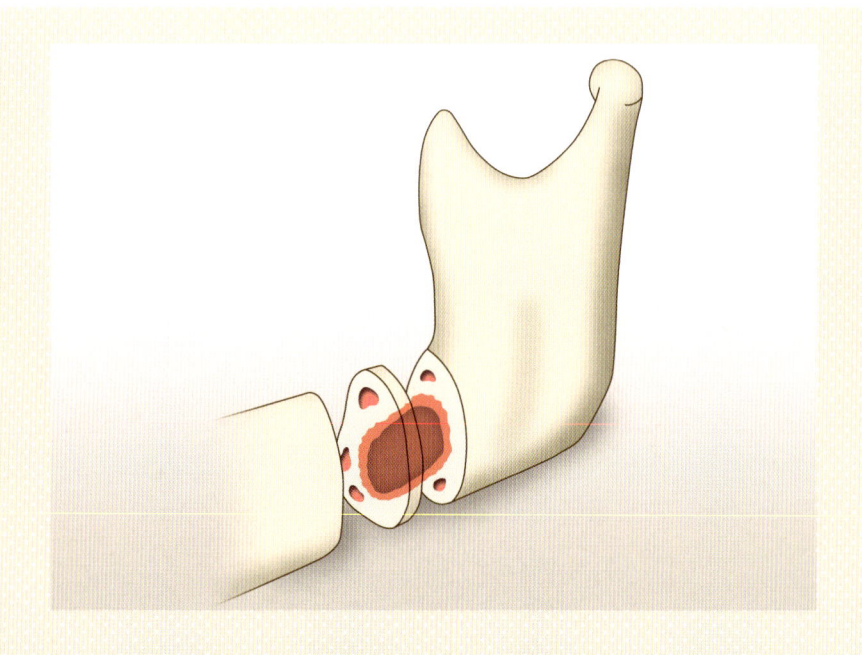

左図は，問題症例21の病変部の生検をイラスト化したものである．

基底細胞母斑症候群は，多発性に生ずる角化嚢胞性歯原性腫瘍である．娘嚢胞も多数みられる．

表 基底細胞母斑症候群の診断基準

	2主症状あるいは1主症状と2副症状で基底細胞母斑症候群と診断
主症状	1. 2カ所以上あるいは20歳以下で基底細胞癌の発症 2. 組織学的に証明のある顎骨の角化嚢胞性歯原性腫瘍 3. 3個以上の手掌あるいは足底の小窩（pit） 4. 大脳鎌の石灰化 5. 二分肋骨，癒合あるいは扁平化の著明な肋骨 6. 第1度親族に基底細胞母斑症候群患者の存在
副症状	1. 大頭症 2. 先天奇形：口唇口蓋裂，前頭部突出，幅広鼻根，両眼隔離 3. その他の骨格異常：頸椎変形，胸郭変形，手足の合指症 4. X線的異常：トルコ鞍骨架橋，脊椎骨異常，手足骨異常 5. 卵巣線維腫 6. 髄芽腫

(kimonis et al.：American Journal of Medical Genetics より改変引用)

　本症候群の主徴候の一つである基底細胞腫（癌）は中年以降発症することが多く，有効な予防方法はないため早期発見による外科的切除が必要になる．
　また多発する顎骨内の嚢胞様病変は，その壁が薄い錯角化重層扁平上皮で裏装されている．2005年の歯原性腫瘍WHO組織分類で腫瘍に分類された角化嚢胞性歯原性腫瘍である．角化嚢胞性歯原性腫瘍は再発が多いといわれているが（**図5**），その理由としては嚢胞壁が薄く，病変を完全に摘出することが困難で，嚢胞壁に娘嚢胞や上皮島がみられること，嚢胞壁上皮細胞に活発な増殖能を有すること，さらに上皮基底層が蕾状，索状に増殖することなどが原因と考えられている．

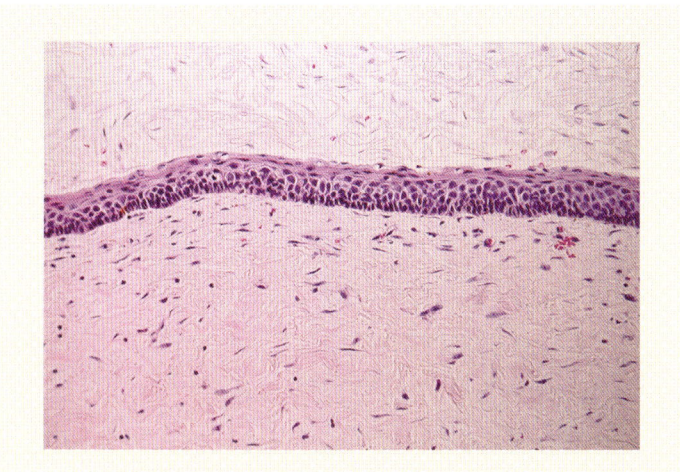

角化嚢胞性歯原性腫瘍（基底細胞性母斑）
　嚢胞様構造を示すが，その増殖力は強く，しばしば娘嚢胞を作り再発をきたす．

ACT 7

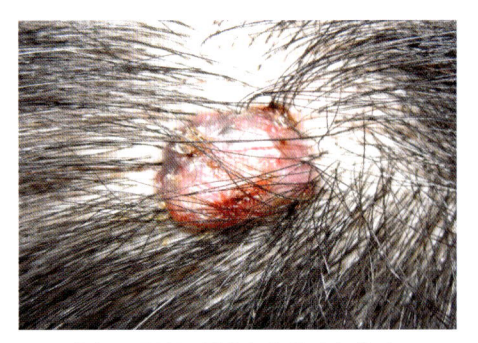

図1 頭部に発生した基底細胞癌

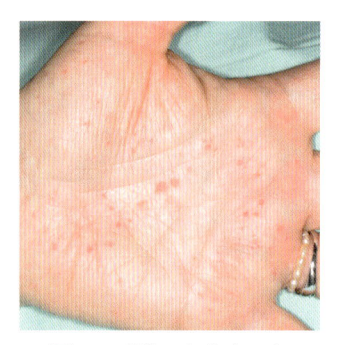

図2 手掌の小窩 (pits)

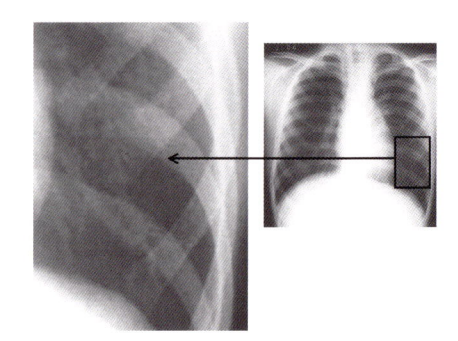

図3 扁平化した肋骨

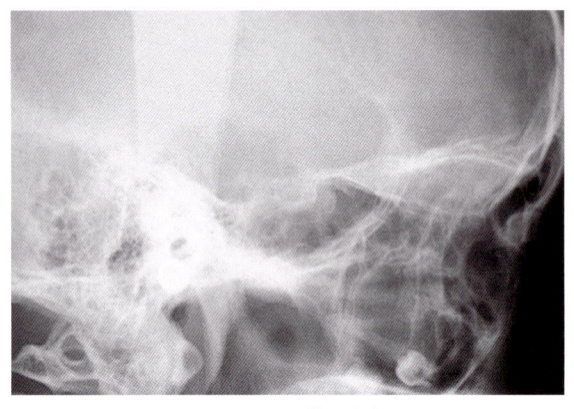

図4 トルコ鞍の架橋

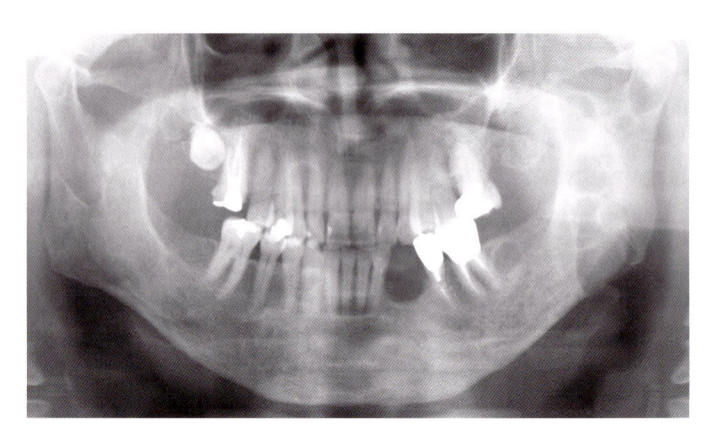

図5 角化嚢胞性歯原性腫瘍の再発例

基底細胞母斑症候群

　基底細胞母斑症候群は，多発性に生ずる角化嚢胞性歯原性腫瘍である．多数の娘嚢胞がみられる（**右頁図**）．

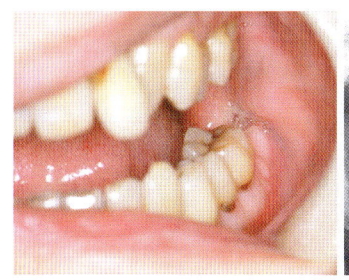

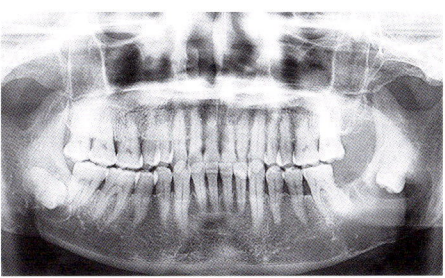

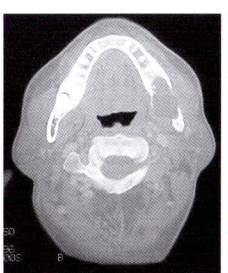

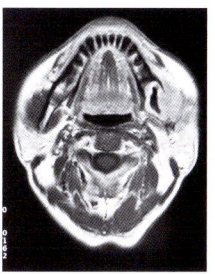

図 6 囊胞に由来する顎骨中心性癌

角化囊胞性歯原性腫瘍に対する治療

治療法としては顎口腔の機能保存の観点から，再発の可能性は残るが，摘出および周囲骨の十分な削去を行い，開放創とする方法が一般的である．しかし，囊胞がきわめて大きく，再発を何度も繰り返す例では，顎骨の切除のような根治的外科療法が余儀なくされることがある．

きわめてまれではあるが，本腫瘍や歯原性囊胞では，裏装している囊胞上皮の悪性化（**図 6**）の報告もあるので，再発の検索を含めて術後の長期観察が必要であると考えられる．また，本症候群では顎囊胞が 10～20 歳代に発生するといわれおり，未萌出歯が存在する患者では定期的な画像検査を行い，早期発見が重要である．

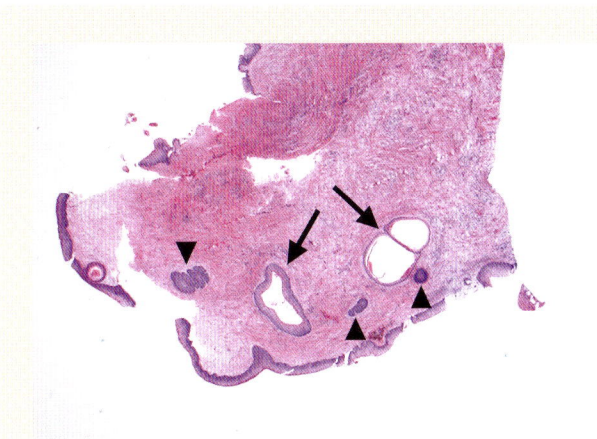

囊胞壁は角化性重層扁平上皮で裏装され，強い侵襲性を示す．囊胞腔内に剝離した角質物が充満する．上皮下には線維性結合組織があり，嬢囊胞や歯原性上皮島が認められることがあり，手術時，これらを取り残すとしばしば再発する．

矢印（→）が嬢囊胞，矢尻（▶）が上皮島

ACT 7

線維性（骨）異形成症

問題症例22は，臨床所見，X線像から線維性（骨）異形成症を疑い，病理組織検査を行った．採骨は，骨が軟らかく容易であった．結果は，臨床診断同様に線維性（骨）異形成症であった．

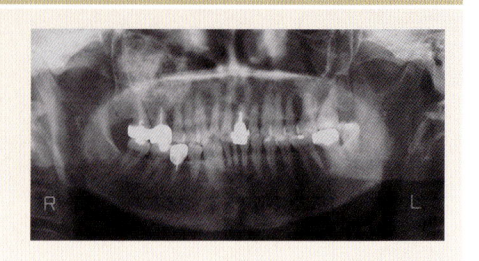

問題の理解

X線所見で混在像を示す疾患のなかに，線維骨性病変がある．線維骨性病変とは，骨の正常構造が失われ，さまざまな量の硬組織を含む線維性組織で置換された良性病変の総称名である．また，顎骨における本病変では，骨ばかりでなくセメント質に関連した病変も含まれる．顎骨における線維骨性病変のうち腫瘍性病変には骨芽細胞腫や良性セメント芽細胞腫（図1），骨やセメントを形成する骨形成性線維腫（化骨性線維腫）（図2）が，非腫瘍性疾患では今回の問題症例である線維性（骨）異形成症（図3）や骨性異形成症（根尖性セメント質骨異形成症，開花性セメント質骨異形成症）（図4～6），巨細胞肉芽腫（図7）などがある（表）．

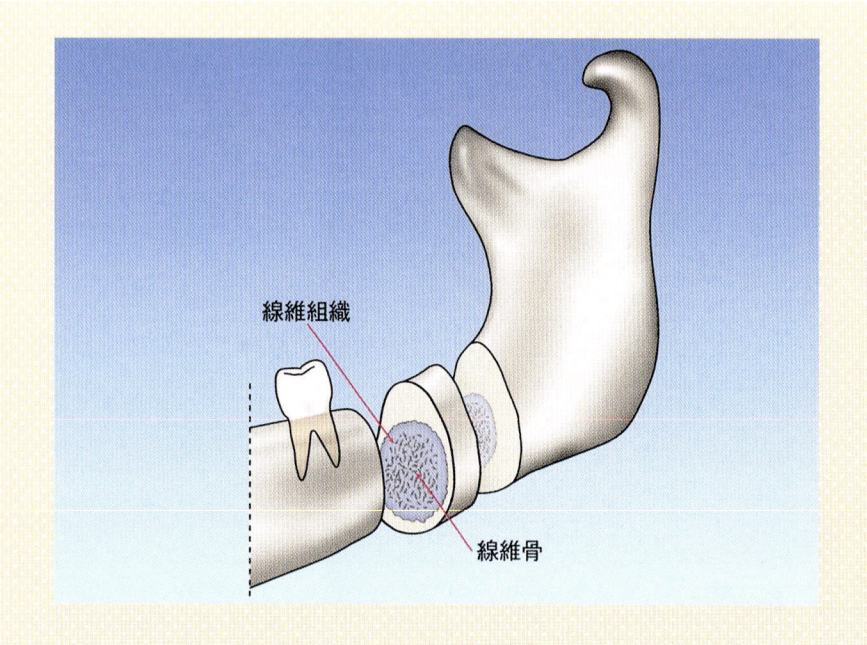

左図は，問題症例22の病変部の生検をイラスト化したものである．

顎骨の骨髄の部分が線維性組織により置き換えられ，そのなかに不規則な梁状の骨質が形成されるのが特徴である．

表　線維骨性病変

　　セメント質腫
　　良性セメント芽細胞腫
　　骨形成性線維腫（化骨性線維腫）
　　骨性異形成症（根尖性セメント質骨異形成症）
　　　　　　　（開花性セメント質骨異形成症）
　　線維性（骨）異形成症
　　骨芽細胞腫
　　巨細胞肉芽腫

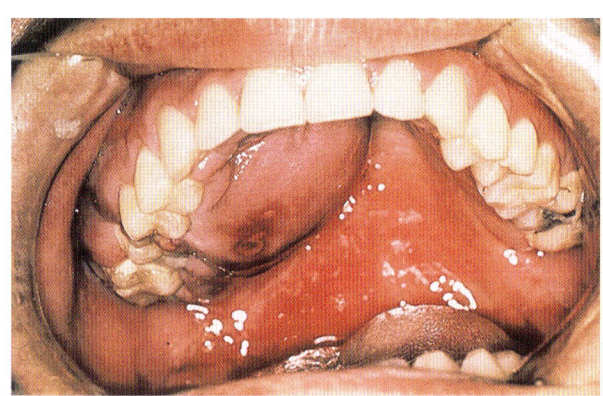

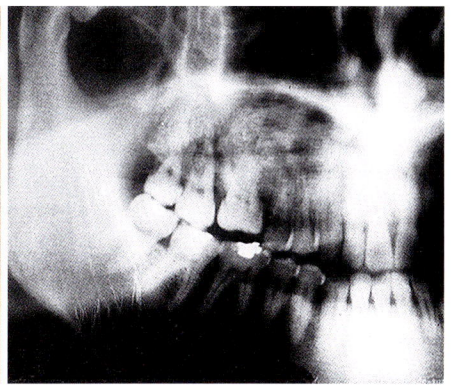

図1　良性セメント芽細胞腫（右側上顎）
X線所見では，右側上顎骨に塊状病変を認め，周囲には透過帯がみられる

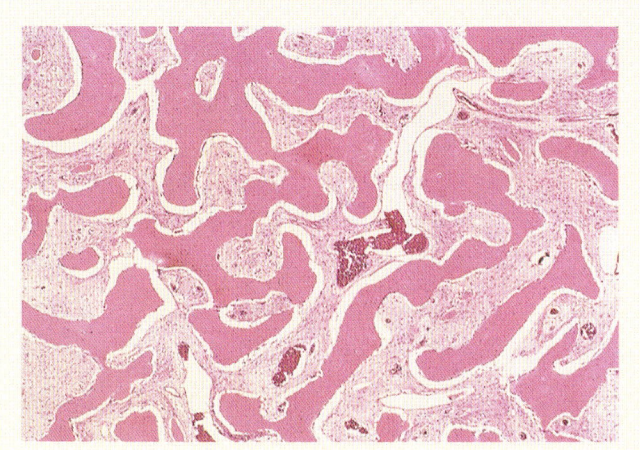

骨髄部を置き換えた線維性組織は紡錘形の細胞に富み，線維骨が多量に作られるが，その形や大きさは不規則である．本例のように破骨細胞の出現をみることもあるが，本格的な変化ではない

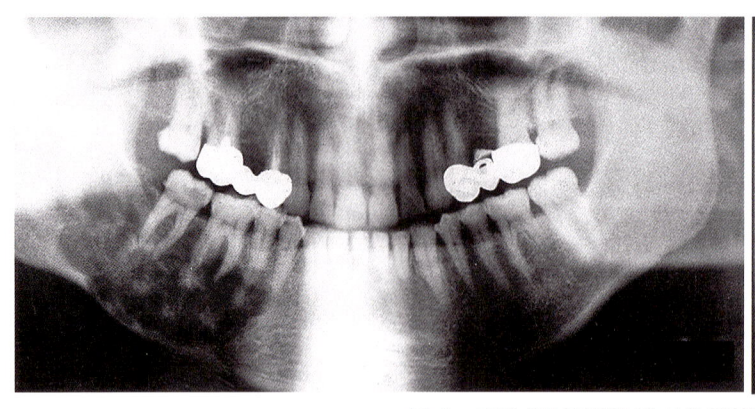

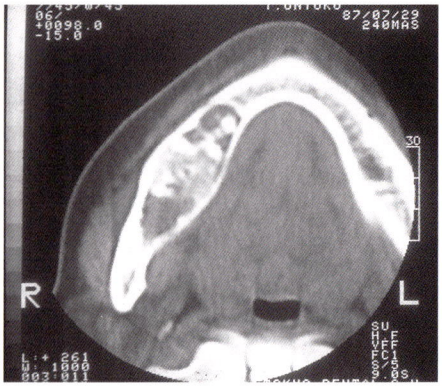

図2 骨形成性線維腫（化骨性線維腫）
X線所見では，透過像，不透過像が混在していた．病理検査で骨の形成がみられた

　問題症例22の線維性（骨）異形成症は，炎症でも腫瘍でもない原因不明の疾患である．本症は全身の骨に発生しうるが，顎骨は好発しやすい骨の一つである．顎骨に発現すると顎や顔面の変形をきたす．上顎骨の臼歯部に出現することが多く，この場合には上顎歯列の変形に伴う咬合異常や上顎洞への骨増生がみられる．通常，小児期に発症し，成長が終了すると進行は停止するといわれている．X線所見は時期により異なり，初期の骨溶解期では線維組織が多く，境界が不明瞭な単胞性あるいは多胞性の透過像を，比較的骨組織が多くなると，X線透過像のなかに不透過像の斑点状，綿花状の混在像を，さらに後期になると化骨が進んで，すりガラス様の不透過像を示すようになる（**図3，8**）．

骨病変

Histiocytosis X（組織球症 X）
線維性（骨）異形成症
骨腫
セメント質異形成症
ケルビズム
単純性骨囊胞
巨細胞性肉芽腫
中心性巨細胞腫
大理石骨病
Garre の骨髄炎
ビスフォスフォネートによる骨髄炎
薬剤性顎骨壊死
放射線性顎骨壊死
硬化性骨髄炎（骨膜炎）

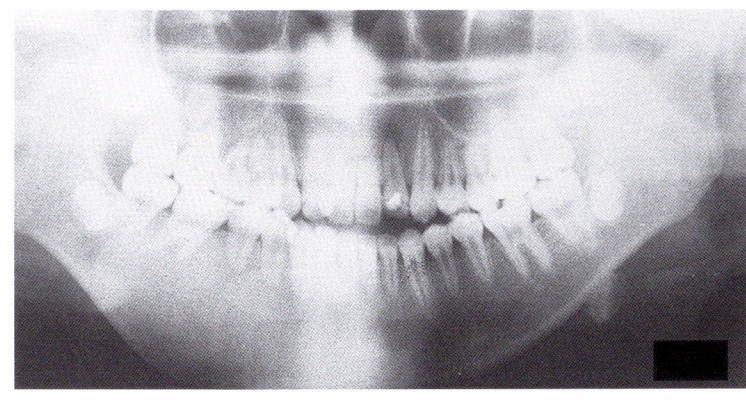

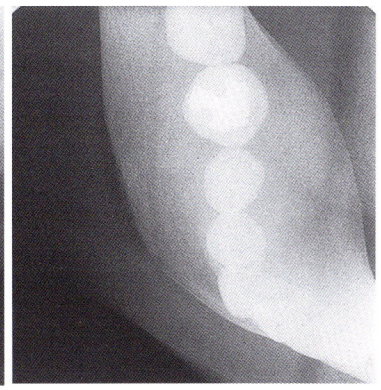

図3 線維性（骨）異形成症
化骨が進んで，すりガラス様の不透過像を呈している

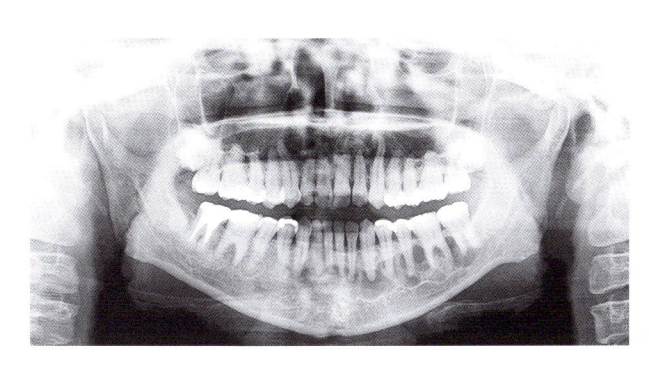

図4 骨性異形成症．初期の骨破壊による透過像を示している

骨の病変の本体

骨は支持組織であるとともに，カルシウムやリンなど各種ミネラルの貯蔵庫として，また体液のイオン調節機構の担い手として重要な組織である．この骨は，破骨細胞による古い骨の吸収と，骨芽細胞による新しい骨の形成というリモデリング（改造）を営んでいる．このリモデリングは骨の代謝ともいえ，このバランスが崩れると骨の病変が現れることになる．もちろん，腫瘍性変化を起こす場合もあるが，ここでは前者のものについて言及する．

線維骨性病変（Fibro-osseous lesion）

最近では，骨構造が種々の量の石灰化物を含む線維性組織で置き換えられた腫瘍性，あるいは異形成性病変を総称して線維骨性病変とよぶ傾向があり，顎口腔領域ではセメント質に関連するものも含む場合が多い．本項で取り上げた線維性（骨）異形成症（**図A**）も，生検が小さくて，他の骨形成性線維腫（**図B**）やセメント質形成性線維腫などと区別がつかない場合に，線維骨性病変とする場合も少なくない．

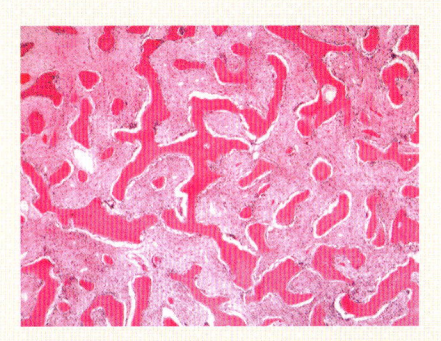

図A 線維性（骨）異形成症

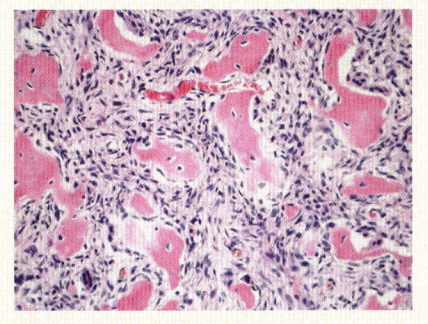

図B 骨形成性線維腫

ACT 7

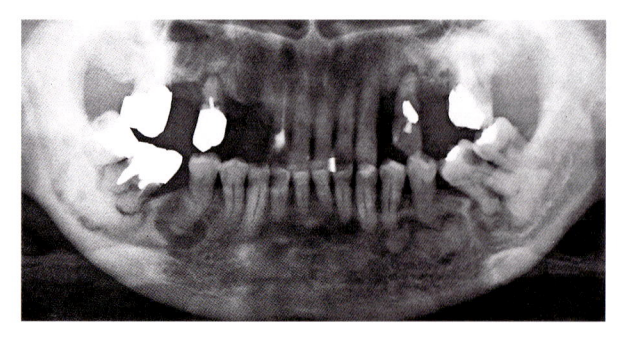

図5 下顎の骨性異形成症（開花性セメント質骨異形成症）
初期のX線透過性の病変から硬化塊を形成しているものまでさまざまである

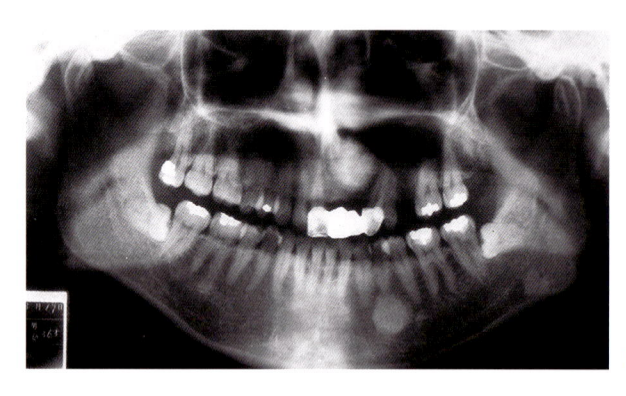

図6 骨性異形成症（根尖性セメント質骨異形成症）

　顎骨に現れる線維性（骨）異形成症は，ときに多骨性に発症することがある．また皮膚の色素斑（カフェオーレ斑），内分泌異常による性的早熟を伴う場合には Albright 症候群を疑う．女性に多い．
　顎骨に発生する非腫性瘍の線維骨性病変のもう一つである骨性異形成症は，根尖性セメント質骨異形成症，開花性セメント質骨異形成症などのいく

セメント質形成性線維腫（Cementifying fibroma）
　線維性組織の増殖の中に，セメント質瘤様の硬組織塊の増殖を伴う腫瘍（図A）．

良性セメント芽細胞腫（Benign cementoblastoma）
　歯根セメント質と連続性にみられる球状のセメント質様硬組織の増殖で，周辺部では放射状の梁状構造を示す（図B〜D）．

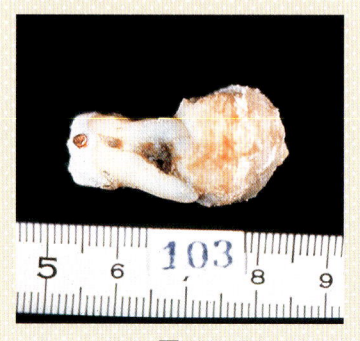

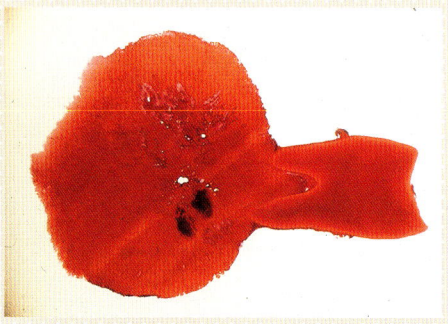

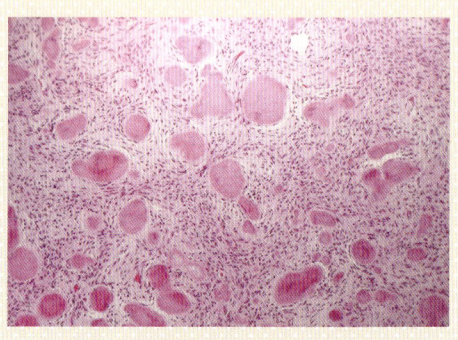

図A セメント質形成性線維腫

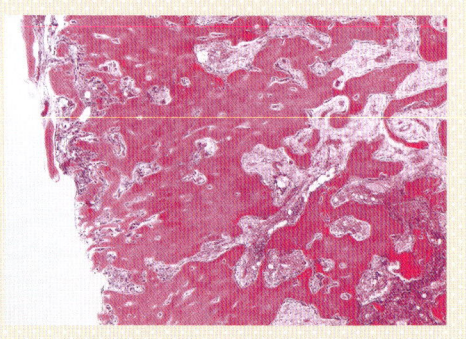

図B　　　**図C**　　　**図D** 良性セメント芽細胞腫

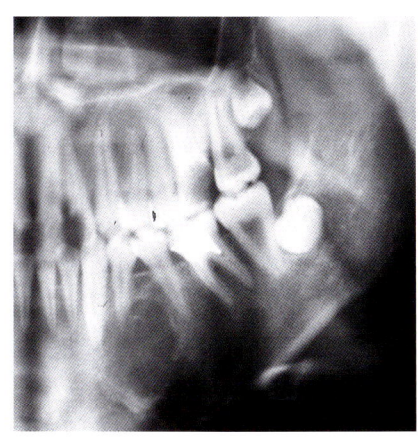

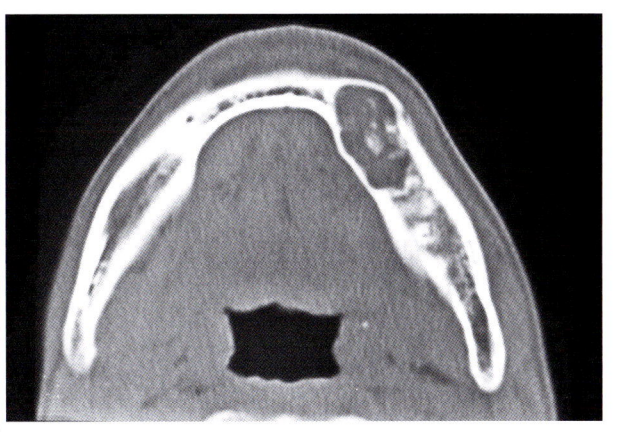

図7 巨細胞肉芽腫

画像所見では，単房性の骨透過像のなかに一部不透過像の混在を認めた．若年者に多く，好発部位は下顎臼歯部の骨体部である．外傷後の修復過程に生じると考えられているが，歯原性組織の関与も示唆されている．

つかの疾患が統一されたものである．この病変は顎骨に骨空洞ができ，単純性骨囊胞を伴うことがある．また，X線所見では初期に骨破壊による境界明瞭な透過像を示し（**図4**），徐々に不透過像が混在するようになり（**図5**），晩期には境界不明瞭な不透過性の強い，すりガラス状所見を示すといわれている（**図6**）．

巨細胞性肉芽腫（Reparative giant cell granuloma）

多数の間質細胞中に多核巨細胞の増殖がみられ，間質は線維成分に乏しく，血管が多い（**図E**）．

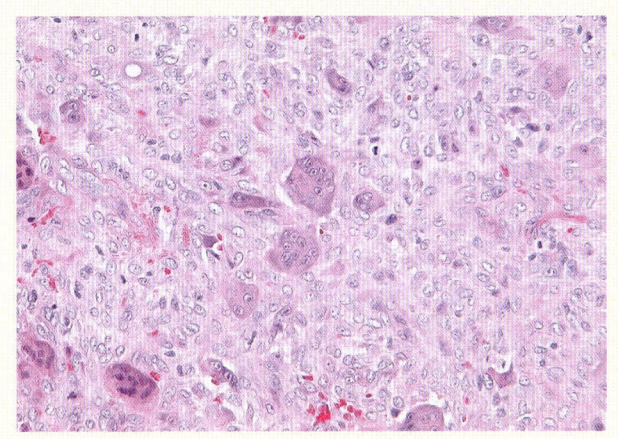

図E 巨細胞性肉芽腫

ACT 7

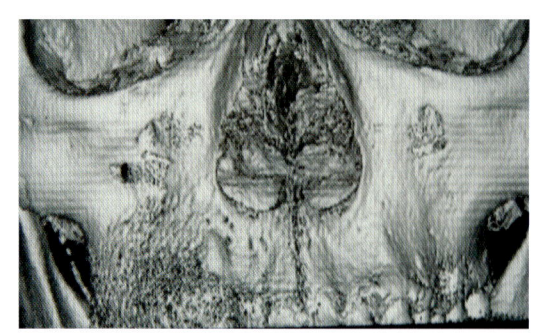

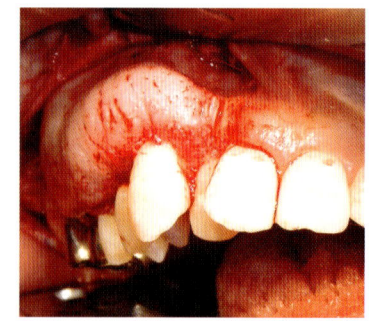

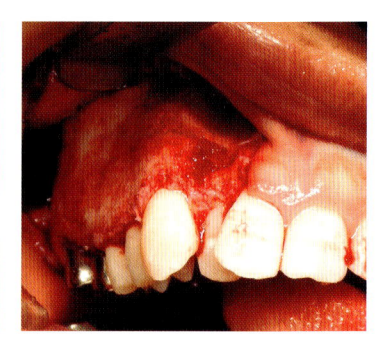

図8 右側上顎骨に生じた線維性（骨）異形成症
顎の変形をきたしたため膨隆部の削去を行い，形態を改善した

線維性（骨）異形成症および骨性異形成症に対する治療

　線維性（骨）異形成症では発育が終了すると症状の進行が停止するため，膨隆した部位の骨を削去することが多い．特に顔面の変形をきたすような広範囲の骨が侵された場合には膨隆部の削去を行い，形態の改善に努める．顎骨の小範囲の病変では，切除あるいは掻爬をすることもある．問題症例22は，本人が顔貌の変形を修正する希望が強かったため，病変部の骨の削去を行った（**図8**）．骨はきわめて軟らかく，削去は容易であった．
　骨性異形成症の場合は基本的に歯，歯周組織が健常であれば経過観察でよいとされている．感染が認められた場合には硬化した骨は血流が悪く，腐骨となることがあるため抜歯，掻爬などの治療と同時に腐骨の除去が必要となることがある．

歯原性腫瘍の発生

増殖しないはずの歯原性上皮

　マラッセ上皮遺残は，発生期において歯根が形成され，ヘルトヴィッヒの上皮鞘が断裂したときに残される歯原性上皮で，通常はアポトーシスが働かないようになっている．つまり，自分から死ぬことのない細胞なので，歯根膜のセメント質に近接して静止状態で生存している．その役目は，歯根膜の恒常性の維持をはじめ多くの機能をもつことが示唆されている．

　しかし，根管内の抗原性物質の漏出などによる刺激（インターロイキンなど）が働くと，分裂を開始し歯根嚢胞の上皮となったりする．
　含歯性嚢胞も，埋伏歯冠を取り巻く歯原性上皮の増殖であると考えられる．つまり，埋伏歯ではいつまでたっても歯牙が萌出しないため，その部位は嚢胞となり拡大し，歯冠が取り囲まれたかのような像になると考えられる．これらの歯原性上皮から癌が発生することも知られているので，やはり外科的に切除することが望ましい．

顎骨骨髄炎

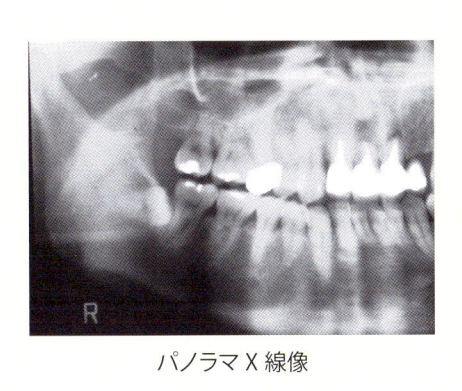

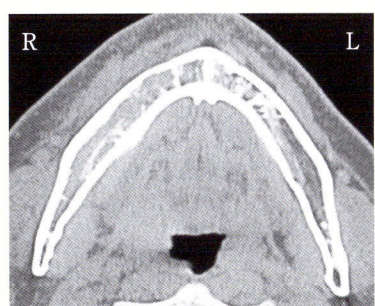

パノラマX線像

CT画像

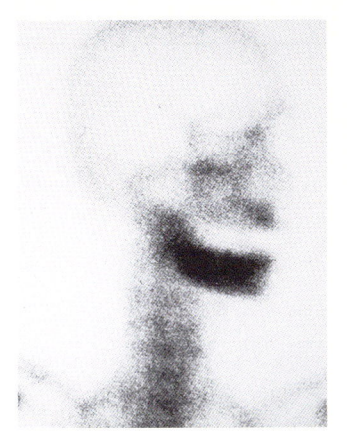

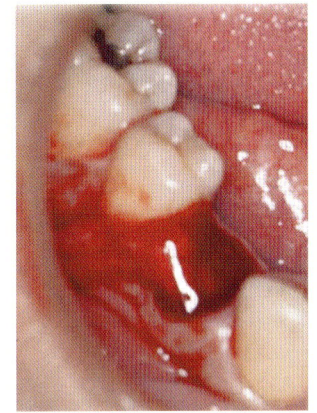

99mTc 骨シンチグラフィー

図1 急性化膿性骨髄炎
中心結節破折により感染が骨髄まで拡大した．X線像では明瞭な異常所見はみられなかったが，CT所見（T_2強調画像）では患側骨髄部が反対側に比べてわずかに High density を示した．骨シンチでは右側下顎骨に明らかな異常集積がみられた．原因歯を抜歯したところ著明な排膿を認めた（都立大塚病院口腔科）

通常，顎骨骨髄炎は歯性感染から感染が歯槽骨，顎骨骨髄と拡大し，骨髄が炎症の中心となったものである．

一般に上顎骨では骨質は薄く，下顎骨のような明瞭な管腔構造をもたない．したがって，歯性感染が及んでも下顎骨のように骨髄腔内を拡大するようなことはなく，骨の感染部から容易に軟組織に症状を出現させる．

急性化膿性下顎骨骨髄炎

急性化膿性骨髄炎（**図1**）は初期，進行期，腐骨形成期，腐骨分離期の4期に分けられる．初期や進行期の早い時期に抗菌剤が投与され，適切な処置が施行されれば慢性化は抑制され，骨への影響が少なくなる．抗菌剤が発達し，典型的な4期を示す例はかなりまれとなった．

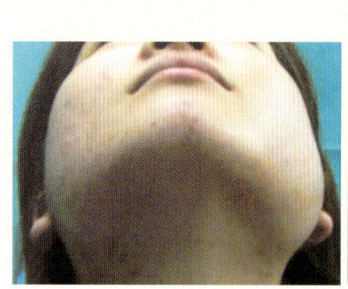

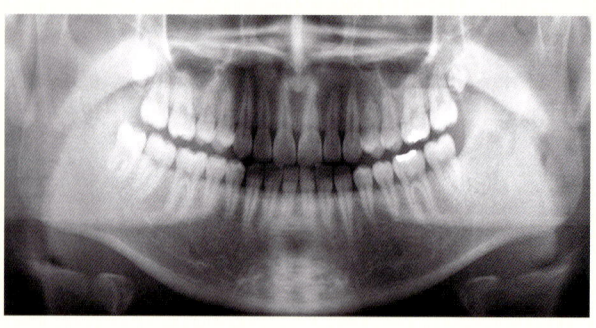

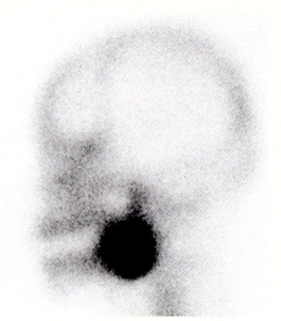

図2 慢性骨髄炎
左側耳下腺咬筋部の腫脹が主訴であった．画像所見では左側下顎体部から下顎枝部にかけて正常骨梁が消失し，蜂窩状の骨吸収と周囲の骨硬化像がみられた．骨シンチで著明な集積がみられた．

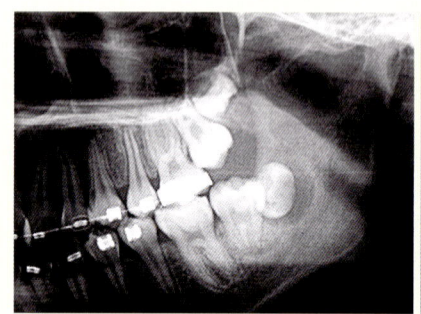

99mTc 骨シンチグラフィー

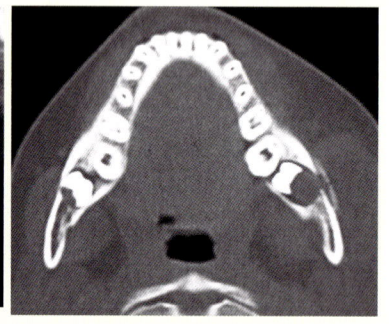

歯牙周囲の骨吸収　　　CT画像　骨膜下の骨形成　　　99mTc 骨シンチグラフィー

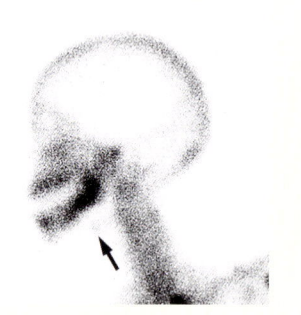

図3 Garré の骨髄炎
X線像では，埋伏している歯牙の周囲に感染性の骨吸収がみられる．若年患者で智歯の歯芽炎が存在し，その外側の骨膜反応により骨膜下にオニオンピール状の骨の形成をみた．骨シンチでも集積がみられた．

慢性化膿性下顎骨骨髄炎

急性化膿性骨髄炎から遷延化した慢性化膿性骨髄炎と，急性症状をみず，初めから慢性の経過をとるような弱毒菌由来の骨髄炎もある．X線やCTでは正常な骨梁が消失し，蜂窩状，綿花状あるいはすりガラス状の構造がみられる（**図2**）．

Garré 骨髄炎

起炎菌によっては骨髄中に広く拡大せず，長期にわたり炎症を持続させることがある．若年者では骨皮質が軟らかく，容易に外骨膜まで炎症刺激が到達し，骨膜反応を惹起させ外骨膜下に骨を形成する．いわゆる Garré の骨髄炎（**図3**）といわれている．

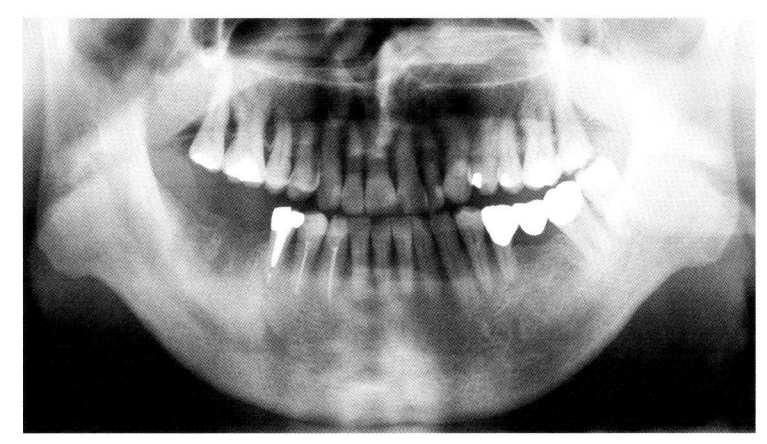

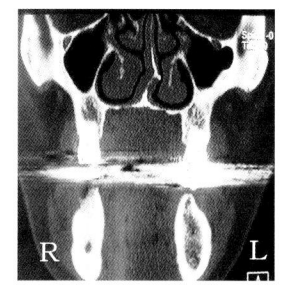

図 4 慢性びまん性硬化性骨髄炎

CT 画像　　MR (T₁強調) 画像　　MR (T₂強調) 画像　　99mTc 骨シンチグラフィー

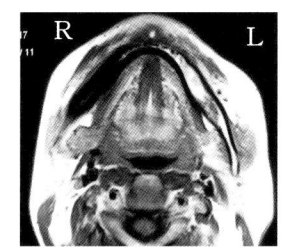

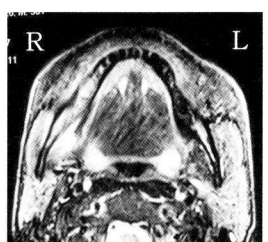

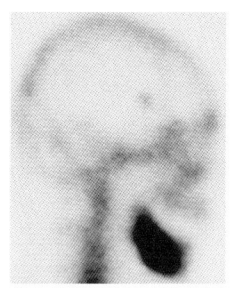

　右側下顎骨の不透過性が増強して，病変部がすりガラス状を呈し，その境界は不明瞭である．CT 画像では右側下顎骨骨髄部に多量の骨質が形成されている．MR 画像では右側下顎骨骨髄は T₁強調画像で黒く（低信号），T₂強調画像で白く（高信号）見える．Tc 骨シンチでは画像右側下顎角部から下顎体部にかけて異常集積部がみられる

慢性硬化性下顎骨骨髄炎

　抗菌剤や歯科医療の発達に伴い，古くからの典型的骨髄炎である急性や慢性の化膿性骨髄炎は減少し，骨の硬化性変化を示す慢性硬化性顎骨骨髄炎の増加が目立つようになった．狭い範囲の硬化を示す限局性のものと広範囲の骨を侵すびまん性のものがある．非常に難治性で，多くの施設で治療に苦慮している（**図 4**）．

その他の骨髄炎

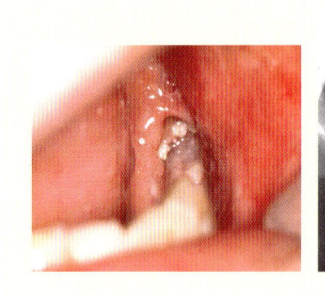

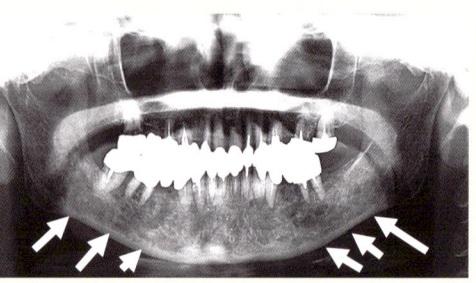

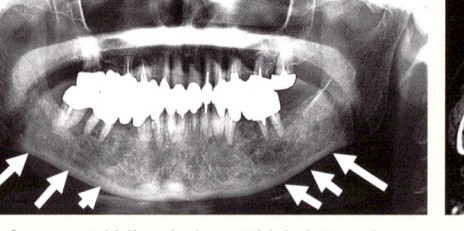

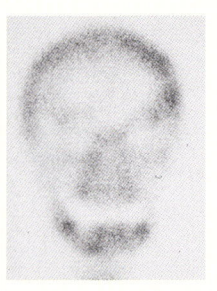

図1　放射線性骨髄炎
パノラマX線像．矢印は照射方向を示す　　CT画像　　99mTc 骨シンチグラフィー

舌根部癌に対する70Gyの外部照射後で下顎の歯は著しく動揺していた．正常な骨梁は消失している．左右両方向からの照射であったため，下顎骨体部の広範囲に放射線骨髄炎がみられた．骨壊死をきたし血流がないため，骨シンチでの集積は比較的軽度であった（都立大塚病院口腔科）

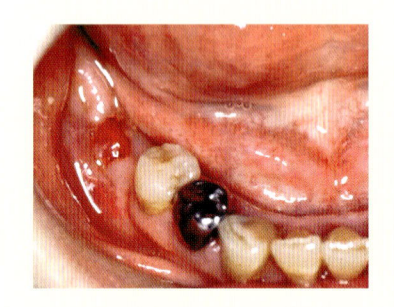

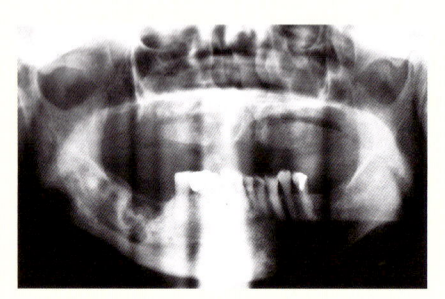

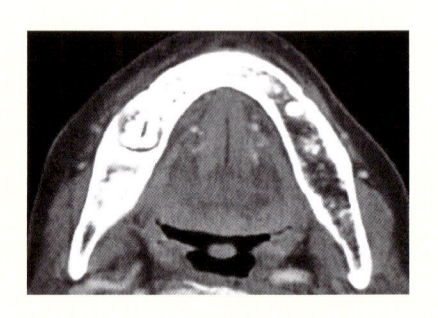

図2　薬物（亜砒酸）漏洩による骨髄炎

右側下顎第一大臼歯の抜髄のため亜砒酸を使用したところ漏洩し，歯周組織および周囲骨の壊死をきたし，歯も脱落した．X線像およびCT画像で腐骨が確認できるが，骨髄炎はその周囲にまで拡大し，境界は不明瞭である（都立大塚病院口腔科）

1．物理・化学的刺激に起因する骨髄炎

放射線性骨髄炎

顎口腔領域あるいは咽頭部の悪性腫瘍に対し放射線治療を行うことがあるが，照射野に含まれる顎骨の被曝は避けられない．照射を受けると，骨細胞に障害が加わり活性の低下が生じるばかりでなく，微小血管の閉塞により顎骨の血流障害もきたす．特に血流の少ない骨皮質をもつ下顎骨では，血液供給障害により壊死を起こす．このような骨は容易に感染をきたす．しかも明確な骨髄炎罹患範囲を把握することは困難で，分離した腐骨を摘出しても治癒せず，つぎつぎと腐骨の形成がみられ，顎骨の骨折を招くことも多い．したがって，放射線骨髄炎の場合には顎骨の区域切除と再建を余儀なくされる症例が多い（図1）．

薬物（亜砒酸）漏洩による骨髄炎

多くの場合，顎骨への化学傷は骨細胞の壊死という結果になる．壊死した骨には細菌感染が生じて骨髄炎が発症する．骨壊死をきたす原因となる化学物質としては，歯科治療に用いられる薬剤が多く，最近ではほとんど使用されなくなったが，その代表的なものに歯髄失活に用いられる亜砒酸製剤がある．本剤は浸透しやすく広範囲な骨壊死からの骨髄炎を生じやすい（図2）．

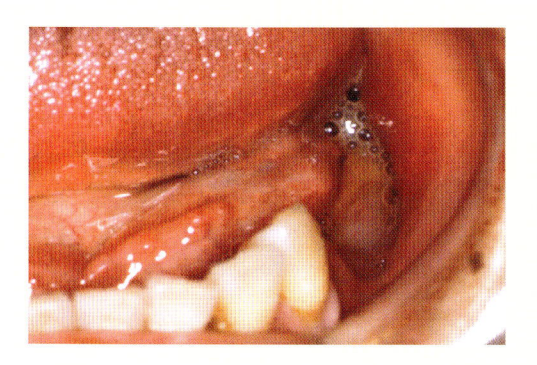

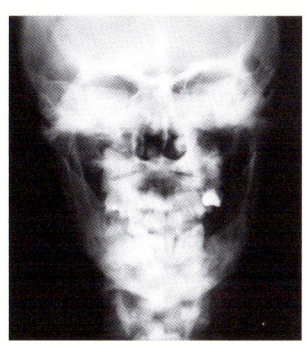

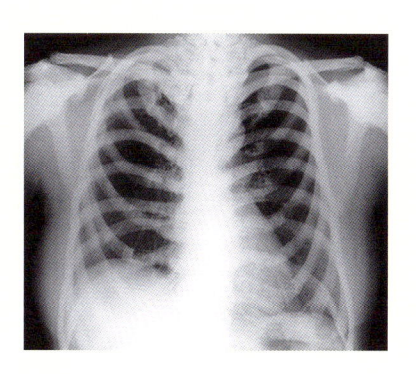

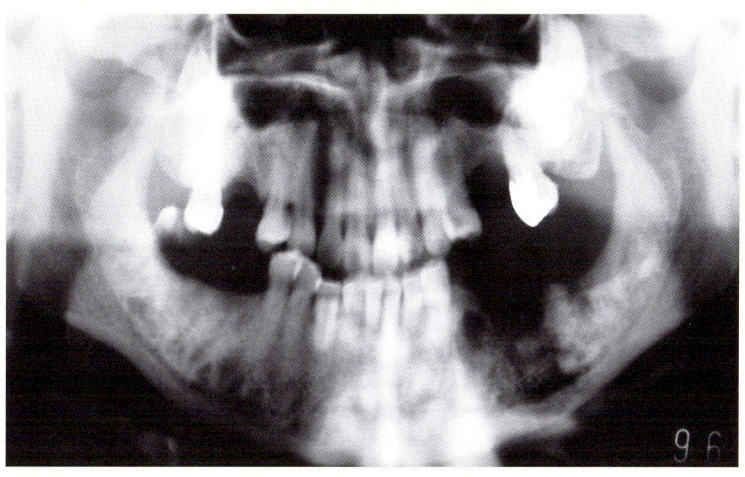

図3 左側下顎臼歯部から持続的排膿を認め，X線像では全身の骨格や顎顔面骨に骨硬化がみられた．左側下顎体部に腐骨が認められ，顎骨の骨折もきたしていた

2. 骨の硬化性変化を示す疾患と骨髄炎

大理石骨病

　大理石骨病は遺伝性の系統的骨疾患で，常染色体優性遺伝を示す．破骨細胞の機能不全により骨のリモデリングに障害が生じ，海綿骨の緻密化，骨髄腔の狭窄などを起こすことにより，骨格系の骨硬化像を呈する（**図3**）．

　このように硬化した骨は柔軟性が消失し，ストレスが加わると陶器のように脆くなり骨折をきたしやすい．また，管腔にも化骨が生じることにより血流が減少し，本来強いはずの骨髄の治癒が阻害され，感染しやすく，治癒の遷延化をきたし，骨髄炎が成立する．このような硬化した顎骨では，萌出途上の歯も埋伏しやすくなる．

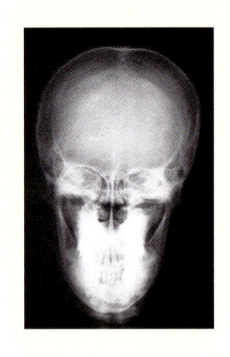

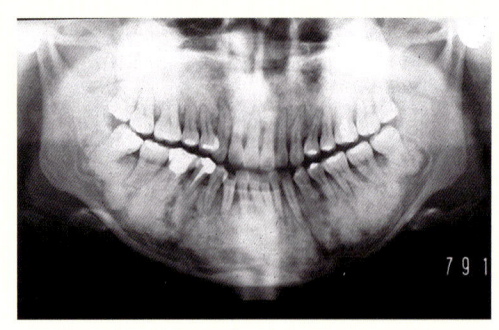

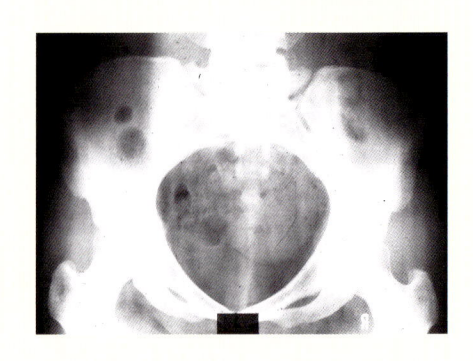

図4 パジェット骨病（混合相）
顎骨に不規則な円形の硬化像がみられ，cotton wool様の所見を示す．また腸骨部中央部にシャボン玉状の骨吸収がみられる

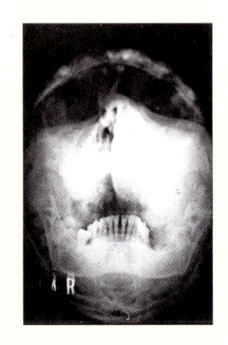

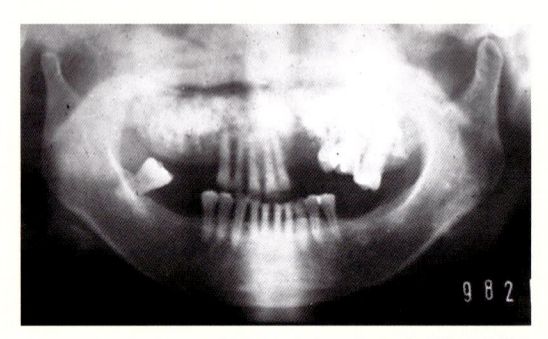

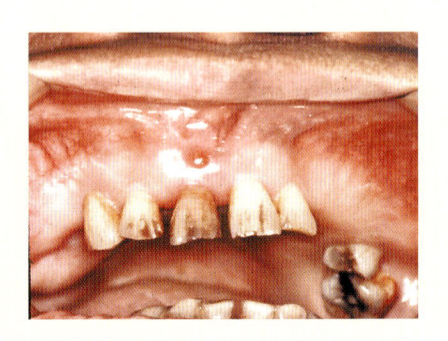

図5 パジェット骨病（非活動期）
骨の硬化が著明となり，びまん性の骨硬化と骨肥大がみられる

パジェット骨病

慢性進行性の局在性骨病変で，単骨性あるいは多骨性に生じる．骨の吸収と形成のサイクルを繰り返すため，病理組織学的には骨吸収と骨形成が混在する状態となる．形態的には症状出現部の骨の膨隆や変形をきたす．電顕で破骨細胞の核内や細胞質内に封入体がみられ，ウイルス感染によるものと考えられているが，確定されていない．脊椎，頭蓋顔面，骨盤などが好発部位で，顎骨では下顎より上顎に発症することが多い．X線所見では活動期，非活動期に分けられ，活動期は骨吸収が著明な溶骨相と，骨吸収と骨硬化が混在する混合相（**図4**）に分けられる．非活動期には，びまん性の骨硬化と骨肥大を示す（**図5**）．顎骨では歯槽硬線の消失や歯根吸収がみられる．また，巨細胞腫や線維肉腫，骨肉腫などの悪性腫瘍が続発することがある．本症も病的骨折や骨髄炎をきたしやすい．

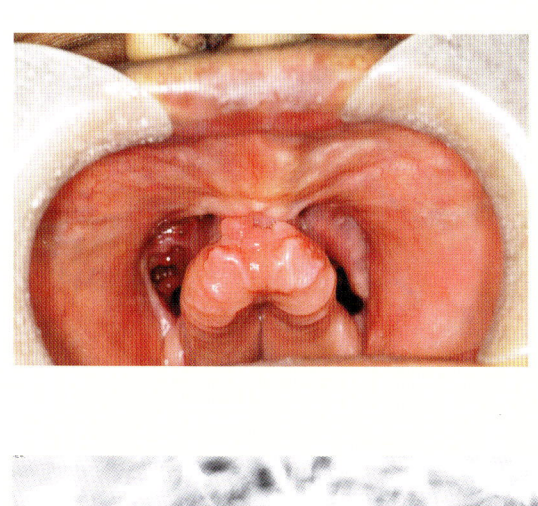

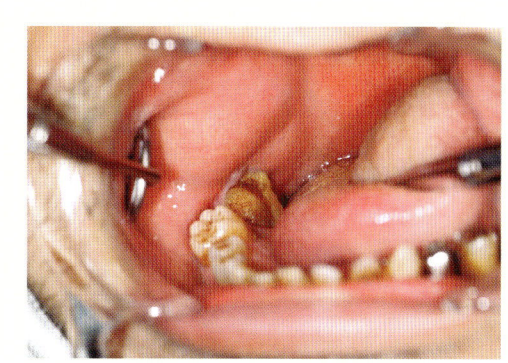

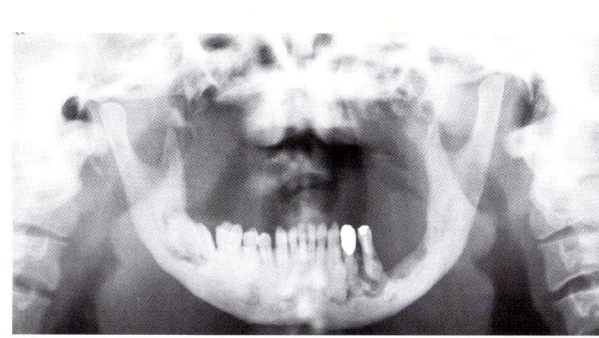

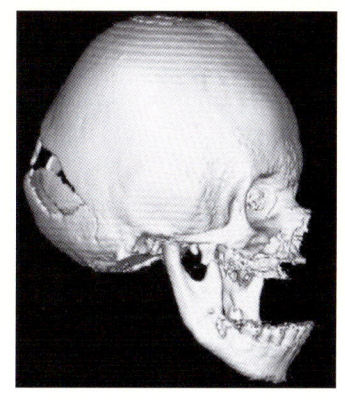

図6 ピクノジスオストージス
　狭小化した口蓋，口蓋正中の縦溝がみられる．上顎歯槽部はすでに欠如し，下顎骨には腐骨の露出を認めた．X線像で顎骨の骨硬化，下顎角の平坦化，頭蓋骨縫合部の離開がわかる（都立大塚病院口腔科）

ピクノジスオストージス

　遺伝性の骨硬化性系統疾患で，四肢および体幹の短縮（均整のとれた低身長），指趾末節の短縮，鞍鼻などを示し，口腔内では歯の叢生，萌出異常，エナメル質形成不全などを認める．X線所見では頭蓋骨縫合部の離開，全身骨格の骨硬化像を認め，頭蓋顔面骨の形成障害を示す（**図6**）．また，指趾末節骨の溶解性骨欠損がみられる．大理石骨病と同様に骨折や骨髄炎をきたしやすい．

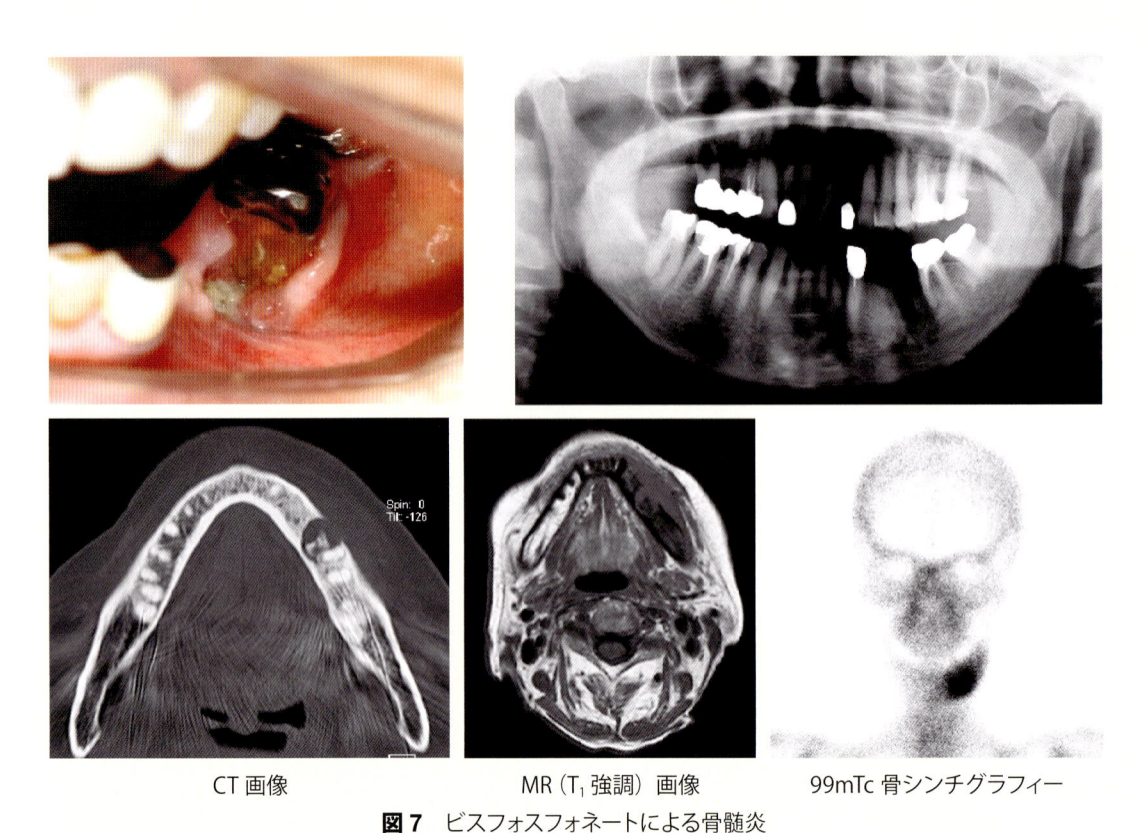

| CT 画像 | MR（T₁強調）画像 | 99mTc 骨シンチグラフィー |

図7　ビスフォスフォネートによる骨髄炎
　左側下顎に腐骨が露出している．CT 画像では腐骨の形成が確認できる．MR の T₁ 強調画像では腐骨部ばかりではなく，骨髄の広範囲にわたり低信号を示し，骨髄炎の拡大が示唆された．また，それに一致して Tc 骨シンチグラフィーでは異常集積部がみられた（都立大塚病院口腔科）

薬剤関連顎骨壊死（骨髄炎）

　悪性腫瘍に伴う高カルシウム血症，多発性骨髄腫，悪性腫瘍の溶骨性転移，骨粗鬆症などに使用されるビスフォスフォネート（Bisphosphonate）製剤やデノスマブ（Denosumab）製剤，さらにがん治療において，抗がん剤と併用されることがある血管新生阻害薬やチロシンキナーゼ阻害薬などの薬剤が，顎骨壊死を発生させる可能性がある．これらの薬剤により引き起こされた顎骨壊死は，薬剤関連顎骨壊死（Medication-Related Osteonecrosis of the Jaw：MRONJ）という名称でよばれるようになった．本剤使用による破骨細胞機能の阻害や血管新生の抑制が，顎骨の生理的なリモデリングや創傷治癒を障害するためである．歯科治療による骨髄炎の誘発性やその治療の困難性は，現在話題となっている（図7）．本症に対しては有効な治療法はまだ確立されておらず，通常，二次感染を防ぐための抗菌剤の長期投与やポビドンヨードなどでの洗浄，軟組織への刺激を除去するための露出骨縁や壊死骨の表層の除去など，保存的療法が推奨されている．しかし，感染が深部に及び皮膚の瘻孔や病的骨折が生じるようであれば，感染した顎骨の切除と軟組織による完全閉鎖を行わざるをえない．

WHO 分類（4th, 2017）疾患標準和名（日本臨床口腔病理学会）

| WHO classification of odontogenic and maxillofacial bone tumours | 歯原性ならびに顎顔面骨腫瘍のWHO分類 |

Odontogenic carcinomas — 歯原性癌腫
Ameloblastic carcinoma — エナメル上皮癌
Primary intraosseous carcinoma, NOS — 原発性骨内癌，NOS
Sclerosing odontogenic carcinoma — 硬化性歯原性癌
Clear cell odontogenic carcinoma — 明細胞性歯原性癌
Ghost cell odontogenic carcinoma — 幻影細胞性歯原性癌

Odontogenic carcinosarcoma — 歯原性癌肉腫

Odontogenic sarcomas — 歯原性肉腫

Benign epithelial odontogenic tumours — 良性上皮性歯原性腫瘍
Ameloblastoma — エナメル上皮腫
    Ameloblastoma, unicystic type — エナメル上皮腫，単嚢胞型
    Ameloblastoma, extraosseous/peripheral type — エナメル上皮腫，骨外型/周辺型
    Metastasizing ameloblastoma — 転移性エナメル上皮腫
Squamous odontogenic tumour — 扁平歯原性腫瘍
Calcifying epithelial odontogenic tumour — 石灰化上皮性歯原性腫瘍
Adenomatoid odontogenic tumour — 腺腫様歯原性腫瘍

Benign mixed epithelial and mesenchymal odontogenic tumours — 良性上皮間葉混合性歯原性腫瘍
Ameloblastic fibroma — エナメル上皮線維腫
Primordial odontogenic tumour — 原始性歯原性腫瘍
Odontoma — 歯牙腫
    Odontoma, compound type — 歯牙腫，集合型
    Odontoma, complex type — 歯牙腫，複雑型
Dentinogenic ghost cell tumour — 象牙質形成性幻影細胞腫

Benign mesenchymal odontogenic tumours — 良性間葉性歯原性腫瘍
Odontogenic fibroma — 歯原性線維腫
Odontogenic myxoma/myxofibroma — 歯原性粘液腫/歯原性粘液線維腫
Cementoblastoma — セメント芽細胞腫
Cemento-ossifying fibroma — セメント質骨形成線維腫

Odontogenic cysts of inflammatory origin — 炎症性歯原性嚢胞
Radicular cyst — 歯根嚢胞
Inflammatory collateral cysts — 炎症性傍側性嚢胞

Odontogenic and non-odontogenic developmental cysts — 歯原性ならびに非歯原性発育性嚢胞
Dentigerous cyst — 含歯性嚢胞
Odontogenic keratocyst — 歯原性角化嚢胞
Lateral periodontal cyst and botryoid odontogenic cyst — 側方性歯周嚢胞とブドウ状歯原性嚢胞
Gingival cyst — 歯肉嚢胞
Glandular odontogenic cyst — 腺性歯原性嚢胞
Calcifying odontogenic cyst — 石灰化歯原性嚢胞
Orthokeratinized odontogenic cyst — 正角化性歯原性嚢胞
Nasopalatine duct cyst — 鼻口蓋管嚢胞

WHO 分類（4th, 2017）疾患標準和名（日本臨床口腔病理学会）（つづき）

Malignant maxillofacial bone and cartilage tumours	**悪性顎顔面骨ならびに軟骨腫瘍**
Chondrosarcoma	軟骨肉腫
Chondrosarcoma, grade 1	軟骨肉腫，グレード1
Chondrosarcoma, grade 2/3	軟骨肉腫，グレード2/3
Mesenchymal chondrosarcoma	間葉性軟骨肉腫
Osteosarcoma, NOS	骨肉腫，NOS
Low-grade central osteosarcoma	低悪性中心性骨肉腫
Chondroblastic osteosarcoma	軟骨芽細胞型骨肉腫
Parosteal osteosarcoma	傍骨性骨肉腫
Periosteal osteosarcoma	骨膜性骨肉腫
Benign maxillofacial bone and cartilage tumours	**良性顎顔面骨ならびに軟骨腫瘍**
Chondroma	軟骨腫
Osteoma	骨腫
Melanotic neuroectodermal tumour of infancy	乳児のメラニン（黒色）性神経外胚葉性腫瘍
Chondroblastoma	軟骨芽細胞腫
Chondromyxoid fibroma	軟骨粘液様線維腫
Osteoid osteoma	類骨骨腫
Osteoblastoma	骨芽細胞腫
Desmoplastic fibroma	類腱線維腫
Fibro-osseous and osteochondromatous lesions	**線維骨性ならびに骨軟骨腫様病変**
Ossifying fibroma	骨形成線維腫
Familial gigantiform cementoma	家族性巨大型セメント質腫
Fibrous dysplasia	線維性異形成症
Cemento-osseous dysplasia	セメント質骨性異形成症
Osteochondroma	骨軟骨腫
Giant cell lesions and bone cysts	**巨細胞性病変と骨嚢胞**
Central giant cell granuloma	中心性巨細胞肉芽腫
Peripheral giant cell granuloma	周辺性巨細胞肉芽腫
Cherubism	ケルビズム
Aneurysmal bone cyst	動脈瘤様骨嚢胞
Simple bone cyst	単純性骨嚢胞
Haematolymphoid tumours	**血液リンパ性腫瘍**
Solitary plasmacytoma of bone	骨の孤立性形質細胞腫

ACT 8
歯科臨床検査

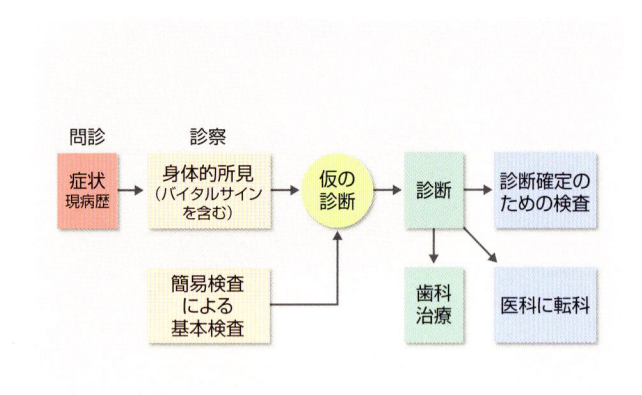

図1　歯科医療における検査の位置づけ

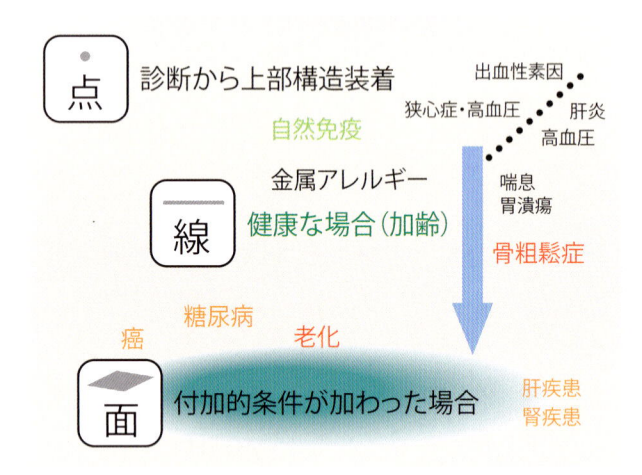

図2　「点」から「線」さらに「面」の治療へ

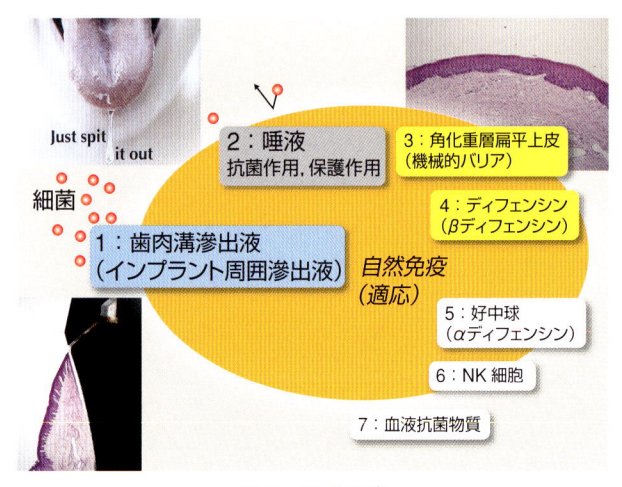

図3　自然免疫

谷底に置かれた臨床検査

　医療のなかで，歯科は「臨床検査」を谷底に置いてきてしまった．患者が来ると，問診をしただけまたは症状を診ただけで病態を判断し，即座に治療に入ることができてしまうからである．しかし，その診断には根拠はなく，経験と感覚で培われた匠の診断なのである．患者が「夜間，歯の持続痛があって眠れなかった」といえば，即座に90％以上の歯科医師は「急性化膿性歯髄炎」と診断を下す．化膿性は病理診断であり，組織がなければ決して下すことができないはずなのに．歯科医師の方程式には，落とし穴がある．その落とし穴を簡易検査で行うことで，本来は他科の病変を見つけ出すことさえできるのである（**図1**）．

一度の検査は検査ではない

　観血処置の多い歯科ではあるが，出血性素因，高血圧，感染症などの患者を敬遠する傾向が強い．それは，前述のように検査が谷底にあるからで，日常検査なくして診断の成り立たない医科においては考えられないことなのである．また，歯科の治療は，復元のような機能復帰が望まれるため，いかにして欠損を埋めるか？ ということに終始している．そのため，治療を行った患者が後々，種々なる病気になって，それが原因で治療した歯に問題が起こることは想定していなかった．しかし，高齢化社会を迎えた現在，人間は年をとり，病気になり，細胞・組織の終焉を迎えるのである．歯科医療とて人間が対象であり，最後まで責任をもつ必要がある．歯科で他科の病気を見つけることさえできるのである（**図2**）．

自然免疫の重要性

　自然免疫は，人がもつ免疫機構である．特に口腔内においては**図3**に示す歯肉溝滲出液，唾液，重層扁平上皮が自分を守る要でもある．そのうえ，検査により好中球や血液の成分中の抗菌物質などを知ることができれば，事前に患者の治癒力や抵抗力を知ることができ，治療はもちろん，予後判定にもつな

配布資料および唾液採取と細菌検査キット（自費）

1. 唾液採取用容器
2. 唾液誘発用ガム
3. 検査案内
4. 依頼書
5. ラベル
6. パラフィルム（郵送時固定液漏れ防止）

図4　唾液検査（柳沢英二：歯界展望．2009；112（4）：658．より）

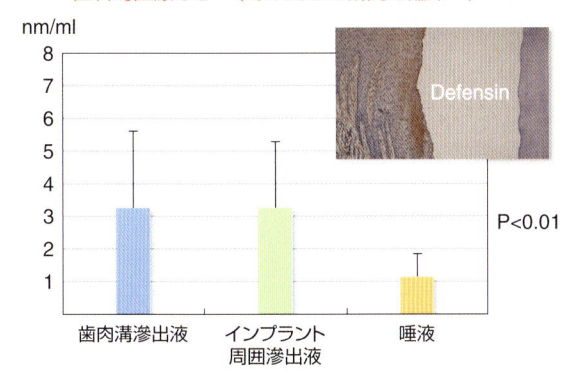

図5　歯肉溝滲出液とインプラント周囲溝滲出液と唾液中に含有するHNP1-3の比較（抗菌性タンパク）（佐藤惇，井上　孝ほか：日本口腔検査学会誌．2009；1：24〜27．より）

がるのである．歯科医師の100％が治療において唾液に触れる．そして唾液の重要性を最もよく知っている．しかしながら，歯科医師は唾液の量すら測定せず，粘稠性なのかそうでないのかなど，診ただけでもわかる検査すらしてこなかった．唾液のなかには多くの細菌も生息している．その細菌を知らずになぜ齲蝕，歯周病という診断がつくのであろうか．保険に入らないからといっている時代ではない．唾液の量が少なければ，ドライマウスから嚥下障害，齲蝕，歯周病になりやすいことも，100％の歯科医師が知っているはずである（**図3**）．

唾液の検査キット

唾液のなかの細菌を検査することは，一般開業医では容易ではない．しかし，検査会社に唾液を送ることで，唾液中細菌の遺伝子情報から細菌を同定することは難しいことではない．

図4は，ある検査会社の唾液中細菌検査キットである．遺伝子を検査するために，特に嫌気性に気を配る必要もないが，その半面費用が嵩むことが欠点である．自費診療でのみ可能な検査が細菌検査の邪魔をしていることはいうまでもないが，医療人としての歯科医師は，検査の保険導入を前提にその有効性を含め検証していかなければならない．

歯肉溝滲出液の検査

歯肉溝ないしインプラント周囲からは，外部に向かい常に滲出液が出ている．この滲出液は，歯牙周囲ならびにインプラント周囲に起こっている炎症性反応を反映して，その量，色，性状などを変える．この検査により，歯牙周囲ならびにインプラント周囲の炎症状態を判断することができるのである．

図5は，歯肉溝およびインプラント周囲の滲出液から好中球由来のHNP1-3（抗細菌性タンパク）がどの程度出ているのかを検証したものである．唾液に比べるとその感度は高く，炎症の程度に比例してHNP1-3が多く検出されることは，歯周病やインプラント周囲炎の診断には有用であると考えられる．

矯正患者の唾液内細菌

矯正治療において，歯科衛生士がブラッシングの方法を懇切丁寧に患者に指導する．決して悪いことではないし，たいへん重要なことである．しかし，その患者の唾液量，性状，細菌動態などを知ることなく行うのではなく，その状態に合わせた指導が医療というものであろう．東京歯科大学の矯正科では，矯正を行う患者すべてに唾液検査を行っている．その結果，図6に示すように15.9％の患者が十分な唾液の流出がなく，また27％の患者は唾液中の細菌量がハイリスクであり，77.2％の患者がミュータンス菌をハイリスクとしてもっていた．そのことを知らずに治療を行うことは，医療とはいえない．

	Number of high risk Patients(in 1,274)	Ratio of high risk Patients (100%)
Total outfow of saliva (high Risk: 0.7ml/min or below)	230	15.9%
pH of salibva (hish risk: pH6.8)	19	1.4%
Buffer capacity of saliva (low)	18	1.4%
Total bacterial counter (108/ml or over)	354	27.0%
Mutans (++ or over)	984	77.2%
Lactobacillus (105 or over)	328	25.7%
Candida (++ or over)	103	8.0%

図6　矯正治療患者の唾液検査（松岡海地，井上　孝ほか：日本口腔検査学会誌. 2009；1：48〜51.より）

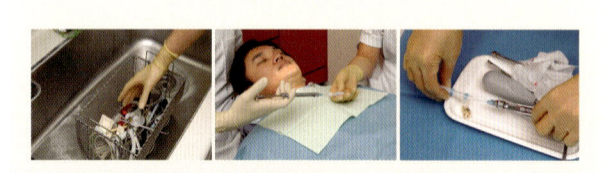

血液感染症

観血処置が主体の歯科で，歯科医師のみならず，歯科衛生士などコメディカルのスタッフへの院内感染予防も大きなテーマの一つである．血液感染のなかで，最も経皮感染率の高いのはHBVで約30％，ついでHCVの3％，そしてHIVが0.3％といわれている．いずれも感染予防のために十分な注意を払うことはいうまでもないが，針刺事故を起こしてしまった場合には，とにかく血液を絞りだし，石鹸と大量の流水下で10分は洗浄を行い，そして最後は次亜塩素酸ナトリウムによる処置を忘れてはならない．ウイルスが少しでも体内に入らないようにすることを教える必要がある．特にHBVに関しては，ワクチンの接種によりかなり予防効果があるが，永久免疫ではないので定期的に抗体検査を行うことも忘れてはならない（図7）．

年間の針刺し事故：15件程度

1. 血液を搾り出す
2. 石鹸と大量の流水による洗浄
3. 1％次亜塩素酸ナトリウム

図7　院内感染予防
（井上　孝（編著）：歯科衛生士のためのスタンダードプリコーション. 医歯薬出版, 2006.より）

HBs抗原，HCV抗体感染率

東京歯科大学に来院した患者の統計では，HBs抗原を保有しているキャリアー患者は1.02％，HCV抗体を保有している患者は1.43％と，それぞれ日赤のデータを大きく上回っている．いずれにせよ，来院する患者の2.5％程度が肝炎ウイルスのキャリアーであることを忘れてはならない（図8）．

	Number of samples	HBs-antigen Positive HBs	Percentage (%)
Oct.2006 to May.2008	3,216	33	1.02%
Japanese Red Cross Society 2008	4,987,857	2,316	0.05%

	Number of samples	HCV-antibody Positive HCV	Percentage (%)
Oct.2006 to May.2008	3,133	45	1.43%
Japanese Red Cross Society 2008	4,987,857	2,650	0.06%

図8　HBs, HCVの感染割合（木村　裕, 井上　孝ほか：日本口腔検査学会誌. 2009；1：37〜39.より）

歯科における採血と血液検査

歯科における臨床検査を妨げる第一の理由は，採血である．歯科医師が採血をすることに不慣れで，また医療安全上歯科医院での採血検査が市民権を得ていないといえるからである．しかし，現在は簡易的に，血液を歯肉や指先から採血し，検査業者に送る郵送検診が確立しており，大いに利用すべきである（**図9**）．

金属アレルギーは歯科の領域？

金属なくしては成り立たない歯科治療で，使用する金属に対するアレルギー反応を検査しない医療も成り立たないはずである．金属を入れてしまって，金属アレルギー様症状が出た場合，これは医療事故と考えることもできるのである．

図10に示す患者は，右側臼歯部に2本のインプラントを植立し，2年後に同側頰粘膜に扁平苔癬様病変を発症した．同時に糖尿病も発症している．後方部のインプラントはインプラント周囲炎を起こし，骨の吸収もみられたので除去したところ，除去6カ月後に症状は消失した．

金属アレルギー検査

金属アレルギーの発症メカニズムはすでに述べた（**61頁参照**）．現状で，歯科金属アレルギーの疑いのある患者が来院した場合には，まず，よく医療面接（問診）を取り，その後，金属を皮膚に直接貼付し，反応が現れるかを調べるパッチテストを行う．もし，扁平苔癬様病変があれば，病理検査を行い確定診断する．ついで，血液内に存在している金属アレルギーを起こすリンパ球の存在をDLSTにて検査し，パッチテストと双方に陽性が出た場合には，その金属が原因である可能性が高い．口腔内に存在する金属充填物や補綴物の一部を削合し，XMAによる金属同定を行い，標的金属があればその金属を除去し，アレルギーを起こさないものに変える（**図11**）．

配布資料および血液採取・検査キット（サンリツ株式会社）

1. 検査案内
2. 保険請求方法，レセプト記載
3. 検査依頼書
4. お客様登録用紙
5. 返送用封筒
6. 血液採取濾紙

図9 血液感染症検査（木村　裕，井上　孝ほか：日本口腔検査学会誌．2009；1：37〜39．より）

初診時：55歳　女性：医療面接：特記すべき事項なし

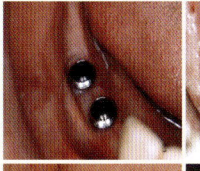

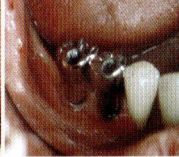

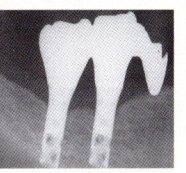

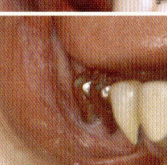

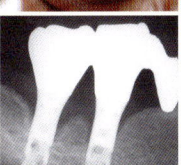

臨床診断：扁平苔癬症状発症時とほぼ同時に糖尿病発症

2年後

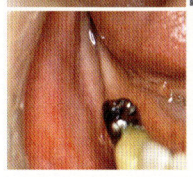

肉芽組織の中にチタン検出，パッチテスト（塩化チタン）

除去6ヵ月後　臨床的治癒

図10 インプラント治療後に扁平苔癬と糖尿病を発生した症例（原田佳枝，井上　孝ほか：日本口腔検査学会誌．2009；1：31〜36．より）

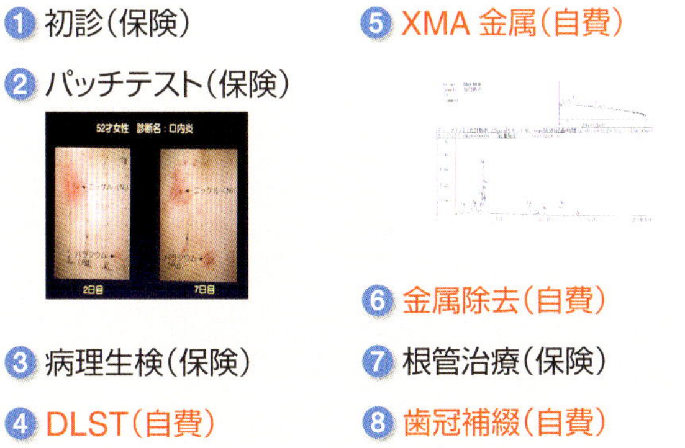

1. 初診（保険）
2. パッチテスト（保険）
3. 病理生検（保険）
4. DLST（自費）
5. XMA 金属（自費）
6. 金属除去（自費）
7. 根管治療（保険）
8. 歯冠補綴（自費）

図11 金属アレルギー検査（井上　孝ほか：口腔内金属アレルギーの臨床検査と診断・治療．アレルギー科．2004；18（5）：449〜459．より）

味覚異常は歯科の守備範囲

味覚異常には，図12に示すような種類が存在する．味覚は舌と軟口蓋に存在する味蕾中の味細胞が関与する．味細胞は，味という化学信号を電気信号に変換し，味情報を脳に伝える．その神経支配は大錐体神経，舌咽神経，鼓索神経などが司り，図13に示すような原因を解明するために，味覚検査が必要となる（図12）．

味覚検査

実際，患者が味を感じているか否かを客観的に検査する方法，電気味覚検査法や濾紙ディスク法がある．電気味覚検査では，味質の変化をとらえることはできないが，味細胞に化学信号が加わったときに電気信号に変えることができるかを判断することができる．また，濾紙ディスク法では，4つの味（甘味，塩味，酸味，苦味）を濃度別に味細胞の存在する領域に貼付し，味質とその信号の強さをとらえることができる（図13）．

口腔粘膜疾患

本書で述べてきた口腔粘膜疾患は，歯科医師の守備範囲であることはいうまでもない．それでは，その病変を知るための臨床検査は必要不可欠なはずである（図14）．

組織診断

病変部の組織を少しだけ採取し，異常な細胞が組織中にないかを検索する．まず，メスや内視鏡により切除された組織をホルマリンなどで固定し，パラフィンに包埋して薄切切片を作製後，染色し顕微鏡で色の染まり具合や細胞の形を検索する．病気を確定するために必ず行われる．癌か否かがわかるのみでなく，細胞の種類も診断可能なため，その細胞に合った最も適当な治療法を選択することができる．

- 自発性異常味覚（常に何かしら味を感じる）
- 解離性味覚障害（特定の味が識別できない）
- 味覚減退（味が識別しにくい）
- 味覚錯誤（本来の味と違う味覚を感じる）

原因を歯科医が見つけなくて誰が見つけるのか？

図12　味覚異常外来（感覚系を考える……）
（国分克寿，井上　孝ほか：日本口腔検査学会誌．2009；1：44～47．より）

- 味蕾への外的障害
- 舌苔による味物質の到達障害
- 唾液分泌減少による味物質の到達障害
- 食事性，薬剤性による亜鉛欠乏
- 味細胞の内的障害
- ビタミンA，B₂欠乏
- 手術による神経障害
- 中枢系の問題

図13　味覚障害の原因（国分克寿，井上　孝ほか：日本口腔検査学会誌．2009；1：44～47．より）

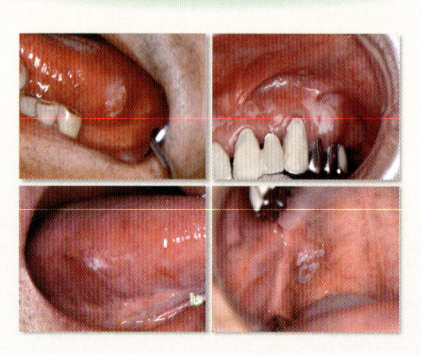

・生検により確定診断，病態の治療を優先
　病変があれば，歯科治療のリスクが高値に！？

図14　口腔医としての口腔粘膜病変の精査

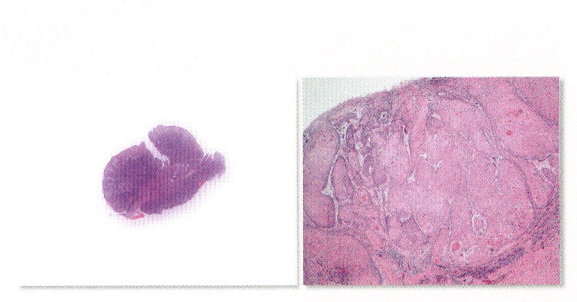

図15 臨床診断：エプーリス
3例/1622例，Hashimoto K, Inoue T（1999～2008）

病理診断：扁平上皮癌

エプーリスと思っても

図15は，東京歯科大学において経験したもので，エプーリスとして提出された標本1,622例中に3例が扁平上皮癌であったという報告である．エプーリスは良性，歯肉にできた非腫瘍性のできものという固定観念は，医療としてときとして落とし穴にはまる．肉眼で細胞を診断することはできないのである．歯周炎と診断され提出したものが，扁平上皮癌や悪性リンパ腫であることも，また転移性腫瘍であることも，決して珍しいことではないのである．

細胞診断

細胞の形の異常の有無を調べるのが細胞診で，主に癌などの悪性の細胞か見当付けるために行う．痰・尿・膣分泌液，胃液，胸水，腹水などや内視鏡によって採取することもある．取ってきた細胞を染色し顕微鏡で調べ，異常な細胞の有無を調べる．一般歯科医院においては**図16**に示すごとく，検査キットにより採取したものを郵送し，検査を行うことが最も簡便である．また，ヘルペスやカンジダなどの確定診断も可能である．もちろん，保険適応である．

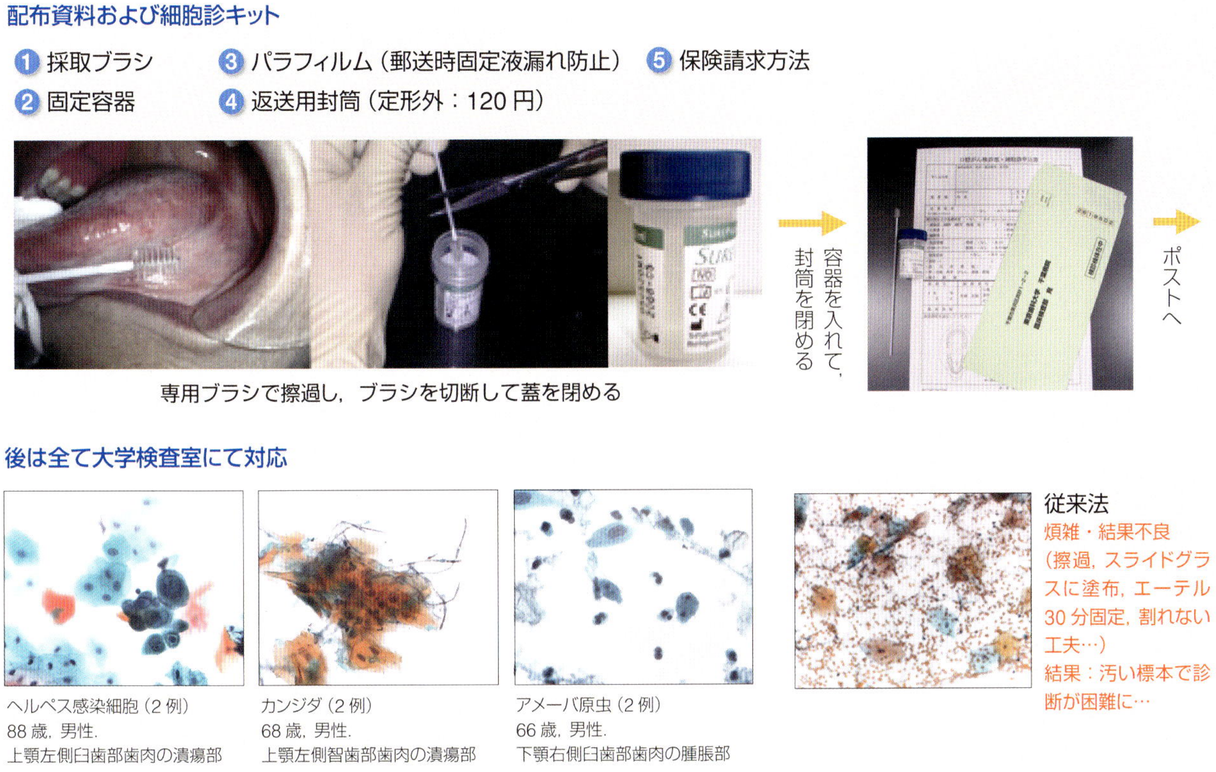

配布資料および細胞診キット
① 採取ブラシ　③ パラフィルム（郵送時固定液漏れ防止）　⑤ 保険請求方法
② 固定容器　④ 返送用封筒（定形外：120円）

専用ブラシで擦過し，ブラシを切断して蓋を閉める　容器を入れて，封筒を閉める　ポストへ

後は全て大学検査室にて対応

ヘルペス感染細胞（2例）
88歳，男性．
上顎左側臼歯部歯肉の潰瘍部

カンジダ（2例）
68歳，男性．
上顎左側智歯部歯肉の潰瘍部

アメーバ原虫（2例）
66歳，男性．
下顎右側臼歯部歯肉の腫脹部

従来法
煩雑・結果不良
（擦過，スライドグラスに塗布，エーテル30分固定，割れない工夫…）
結果：汚い標本で診断が困難に…

図16 日本口腔検査学会の紹介する口腔粘膜病変の検査キット（監物　真，井上　孝ほか：歯界展望．2009；112（4）：657．より）

Column 8

骨硬化像

インプラント周囲の骨硬化像

　植立後，時間の経過とともにX線的にインプラント周囲骨の不透過像が増したり，周囲辺縁骨が盛り上がってみえる場合がある．この変化は炎症性のもので，化骨性骨膜炎や慢性硬化性骨髄炎であると考えられる（**図1**）．化骨性骨膜炎は，慢性骨髄炎の波及により骨膜が刺激されて，骨膜下に新生骨形成をきたす場合をいい，下顎周囲性仮骨ともよばれる．根尖病巣や抜歯窩があると，その部の硬い腫脹が頰側または舌側に現れる．この病変はX線的に骨質が高い石灰化を示し，規則正しい骨梁配列がみられる．慢性の硬化性骨髄炎は，炎症が軽快，または消退した骨髄部に多量の骨質が形成される場合をいう．慢性びまん性硬化性骨髄炎では，広範囲に骨硬化がみられる．結合組織は慢性炎症に伴い，線維化が進み，石灰化した結合組織は慢性炎症により硬化像を増すことが一般原則である．

　ブリッジのポンティックの下にみられる骨硬化像も化骨性骨膜炎と考えても矛盾はない．つまり，応力の加わる部位には，骨梁の新生がみられることがある．

根尖病巣周囲の骨硬化像

　齲蝕に続発した慢性根尖病巣の隣接部に限局性の骨硬化が現れることがある．このような骨硬化病変は，単に bone sclerosis, osteosclerotic area, condensing osteitis などとよばれているが，この病変はほとんど症状を示さないのが特徴である．たまたまX線写真上でみつかることなどが多い．

　このような骨の反応は，組織の抵抗力が強く，感染の弱いときに生ずるもので，若年者の第一大臼歯に関連する場合が多いといわれる．罹患歯を治療することで治癒することが多い（**図2**）．

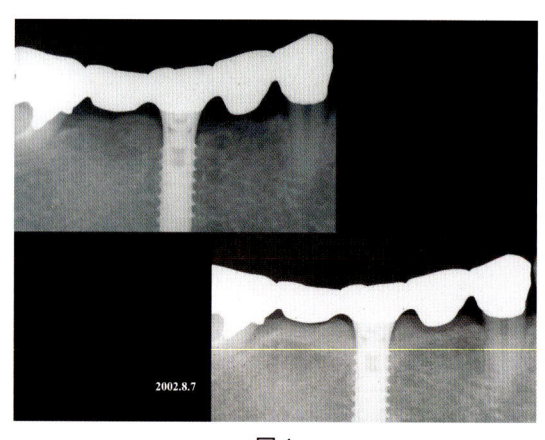

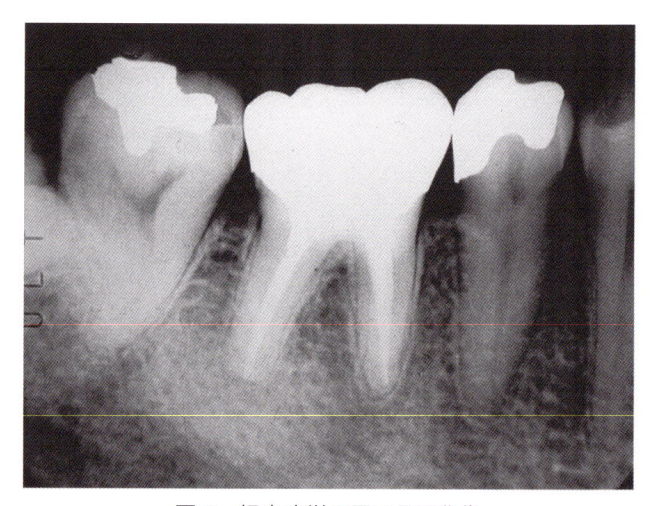

図1　　　　　　　　　　　　　　　図2　根尖病巣周囲の骨硬化像

Column 9

歯根膜とオッセオインテグレーション

　天然歯とインプラントのいちばん大きな点は，自己と非自己であることはいうまでもない．機能面で考えれば，歯根膜の有無といえる．天然歯の歯根膜内には多くの神経および神経終末があり，実に敏感にその感覚を捉える．たとえば，歯根膜内には自由神経終末，マイスネル小体，ルフィニ小体，ゴルジマッツオーニ小体などが広く分布しており，歯軸方向に 0g から力を加えると 1.5g から数 g で感知することができるといわれる．

　一方，インプラントはオッセオインテグレーション（骨結合）が主体となるため，わずかに存在する線維性結合組織や脂肪組織のなかには自由神経終末しかない．そのため，下顎ではインプラントの軸方向に 0g から力を加えると顎関節や骨膜内神経などの反応で数百 g で感知するが，上顎では数千 g 以上加わらないと感知できないといわれている．

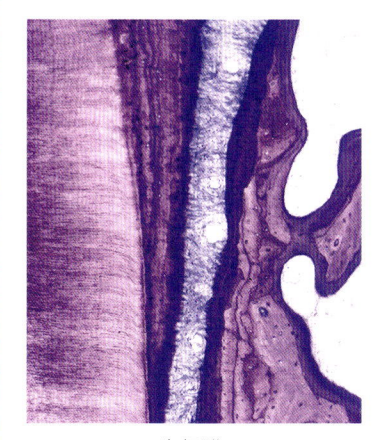

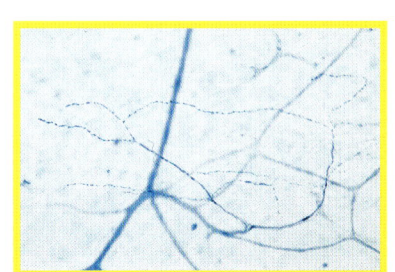

自由神経終末

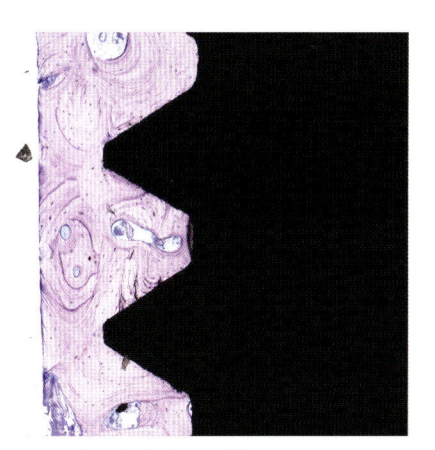

歯根膜

オッセオインテグレーション

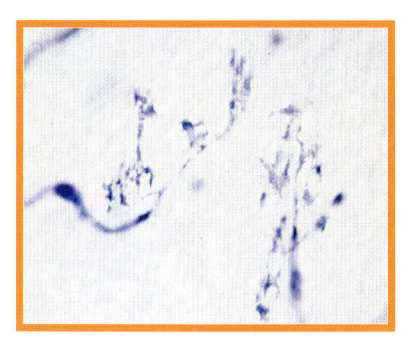

マイスネル小体

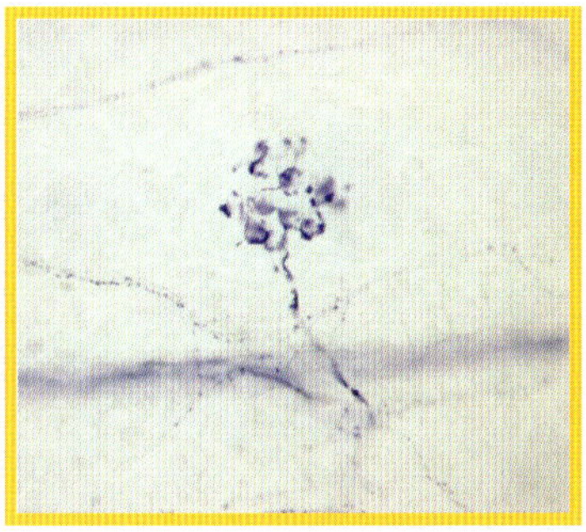

ルフィニ小体

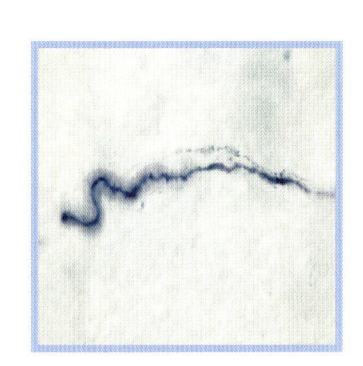

ゴルジーマッツオーニ小体

あとがき

　20世紀に造り出したDMF指数（Decayed teeth, Missing teeth because of caries, Filled teeth の略）に代表されるように，齲蝕を削って詰めるDFB経済（Drilling, Filling and Bill：削って，詰めて，請求する）が歯科の代名詞といっても過言ではない時代が続いた．しかし昨今では，口腔疾患と糖尿病，動脈硬化，心筋梗塞との関係は明らかになり，また咀嚼により認知症の予防が可能になるという記事が新聞誌上に載ったのも記憶に新しい．さらに，今回取り上げた粘膜病変や顎骨病変も全身の病態と関連していることが多く，歯科の守備範囲であることを忘れてはならない．

　つまり歯科から医科へ，医科から歯科へ，換言すれば医療連携がなくては成り立たない医療環境になった日本であることを認識する必要がある．

　本来の歯科の目的は，食べる，話す，笑う，そして口腔健康から生体を制御することで健康長寿へ導くことにある．歯と歯周組織だけから口腔と全身をみる歯科医療に変貌しなくてはならない時期にきていると思う．

　その意味で本書を大いに活用していただければ幸甚に思う．

2011年3月

髙野伸夫・井上　孝

疾患名索引

あ
- 悪性黒色腫 … 36
- 悪性リンパ腫 … 120
- アフタ … 144
- アマルガム刺青 … 24
- 壊死性潰瘍性口内炎 … 127
- 壊疽性口内炎 … 130
- エナメル上皮腫 … 166
- エプーリス … 96
- 太田母斑 … 34

か
- 外骨症 … 118
- 外傷性血腫 … 38
- 外傷性神経腫 … 109
- 海綿状血管腫 … 174
- 外来性色素沈着症 … 24
- 下顎歯肉癌 … 137
- 角化嚢胞性歯原性腫瘍 … 158
- 顎骨中心性癌 … 179
- カポジ肉腫 … 54
- ガマ腫 … 24, 115
- カリニ肺炎 … 54
- 含歯性嚢胞 … 156
- 癌性潰瘍 … 140
- 義歯性線維腫 … 91, 93
- 基底細胞母斑症候群 … 176
- 急性壊死性潰瘍性歯肉炎 … 126
- 急性化膿性下顎骨骨髄炎 … 187
- 急性偽膜性カンジダ症 … 51
- 巨細胞肉芽腫 … 182, 187
- 金属アレルギー … 60
- 血管腫 … 37
- 血管周皮腫 … 175
- 血管肉腫 … 175
- 血腫 … 37
- 血鉄症 … 38
- 口腔カンジダ症 … 50
- 口腔乾燥症 … 147
- 口腔結核症 … 150
- 口腔扁平苔癬 … 56
- 甲状舌管嚢胞 … 116
- 口唇ヘルペス … 73
- 紅板症 … 63
- 紅斑性カンジダ症 … 52
- 紅斑性天疱瘡 … 78
- 黒毛舌 … 26
- 骨形成性エプーリス … 100
- 骨形成性線維腫 … 181
- 骨性異形成症 … 181
- 孤立性骨嚢胞 … 162

さ
- 鰓嚢胞 … 117
- 再発性アフタ … 144
- 残存性嚢胞 … 161
- 色素性母斑 … 34
- 刺激性線維腫 … 91, 92
- 歯原生腫瘍 … 166
- 歯原性粘液腫 … 170
- 歯根嚢胞 … 160
- 歯周嚢胞 … 161
- 歯肉線維腫症 … 95
- 歯肉肥大 … 95
- 脂肪腫 … 119
- 出血斑 … 38
- 術後性上顎嚢胞 … 163
- 上顎洞貯留嚢胞 … 163
- 上皮真珠 … 118
- 上皮内癌 … 46
- 褥瘡性潰瘍 … 132
- 神経鞘腫 … 108
- 浸潤癌 … 63
- 尋常性天疱瘡 … 76
- 水痘 … 71
- 性器ヘルペス … 73
- 青色母斑 … 34
- 舌癌 … 138
- 接触性口唇炎 … 119
- セメント芽細胞腫 … 181
- 線維腫 … 90
- 線維性エプーリス … 97
- 線維性（骨）異形成症 … 32, 180
- 腺癌 … 105
- 線状 IgA 水疱症 … 79
- 全身性粘膜皮膚カンジダ症 … 55
- 先天性エプーリス … 101
- 先天性表皮水疱症 … 81
- 腺様嚢胞癌 … 103, 106
- 腺リンパ腫 … 106
- 増殖性天疱瘡 … 78

た
- 帯状疱疹 … 71
- 大理石骨病 … 191
- 唾液腺壊死性化生 … 107
- 唾液腺腫瘍 … 104, 106
- 多形性腺腫 … 102
- 単純疱疹 … 71
- 炭粉沈着症 … 26
- 蔓状血管腫 … 174
- 手足口病 … 74
- 転移性癌 … 141

な
- 肉芽腫性エプーリス … 99
- 肉芽腫性カンジダ症 … 54
- ニコチン性口内炎 … 62
- 乳頭腫 … 63
- 妊娠性エプーリス … 101
- 粘液線維腫 … 170
- 粘液嚢胞 … 116
- 粘表皮癌 … 104, 106

は
- 白色海綿状母斑 … 62
- 白色水腫 … 49, 62
- 白板症 … 47, 63
- パジェット骨病 … 192
- 皮下血腫 … 38
- ピクノジスオストージス … 193
- 鼻口蓋管嚢胞 … 163
- 皮膚癌 … 31
- フォン・レックリングハウゼン病 … 111
- ベーチェット病 … 142
- ヘルパンギナ … 73
- ヘルペス性歯肉口内炎 … 72
- 扁平上皮癌 … 39, 136
- 放射線性骨髄炎 … 190
- 萌出血腫 … 38
- 萌出嚢胞 … 160
- 疱疹性歯肉口内炎 … 72, 131

ま
- 慢性化膿性下顎骨骨髄炎 … 188
- 慢性硬化性下顎骨骨髄炎 … 189
- 慢性肥厚性カンジダ症 … 53
- 慢性辺縁性歯周炎 … 95
- 脈瘤性骨嚢胞 … 162
- メラニン色素沈着症 … 28

や
- 薬剤関連顎骨壊死（骨髄炎） … 194
- 疣贅癌 … 48, 63
- 疣贅性黄色腫 … 119

ら
- 落葉性天疱瘡 … 78
- リガ・フェーデ病 … 134
- リンパ管腫 … 119
- 類天疱瘡 … 79
- 類皮嚢胞 … 112
- 類表皮嚢胞 … 112

欧文索引

A
- Addison 病 … 30
- Albright 症候群 … 32

B
- Blandi-Nuhn 嚢胞 … 116

G
- Garré 骨髄炎 … 188

P
- Peutz-Jeghers 症候群 … 31

【著者略歴】

髙野　伸夫（たかの　のぶお）

- 1976 年　東京歯科大学卒業
- 1980 年　東京歯科大学大学院修了
- 1993 年　東京歯科大学講師
- 同　年　東京都立府中病院歯科口腔外科医長
- 1996 年　東京歯科大学助教授
- 同　年　都立大塚病院口腔科指定医長
- 2001 年　都立大塚病院口腔科部長
- 2005 年　東京歯科大学教授
- 2010 年　東京歯科大学千葉病院病院長
- 2013 年　東京歯科大学市川総合病院副病院長
  　　　　東京歯科大学口腔がんセンター長
- 2017 年　東京歯科大学名誉教授，客員教授
  　　　　東京歯科大学口腔がんセンター顧問

井上　孝（いのうえ　たかし）

- 1978 年　東京歯科大学卒業
- 1982 年　東京歯科大学講師
- 1990 年　口腔病理専門医
- 1991 年　東京歯科大学助教授
- 1998 年　東京歯科大学千葉病院臨床検査部長
- 2001 年　東京歯科大学臨床検査学教室教授（現臨床検査病理学講座）
- 2004 年　東京歯科大学千葉病院副病院長
- 2009 年　東京歯科大学口腔科学研究センター所長
- 2010 年　東京歯科大学大学院研究科長
- 2013 年　東京歯科大学千葉病院病院長
  　　　　東京歯科大学歯科衛生士専門学校長

チャートでわかる
口腔病変診断治療ビジュアルガイド　　ISBN978-4-263-46108-2

2011 年 5 月 1 日　第 1 版第 1 刷発行
2017 年 9 月 10 日　第 1 版第 4 刷発行

著　者　髙　野　伸　夫
　　　　井　上　　　孝
発行者　白　石　泰　夫
発行所　医歯薬出版株式会社

〒113-8612　東京都文京区本駒込 1-7-10
TEL.（03）5395-7638（編集）・7630（販売）
FAX.（03）5395-7639（編集）・7633（販売）
http://www.ishiyaku.co.jp/
郵便振替番号　00190-5-13816

乱丁，落丁の際はお取り替えいたします．　　　　印刷・三報社印刷／製本・榎本製本
Ⓒ Ishiyaku Publishers, Inc., 2011. Printed in Japan

本書の複製権・翻訳権・翻案権・上映権・譲渡権・貸与権・公衆送信権（送信可能化権を含む）・口述権は，医歯薬出版（株）が保有します．
本書を無断で複製する行為（コピー，スキャン，デジタルデータ化など）は，「私的使用のための複製」などの著作権法上の限られた例外を除き禁じられています．また私的使用に該当する場合であっても，請負業者等の第三者に依頼し上記の行為を行うことは違法となります．

JCOPY ＜（社）出版者著作権管理機構　委託出版物＞

本書をコピーやスキャン等により複製される場合は，そのつど事前に（社）出版者著作権管理機構（電話03-3513-6969，FAX 03-3513-6979, e-mail:info@jcopy.or.jp）の許諾を得てください．